VERORDNUNGSBUCH UND DIÄTETISCHER LEITFADEN FÜR ZUCKERKRANKE

MIT 173 KOCHVORSCHRIFTEN

ZUM GEBRAUCH FÜR ÄRZTE
UND PATIENTEN

VON

PROFESSOR DR. CARL VON NOORDEN

IN WIEN

UND

PROFESSOR DR. S. ISAAC

IN FRANKFURT AM MAIN

NEUNTE UND ZEHNTE, VERÄNDERTE UND
ERWEITERTE AUFLAGE

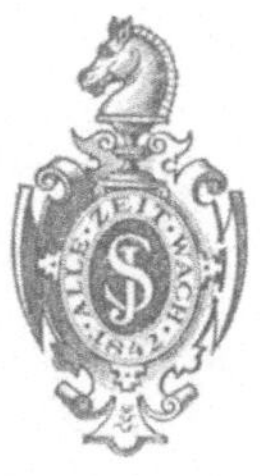

BERLIN
VERLAG VON JULIUS SPRINGER
1932

ISBN-13: 978-3-642-98348-1   e-ISBN-13: 978-3-642-99160-8
DOI: 10.1007/978-3-642-99160-8

Vorwort zur ersten Auflage.

Das vorliegende kleine Buch ist hervorgegangen aus einem
Verordnungshefte, das C. v. Noorden und E. Lampé
vor nahezu 30 Jahren als Manuskript drucken ließen und an
die Patienten der im Jahre 1895 gegründeten und gemeinsam
geführten Privatklinik zu verteilen pflegten. Die wesentlichen
Stücke desselben waren schon in der früher erschienenen
1. Auflage der v. Noorden'schen Monographie „Zuckerkrankheit und ihre Behandlung" enthalten. Entsprechend
den Veränderungen, welche die allgemeinen diätetischen Vorschriften in späteren 6 Auflagen dieser Monographie erfuhren,
wurden auch in den späteren Auflagen des Verordnungs-
heftes Abänderungen vorgenommen.

Nachdem E. Lampé vor einem Jahre aus der ärztlichen
Leitung der „Privatklinik für Zuckerkranke und für diätetische Kuren, Frankfurt a. M., Schifferstraße 78 von Dr. E.
Lampé und Professor C. v. Noorden, G. m. b. H." aus-
getreten war, folgten die beiden jetzigen Leiter der Anstalt
der sich stets erneuernden Bitte von Ärzten und Patienten,
das Verordnungsbuch im Buchhandel erscheinen zu lassen.
Dafür mußte das früher nur zu persönlichem Gebrauche der
Verfasser bestimmte Buch gründlich umgearbeitet und erweitert werden. Wir erfüllen eine angenehme Pflicht, wenn
wir dabei der fördernden Mitarbeit E. Lampé's an den früheren Auflagen und, in bezug auf die Kochvorschriften der grundlegenden Mitarbeit Frau E. Lampé's dankbar gedenken.
Weiterhin gebührt unser Dank Frau Geheimrat Carl (Herta)
v. Noorden, die in 13jähriger Tätigkeit als Oberschwester
am Wiener Cottage-Sanatorium und in unserer Frankfurter
Privatklinik, im regsten Verkehr mit den Patienten, die praktische Durchführbarkeit der ärztlichen Kostvorschriften
kritisch erprobte, zu praktischen Änderungen allgemeiner
und besonderer Vorschriften Anregung gab und so durch Rat
und Tat außerordentlich viel zur Entwicklung und zum Ausbau
der Kostformen für Zuckerkranke und andere Kranke beitrug.

Das vorliegende Buch beschäftigt sich ausschließlich mit der **Kost der Zuckerkranken**. Den grundlegenden **Tabellen** folgen Erläuterungen zu denselben und Ratschläge über ihre Verwendung. Wir nahmen ferner eine größere Zahl verschiedener „**Kostformen**" auf, welche wir selbst verwenden und welche großenteils auf C. v. Noorden zurückzuführen sind, teils aber auch von anderen stammen. Es sei ausdrücklich betont, daß es keine Kostform gibt, die für alle Zuckerkranken paßt, und daß je nach Lage der Dinge auch im Einzelfalle bald zu dieser, bald zu jener Kostform gegriffen werden muß. Eine Darstellung. der einzelnen Kostformen stets zur Hand zu haben, ist für Arzt und Patient gleich wichtig. Es folgen dann zahlreiche **Kochvorschriften**.

Das Buch wendet sich an **Ärzte und Patienten**, eine immerhin ungewöhnliche Form. Sie ist aber hier berechtigt. Denn das Buch ist in keiner Weise so gedacht und abgefaßt, daß es ohne begleitende und ergänzende ärztliche Verordnung brauchbar wäre. Im Gegenteil müssen wir das für höchst bedenklich erklären. Nur der Arzt kann für den einzelnen Kranken und für den jeweiligen Zeitpunkt im Verlaufe des Einzelfalles die zutreffende Kostform auswählen und bestimmen. Wenn er dies aber getan hat, wird das vorliegende Buch ihm bei den Kostvorschriften, die er zu erteilen hat, eine große Hilfe sein; es wird Wesentliches zur Verständigung mit dem Patienten beitragen.

In dem ursprünglichen Verordnungshefte befanden sich am Schlusse einige leere Seiten, auf welche die Sonderverordnungen für den Einzelfall eingetragen wurden und welche fast bei jedem Patienten — der Natur der Sache entsprechend — andere waren. Sie schrieben vor, wie der **Einzelkranke** die Nahrungsmittel auswählen und in welcher Menge er sie verwenden solle. Dies hat sich außerordentlich gut bewährt. Deshalb ist dies auch hier beibehalten worden.

Für die Angaben über die Zusammensetzung der Nahrungsmittel, insbesondere ihren Gehalt an Kohlenhydraten, benützten wir — wo nichts anderes vermerkt — die ausgezeichneten Tabellen von Schall-Heisler. Sie geben nicht die Zusammensetzung der Rohstoffe, sondern deren Gehalt an ausnützbarer Substanz an. Obwohl wir diese Form der Berechnung grundsätzlich nicht für richtig halten, weil die

Ausnützungsgröße keine konstante Größe ist, sondern stark von der Zubereitung der Speisen abhängt, ist sie doch für den vorliegenden Zweck sehr brauchbar. Denn gerade in bezug auf den wichtigsten Bestandteil, die Kohlenhydrate, fallen wirklicher Gehalt und Ausnützungsgröße nahezu zusammen außer bei Gemüsen, S. 26 ff. (in 7./8. Auflage S. 32).

Wir hoffen, mit diesem kleinen Buche einem praktischen Bedürfnis entgegengekommen zu sein. Es stützt sich auf die Erfahrungen bei mehr als 20 000 im Laufe von 23 Jahren klinisch behandelten Zuckerkranken.

Frankfurt a. M., Privatklinik, Schifferstr. 80, 11. Mai 1923.

C. von Noorden.   S. Isaac.

Vorwort zur neunten und zehnten Auflage.

In acht vorausgegangenen Auflagen von 1923 bis 1929 hat das „Verordnungsbuch" seine Daseinsberechtigung erwiesen. Die letzte Auflage war seit $^1/_2$ Jahr vergriffen und nur noch an einzelnen Stellen in wenigen Exemplaren erhältlich. Kenner der früheren Auflagen werden finden, daß diese leider durch äußere Umstände verzögert erscheinende 9./10. Auflage zwar den allgemeinen Aufbau der früheren Auflagen beibehalten hat, in ihren wesentlichsten Teilen (Abschnitte: „Ergänzungen und Erläuterungen, Kostformen, Kochrezepte" u. a.) aber bedeutsame Veränderungen und Erweiterungen erfuhr. Das Buch war aus einer Privatklinik hervorgegangen und dem Bedürfnis und Verständnis entsprechender Kreise angepaßt. Inzwischen ist es aber in breiter Masse auch von Kreisen des kleineren Mittelstandes und der Sozialversicherten und von Ärzten in kleineren Städten und Dörfern aufgenommen worden. Dies bedingte entsprechende Anpassung des Inhaltes und der Darstellung.

Wir hoffen, daß die neue Auflage sich in gleicher Weise als Berater für Ärzte und Kranke bewähren wird wie die früheren.

15. Februar 1932.

C. von Noorden,   S. Isaac,
Wien, Hasenauer Str. 26   Frankfurt a. M., Kettenhofweg 112

Inhaltsverzeichnis.

Inhaltsverzeichnis. IX

X Inhaltsverzeichnis.

I. Gruppierung der Nahrungsmittel.

Wir teilen die Nahrungsstoffe für die Zwecke des Diabetikers in folgende leicht übersichtliche Gruppen ein:

a) Kohlenhydratfreie bzw. kohlenhydratarme Nahrungsmittel.

Zu ihnen rechnen wir alle Nahrungsmittel und die aus ihnen bereiteten Speisen und Getränke, die entweder gar keine Zucker- und Mehlstoffe enthalten oder nur sehr unbedeutende Mengen davon; ferner solche, die zwar prozentual reich an Kohlenhydraten sind, aber nur in geringen Mengen verzehrt zu werden pflegen. Praktisch genommen, sind sie daher nicht als Kohlenhydratträger zu betrachten. Von den Hauptnährstoffen enthalten sie vorwiegend Eiweißkörper und Fette. Diese Kost entspricht dem, was man als „strenge kohlenhydratfreie Diabetikerkost" bezeichnet.

Nicht ganz gehören — theoretisch betrachtet — in diesen Rahmen zahlreiche Gemüse, die in Tabelle I mitgenannt sind, da sie gewisse Mengen von Kohlenhydraten neben wenig Eiweiß und sehr wenig Fett enthalten. Die Berechtigung, sie — praktisch genommen — dennoch als wesentliche Bestandteile dieser Nahrungsmittelgruppe aufzuführen, wird begründet werden (S. 38). Ähnliches ist von Milch, Rahm, Nüssen und einigen tierischen Nahrungsmitteln zu sagen. Es wird ausdrücklich bemerkt werden, in welchen bescheidenen Mengen die letztgenannten Nahrungsmittel noch unter den Begriff „kohlenhydratarm" fallen.

Indem wir in Tabelle I die oben charakterisierten Nahrungsmittel übersichtlich zusammenstellen, soll nicht damit gesagt sein, daß sie jedem Zuckerkranken zu freier Verfügung stehen dürfen. In der überragenden Mehrzahl der Diabetesfälle sind vielmehr bald diese bald jene Gruppen der aufgeführten Lebensmittel aus diesem oder jenem Grunde erheblich einzuschränken oder sogar auszuschalten, manchmal nur zeitweilig, manchmal auf die Dauer (z. B. scharfe Gewürze, alkoholische Getränke, Kaffee, Tee, Kochsalz, Fettträger, große Eiweißmengen u. a.).

Als besonders bedeutsam tritt aber immer mehr die Tragweite des Fettes für den Zuckerstoffwechsel hervor. Die frühere Ansicht, daß Fette in beliebiger Art und Menge für den Zuckerkranken harmlos seien, muß fallen gelassen werden. Auch die Fettmenge muß sich ebenso wie die Menge kohlenhydrathaltigen Materials durchaus nach Lage des Einzelfalles richten (vgl. S. 10ff.). Dies letztere gilt auch für den Verzehr eiweißreichen Materials, aber mit dem Unterschiede, daß man Eiweißreichtum der Kost bei weitem nicht mehr in gleichem Maße beanstandet und von Eiweißarmut der Kost bei weitem nicht mehr gleichen Vorteil erwartet, wie früher der Fall war. Immerhin bleibt sowohl fettreicher wie eiweißarmer Kost eine große Anwendungsbreite gesichert.

Diese Umstände machen es nötig, in den nachfolgenden Tabellen II/III Listen fettarmer, fettreicher und eiweißarmer Nahrungsmittel aufzustellen, die bereits in der Übersichtstabelle I ohne Rücksicht auf ihren Eiweiß- und Fettgehalt zusammengefaßt sind.

b) Kohlenhydratträger.

Wir rechnen dazu alle Nahrungsmittel, die Zucker oder Mehl in beachtenswerten Mengen enthalten. Menge und Art der Nebenkost wechseln von Fall zu Fall außerordentlich stark, und auch im einzelnen Falle ist bald mehr, bald weniger Nebenkost zu gestatten.

Unter Kohlenhydraten verstehen wir in diesem Buche nur Zucker und solche Stoffe, die im Körper in Zucker übergeführt werden, wie Stärke, Glykogen (Inulin, S. 81). Die im Körper keinen echten Zucker bildenden Stoffe, wie Cellulose, Hemicellulose, Pentosane, sind — soweit die vorliegenden Analysen sie abzusondern gestatten — als belanglos nicht mitberechnet. Vgl. hierzu S. 38, 45 (Abschnitt: Gemüse).

Bei Benützung der folgenden Tabellen I bis IVb ist es ungemein wichtig, den nächsten Hauptabschnitt („Ergänzungen" usw.) zu berücksichtigen.

Tabelle I.

Übersicht über kohlenhydratfreie bzw. kohlenhydrat-arme Nahrungsmittel.

Die in dieser Tabelle verzeichneten Nahrungs- und Genuß-mittel sind nur dann dem Diabetiker in beliebiger Auswahl und Menge gestattet, wenn dies ausdrücklich vom Arzte ge-nehmigt ist. Meist werden nach dieser oder jener Richtung Einschränkungen nötig sein.

Frisches Fleisch: Die Muskelteile aller der menschlichen Ernährung dienenden Säugetiere und Vögel, gebraten, gekocht, geröstet, mit eigenem Saft, mit Butter oder anderen Fetten, mit mehlfreier Mayonnaise und anderen Tunken ohne Mehl, warm oder kalt.

Innere Teile der Tiere: Zunge, Herz, Lunge, Gekröse, Hirn, Kalbsmilcher, Nieren, Knochenmark. — Leber von Kalb, Wild und Geflügel beschränkt (vgl. S. 27). Dagegen ist die aus der Leber von Mastgänsen bereitete Gänseleberpastete so gut wie kohlenhydratfrei.

Äußere Teile der Tiere: Füße, Ohren, Schnauze, Schwanz aller eßbaren Tiere.

Fleischkonserven: Getrocknetes Fleisch, Rauchfleisch, „Ge-selchtes", Schinken, geräucherte und gesalzene Zunge, Pökel-fleisch, Corned beef, eingemachtes Fleischmus, mehlfreie Würste (vgl. S. 28), Sülze, Ochsenmaulsalat. Über Pasteten S. 30.

Bei Pökelfleisch aller Art ist zu beachten, daß die käufliche Ware häufig mit Zuckerzusatz zur Pökelbrühe hergestellt ist. Man geht daher sicherer, sich kleinere Fleischstücke, Kasseler Rippenspeer, Schweins-haxen u. dgl. im eigenen Haushalte zuckerfrei pökeln zu lassen. Bei größeren Fleischstücken, z. B. Schinken, ist diese Vorsicht unnötig.

Frische Fische: Sämtliche frischen Fische aus See- und Süßwasser; gekocht, gebraten, am Grill geröstet oder irgendwie mit mehlfreien Beigaben bereitet.

Fischkonserven: Getrocknete Fische (Stockfisch usw.), ge-pökelte Fische (wie Matjesheringe u. dgl.), geräucherte Fische (Bücklinge, Sprott, Flunder, Aal, Lachs, Stör u. dgl.), ein-gemachte Fische in Büchsen (wie Salm, marinierte Heringe, Sardellen, Anchovis, Neunauge u. dgl., Sardinen, kleine Makrelen, kleine Forellen, Tunfisch u. dgl.).

Fischprodukte: Kaviar, Rogen, Fischmilcher, Lebertran.

Muscheln und Krustentiere: Austern, Miesmuscheln und andere Muscheln, Hummer, Langusten, Krebse, Krevetten, Schildkröte, Krabben, Garneelen usw.

Gemästete Austern können prozentual ziemlich viel Glykogen enthalten. (Bis 8%, gewöhnlich nicht mehr als 5—6%.) Wenn nicht mehr als $^1/_2$—2 Dutzend Austern mittlerer Größe verzehrt werden, so fällt dieser Glykogengehalt des Austernfleisches praktisch nicht ins Gewicht.

Tierische Eiweißpräparate: Sie sind meist aus dem Milcheiweiß gewonnen wie z. B. Eucasin, Casein, Nutrose, Plasmon, Sanatogen und ähnliches. Pulver und Extrakte aus tierischen Organen, z. B. Leber, Milz usw., wie sie jetzt vielfach gebraucht werden, enthalten in der Regel reichlichen Mehl- oder Zuckerzusatz. Diese therapeutisch wichtigen Präparate sollten auch ohne solche Zusätze zum Sondergebrauche für Diabetiker hergestellt werden.

Pflanzliche Eiweißpräparate: Aleuronat, Lecithineiweiß (Fabrik Dr. Klopfer in Dresden), auch Glidine genannt. Dr. Klopfers Materna, ferner Nährhefe (S. 17) sind ganz besonders reich an Vitaminen; daher empfehlen wir beide gerne trotz ihres Kohlenhydratgehaltes, und zwar mit Rücksicht darauf, daß die Tagesmenge etwa 3 Teelöffel nicht zu überschreiten pflegt. Das Pulver ist fertigen Suppen oder Musen beizumengen, nicht mit zu kochen.

Albumosen und Peptone: Riba, Somatose, Wittepepton, Merckpepton.

Tierische Fleischextrakte: In fester und flüssiger Form, Liebigs Fleischextrakt, Eatan und ähnliches.

Von Fleischextrakten aller Art, ebenso von Albumosen und Peptonen tierischer Herkunft mache man möglichst geringen Gebrauch. Sie alle enthalten starke Reizkörper für die Zuckerbildung. Fleischextrakt wirkt in dieser Hinsicht ungleich stärker als gute frisch bereitete Fleischbrühe, die von den in Frage kommenden Reizkörpern nur wenig enthält.

Pflanzliche Extrakte: Maggis Suppenwürze, Cenovisextrakt aus Hefe (vgl. S. 17).

Cenovisextrakt wird aus Hefe bereitet. Nach vielfachem Ausprobieren ziehen wir ihn für küchentechnische Zwecke allen anderen Extrakten vor: wir benutzen ihn nicht etwa als „Fleischextraktersatz", sondern bewerten ihn für die Kost in Krankenanstalten und auch geschmacklich für Gesunde höher als Fleischextrakt. Der Cenovisextrakt, auch ungesalzen im Handel, ist äußerst vitaminreich.

Sülzen: Aus Fleisch, Kalbsfüßen, Fischen, Gelatine, Agar-Agar (die Kohlenhydrate des letzteren sind vorzugsweise Hemicellulosen ohne wesentlichen Einfluß auf die Zuckerbildung).

Präparierte Fleisch- und Fischtunken: Die bekannten englischen oder nach englischem Muster hergestellten pikanten Tunken: Beefsteak, Harvey, Worcester, Anchovis, Lobster, Shrimps, India Soy, China Soy usw. dürfen in üblichen kleinen Mengen zugesetzt werden, wenn dies nicht aus besonderen Gründen ausdrücklich verboten wird.

Eier: Von Vögeln, roh oder beliebig — aber ohne Mehlzusatz — zubereitet.

Fette: Tierischer oder pflanzlicher Herkunft, wie Butter Speck, Schmalz, Bratenfett, Gänsefett, Olivenöl, Sesamöl, Salatöl, Margarine, Cocosbutter, Lebertran.

Rahm: Von gutem, fettreichem Rahm, süß oder sauer, ist im Sinne dieser Tabelle der Verbrauch von täglich $1/_8$ l (125 g) gestattet, wenn nicht besondere ärztliche Vorschrift anderes festlegt (z. B. bei fettarmer Kost. S. 131, 143). Über Rahm vgl. S. 14, 18.

Milch: Milch als solche gehört wegen ihres Milchzuckergehaltes theoretisch nicht in diese Gruppe; ebensowenig verschiedene Abarten der Milch (S. 18). Aus praktischen Gründen und fußend auf entsprechenden Erfahrungstatsachen ist es aber zweckmäßig, im Rahmen dieser Nahrungsmittelgruppen den täglichen Verbrauch von 125 ccm Milch zu Kaffee und Tee zu gestatten, vorausgesetzt, daß kein Rahm genossen wird. Also entweder $1/_8$ l Rahm oder 125 ccm Milch! Es gibt aber einige der zuckerarmen Kost angepaßte Milchpräparate (S. 83).

Käse: Alle meistgebräuchlichen Arten von Tafelkäsen; deren Milchzuckergehalt schwankt zumeist zwischen 0,5 und 2%, erreicht manchmal, aber selten, 3—4%. Da die Tagesmenge in der Regel 50 g nicht übersteigt bzw. übersteigen soll, fällt der Milchzucker nicht ins Gewicht. Wichtiger ist die Wertung nach Fettgehalt, der je nach Art zwischen etwa 1 und 40% schwankt. Darüber S. 11 und 14. Es bedarf ärztlicher Weisung, ob fetterer oder magerer Käse verzehrt werden soll. Auf die Bedeutung von Hartkäsen „zum Binden" von Suppen, Tunken, Gemüsen, sei ausdrücklich hingewiesen (S. 33).

Frische Vegetabilien: Salate: Kopfsalat, krause und glatte Endivien (grün, gelb, rot), römischer Salat, Kresse, Löwenzahn, Portulak, Feldsalat. Über rote Rüben, Sellerie und Salate im allgemeinen S. 49.

Gewürzkräuter: Petersilie, Estragon, Dill, Borratsch, Pimpernelle, Minzenkraut, Lauch, Sellerieblätter, Thymian u. ähnl. vielerlei Art. — Gewürzkräuter sind jetzt in trefflicher Art als haltbare Trockenware im Handel, die für die Kost Zuckerkranker starke Beachtung verdient.

Gemüsefrüchte: Gurken, Speisekürbis aller Art, Tomaten (vgl. S. 39), grüne Bohnen und Wachsbohnen mit jungem Kern, Markfrucht (Vegetable Marrow), Melanzane, Eierfrucht (Aubergine), Okra (= Fruchtschote von Bamia = Hibiscus esculenta), Paprikaschoten. — Ausgewachsene grüne Bohnen und Wachsbohnen mit vollentwickelten Kernen sind weniger geeignet (S. 46). — Unter Umständen sind junge Kerne von Puffbohnen bis zu 200 g (zubereitet gewogen) im Sinne dieser Tabelle statthaft (vgl. S. 46).

Knollen: Zwiebel in kleinen Mengen, oberirdische Kohlrabi (solange sie noch grün sind), Radieschen, Rettich, Meerrettich — in leichten Fällen auch die inulinhaltigen Erdartischocken (Topinambur) und Stachys (S. 79); Sellerie in mäßigen Mengen (S. 46, 48).

Stengel: Weißer und grüner Spargel, Rübstiel, Hopfenspitzen, Cichorie, Fenchel, englischer Bleichsellerie (ohne die Knollen), Cardon (Cardy), Mangold-Rippen, Palmmark, junge Rhabarberstengel, Porree, Schnittlauch.

Blüten: Blumenkohl, Broccoli, Rosenkohl, Artischocken.

Blattgemüse: Spinat, Sauerampfer, Krauskohl, Wirsing, Weißkohl, Rotkohl, Butterkohl, Savoyer Kohl, Mangold.

Pilze: Frische Champignons, Steinpilze, Eierpilze u. dgl., Morcheln, Trüffeln, in der üblichen Menge.

Gemüsekonserven: Eingemachte Spargel, Haricots verts, eingemachte Schneide- und junge Prinzeßbohnen, junge Wachsbohnenschoten, Salzgurken, Mixed Pickles, Essiggurken, Pfeffergurken, Sauerkraut (S. 38), eingelegte Oliven, Champignons und andere eingemachte Vegetabilien aus den oben erwähnten Gruppen.

Für die Büchsengemüse Deutscher Konservenfabriken ist jetzt reichlichste Erhaltung der Vitamine nachgewiesen. — Stärkste Beachtung verdienen für die Winter- und Frühjahrsmonate die Gemüsetrockenwaren, die volles Arom und reichen Vitamingehalt bewahren.

Nüsse: In folgenden Mengen: 10 Walnüsse oder 20 Haselnüsse oder 20 Mandeln oder 10 Paranüsse oder 20 Erdnüsse oder eine Handvoll Pistazien (für einen Tag berechnet). Vgl. S. 22, 101, 112. Siehe auch Abschnitt „Gruppierung" unter I a.

Obst: Von rohem Obst ist nur die amerikanische Grape Fruit (Pampelmus), von gekochtem Obst sind nur unreife Stachelbeeren, Rhabarberstengel und Kürbis hinlänglich zuckerarm, um bei Verzehr üblicher Mengen ohne weiteres freigegeben werden zu können. Hierzu Rezepte Nr. 241 ff., 173. Im übrigen über Obst S. 51 ff.

Gewürze: Salz, weißer und schwarzer Pfeffer, Cayennepfeffer, Paprika, Zimt, Nelken, Muskat, englischer Senf, Safran, Anis, Kümmel, Lorbeer, Kapern, Essig, Citrone. Milder „Rosenpaprika" aus Ungarn ist als Reizkörper viel harmloser als Pfeffer (Verhältnis etwa 10:1). — Daß der Stoffwechsel des Zuckerkranken Ersatz des Essigs durch Citronensäure oder Citronensaft fordere, ist unberechtigtes Vorurteil (S. 49), Gewürzextrakte, wie sie zum Würzen von Suppen, Tunken, Fleischgerichten in reicher Auswahl jetzt in fast allen großen Lebensmittelgeschäften käuflich sind. Über Fleischextrakt und Hefeextrakt S. 4. Vgl. auch Gemüse (S. 37) und Obst (S. 51). — Menge und Art der Gewürze sind oft mit Rücksicht auf die Nieren oder auf andere Organe wesentlich zu beschränken.

Suppen: Vgl S. 32 ff.

Süße Speisen: Vgl. S. 91 ff.

Kochsalz ist kein ganz gleichgültiger Stoff für Zuckerkranke, da seine weitgehende Beschränkung unter Umständen zweckmäßig, bei entzündlichen und manchen anderen Komplikationen unerläßlich ist (S. 188).

Getränke: 1. Allgemeines. In der Regel darf der Arzt es dem Zuckerkranken überlassen, wieviel Trinkwasser, gewöhnliches Mineraltafelwasser und andere hier zu erwähnende Getränke er nehmen will. In anderen Fällen muß der Arzt Menge und Auswahl der Getränke genau vorschreiben (z. B. bei gleichzeitigen Herz-, Gefäß-, Nierenleiden), häufiger im Sinne der Beschränkung als der Vermehrung. Bei eingeschränkter Flüssigkeitszufuhr muß die Kost kochsalzarm sein; sonst entsteht quälender Durst.

2. Von den Mineralwässern sind im allgemeinen solche mit sehr geringem Kochsalzgehalt vorzuziehen. Bei der Eigenart seiner Kost und seinem starken Bedürfnis nach Würzung der Speisen nimmt der Zuckerkranke ganz automatisch sehr viel (oft zu viel) Natrium und Chlor in den Körper auf; es ist unzweckmäßig, dies durch den Genuß kochsalzreicher Mineralwässer zu begünstigen. Insbesondere bei Insulinkuren ist nach dieser Richtung Vorsicht geboten; es könnte zu unerwünschten Ödemen (Wasserstauungen) kommen. Unter Umständen schließen daher Mineralwasser- und Insulinkuren einander aus.

Kochsalzarm (bis etwa 1 p. M.) sind u. a. folgende Quellwässer: Wernarzer, Großkarbener Selzer, Lippspringer, Teinacher Hirsch, Wildunger Georg-Viktor und Helenen, Apollinaris, Fachinger, Gerolsteiner, Gieshübler, Salzbrunn-Oberbrunnen, Gasteiner, Vichy Celestin, Crondorfer, Biliner.

Natriumbicarbonat findet sich im Gerolsteiner, Gieshübler, Crondorfer, Neuenahrer, Oberselters, Rhenser zwischen 1 und 1,3 p. M.; in Emser Kränchen, Namedy-Sprudel, Salzbrunner-Oberbrunnen zwischen 2 und 2,5 p. M.; im Fachinger Wasser 4—5 p. M.

Das wichtige Calciumbicarbonat herrscht vor (etwa 1 bis 1,4 p. M.) im Eyachsprudel, im Geismarer Wasser, im Göppinger Sauerbrunnen, im hessischen Römerbrunnen, in der Teinacher Hirschquelle, in der Wildunger Helenenquelle. Es ist auch im Fachinger, Gerolsteiner und Namedy-Wasser stark vertreten.

Leider gibt es kein natürliches chlor- und natriumfreies Mineralwasser und keines, das Kalisalze in brauchbaren Mengen enthält. Die Kost des Diabetikers ist oft allzu kaliarm wegen Ausfalles oder nur geringer Zufuhr von Wurzelgemüsen, namentlich von Kartoffeln, dem weitaus kalireichsten Nahrungsmittel (S. 80). Daher ließen wir in der Frankfurter Hirschapotheke ein künstliches, wohlschmeckendes Mineralwasser herstellen, das kein Chlor und neben je 1 p. M. Natrium bicarbonicum, Calcium carbonicum, Magnesia carbonica, 6 p. M. Kaliumbicarbonat enthält. Es ist unter dem Namen „Omalkan-Wasser" seit etwa 15 Jahren im Gebrauch und hat sich gut bewährt.

3. Tee ohne Zucker (nach Belieben mit Saccharin gesüßt); vgl. S. 86.

4. Kaffee ohne Zucker (nach Belieben mit Saccharin gesüßt). Hierhin gehören auch die coffeinarmen Abarten wie Kaffee-Hag und Absorbo (S. 86). Zusatz von Surrogaten, wie Feigenkaffee, ferner Malzkaffee, Roggenkaffee u. dgl. ist verboten.

5. Kakao, nur reines Kakaopulver, auch schwach oder gar nicht entfettetes kommt in Frage (S. 18). Im Sinne dieser Tabelle gestatten wir in der Regel von ersterem 15 g, von den beiden letzteren 20 g zu freiem Gebrauch bei strenger Kost. Näheres S. 86 und Rezept Nr. 146. Von dem daselbst angegebenen Theinhardt-Kakao ist doppelte Menge erlaubt.

6. Limonaden aus zuckerfreiem Material (vgl. S. 89).

7. Weine: Stille gut abgelagerte Flaschenweine, weiß und rot, oder offene Faßweine, ferner gut vergorene Obstweine (vgl. S. 89).

8. Schaumweine: Völlig zuckerfreie Schaumweine, die vor dem Kriege reichlich erhältlich waren, erscheinen jetzt wieder in schmackhafter Form im Handel (S. 90, 249).

9. Branntweine: Gute Sorten von Kirschwasser, Kornbranntwein, Steinhäger, Zwetschgengeist (Slivovitz, Slivorum), Marillengeist, guter deutscher Weinbrand nach Kognakart. Von fremdländischen Marken: Arrak, Kognak, Rum, Whisky, Wodki. Für alle alkoholischen Getränke ist die Menge vom Arzt vorzuschreiben. Liköre (gesüßte Branntweine) müssen ganz vermieden werden.

Süßstoffe: Saccharin oder besser Krystallsaccharin (identisch mit „Saxin" und mit Candisette) sind in den in Betracht kommenden Mengen unschädlich. Dies ist vielfach verbreiteter Meinung entgegen ausdrücklich zu betonen. **Man soll Saccharin nie längere Zeit der Siedehitze aussetzen.** Gebrauchsvorschriften S. 94.

Immerhin ist es ratsam, daß der Diabetiker Speisen und Getränke so schwach wie möglich mit Saccharin süßt; stärkeres Süßen erzeugt fast immer beim einen früher, beim anderen später, wegen langdauernden süßen Nachgeschmackes Widerwillen gegen Saccharin, und das verstärkt die technischen Schwierigkeiten der Diabetikerküche.

Mit Dulcin, das neuerdings wieder zum Süßen freigegeben wurde, machten wir keine guten Erfahrungen.

Über **Süßstoffe anderer Art,** besonders über das äußerst wichtige Sionon vgl. S. 98 ff. Glycerin als Süßmittel ist nicht empfehlenswert (S. 97).

Tabelle II.

Fettarme kohlenhydratfreie Nahrungsmittel.

Die große Bedeutung, die wir fettarmer Kost in der Ernährung Zuckerkranker jetzt zuerkennen müssen, nötigt zur Einschaltung einer Übersicht über die wichtigsten fettarmen Nahrungsmittel, wovon wir an dieser Stelle nur die in Tabelle I erwähnten Nahrungsmittel berücksichtigen (Anderes S. 143). Über ihre Verwendung sei namentlich auf die Kostformen S. 131, 143, 160 ff. verwiesen.

Schlachtfleisch des Handels stammt von mageren, mittelfetten und gemästeten Tieren. Je fetter das Tier, desto zarter und geschätzter ist das Fleisch. Selbst vom Fleische gemästeter Rinder, Kälber, Hammel, Zicklein kann bei Magerkost Gebrauch gemacht werden, wenn alles sichtbare Fett auf dem Teller ab- und ausgeschnitten wird. Bei Braten müssen insbesondere auch fettreiche Außenschichten entfernt werden. Von Schweinefleisch sind Rücken, Lendenstücke und Keule beim Ausschneiden sichtbaren Fettes auch für Magerkost zulässig, wenn auch im Fleische selbst gewisse, aber unbeträchtliche Mengen unsichtbaren Fettes sich verstecken.

Huhn. Junge Hähne und Hennen sind bis zum Alter von etwa 5 Monaten fettarm. Von älteren Tieren, selbst von gemästeten Kapaunen und Poularden ist bei Magerkost für Zuckerkranke das weiße Brustfleisch zulässig. Die stets fettreiche Haut soll bei Magerkost nicht mit verzehrt werden, gleichgültig ob gebraten oder gekocht. Über Wiener Backhähndl vgl. S. 224.

Gänse und **Enten** (Schlachtware): Brustfleisch wie für Huhn.

Truthahn und **Truthenne:** Brustfleisch wie für Huhn.

Wildbret ist durchweg dem sehr mageren Fleisch zuzurechnen. Erwähnt seien Hirsch, Reh, Hase, Wildkaninchen, Fasan, Rebhuhn, Krammetsvögel, Birkhuhn, Haselhuhn, Wildente, Wildtaube.

Magere Fische. Dahin gehören u. a. Forelle, Lachsforelle, Äschen, Hecht, Schleie, Zander, kleinere Felchen, Flußbarsch, Goldbarsch, Merlan, Seezunge, Rotzunge, Schellfisch, Kabeljau, kleinere, junge Flunder mit Ausnahme der Seitenflossenstücke, Heilbutt, Meerbarbe (Barbone, Rouget), Asinelli, Saibling, Renken. — Magere Zubereitung!

Krebse und **Hummer,** falls das zwischen Schale und Fleisch sitzende, manchmal sehr reichliche Fett nicht mitverzehrt wird. Garneelen (Nord- und Ostseekrabben).

Austern, Miesmuscheln. Gemästete Austern sind zwar manchmal ziemlich fetthaltig; doch fällt dies nicht ins Gewicht, da Austern nicht in großer Masse verzehrt werden.

Räucherwaren: Wurstwaren aller Art, außer einzelnen Marken von nur lokaler Bedeutung, sind fettreich, auch wenn das Fett wegen feiner Verteilung nicht sichtbar ist; sie scheiden bei Magerkost aus.

Rheinisches (Neuenahrer) Rauchfleisch ist fettarm.

Schinken gemästeter Tiere ist fettreich und bleibt fettreich, auch wenn sichtbares Fettgewebe ausgeschnitten wird. Dagegen ist das eigentliche Fleisch des Kochschinkens sowie des Rohschinkens von Jungschweinen (Gewicht 2—3 kg) fettarm und im Rahmen der Magerkost zulässig, wenn das sichtbare Fett auf dem Teller ausgeschnitten wird.

Von mageren Räucherfischen des Handels sind zu nennen: Schellfisch, junge Flunder (s. oben), Renken (in Österreich Renanken genannt).

Tierische und pflanzliche Eiweißpräparate, ebenso wie Albumosen und Peptone, tierische und pflanzliche Extrakte sind äußerst fettarm.

Innere Teile von Tieren: Kalbsleber, Kalb- und Hammelnieren (falls umgebendes Fett nicht mitverzehrt wird), da von diesen Organen keine großen Massen verzehrt werden. — Kalbsmilcher (= Bries). Blut.

Käse: Es gibt eine gewisse Zahl fettarmer Käse. Darüber vgl. S. 65. Wahrhaft fettarm, so daß sie ohne weiteres in den Rahmen der Magerkost passen, sind aber nur frischer Quark (Topfen) aus abgerahmter saurer Milch, Harzer Handkäse, Kräuterkäse aus Magermilch (es gibt auch solchen aus fettreicher Milch!), sog. Kochkäse.

Eierklar. Über Eidotter S. 14.

Gemüse und vegetabile Salate aller Art, die in Tabelle I aufgeführt sind, vorausgesetzt, daß sie mager zubereitet sind (vgl. S. 43).

Obstfrüchte aller Art, die in Tabelle I aufgeführt sind, mit Ausnahme von Oliven. Nüsse und Mandeln nur in ärztlich zugelassener Menge.

Über wichtige fettarme Nahrungsmittel, die gleichzeitig Mehl- oder Zuckerstoffe enthalten, vgl. Tab. IVa.

Mit richtiger Auswahl der Rohstoffe allein ist aber die Gewähr für Magerkost nicht gegeben. Ob sich die Kost als solche auswirkt, hängt stark von der küchentechnischen Zubereitung ab. Sinnwidrige Zubereitung kann magerstes Fleisch, Gemüse usw. zu fettreichen Gerichten machen.

Einige Winke seien schon hier gegeben. Weiteres S. 143.

Suppen sollen ohne Fettzusatz hergestellt werden. Von Fleisch- und Knochensuppen ist das Fett abzuschöpfen (S. 35).

Tunken. Man benützt als Tunke zu Fleisch und Gemüsegerichten am besten kräftige Fleischbrühe, die mit Gewürzen und Gewürz-Suppenkräutern geschmacklich abgestimmt werden kann (S. 35).

Kleinere Fleischstücke werden am besten auf dem Rost mit Oberhitze oder sehr bequem und äußerst schmackhaft in den Sanogres-Apparaten zubereitet. Hierzu eignen sich auch Scheiben magerer Fische.

Gemüse werden, besserer Schmackhaftigkeit wegen, im Dampfkochtopfe gar gesotten (S. 40) oder in geschlossenem Topfe gedünstet.

Panieren hat zum Teil den Zweck, Fleisch, Fische in Verbindung mit Röstprodukten aus Mehlstoffen und Fett dem Verzehrer schmackhafter zu machen. Darüber hinaus erhält es aber die eingehüllte Masse saft- und aromreich. Das zum Braten verwendete Fett wird so gut wie restlos von der Panierdecke aufgesogen. Diese letztere Eigenschaft macht das Panieren auch bei Magerkost anwendbar. Die leicht entfernbare Panierdecke muß auf dem Teller beiseite geschoben werden. Der saftig gebliebene Inhalt wird mit Zitronensaft beträufelt oder mit Tomatentunke (Rezept Nr. 46) oder anderen mageren Tunken überschüttet. Über Paniermehl auch S. 69.

Die neue Konstruktion der Sanogres-Koch- und Bratapparate (Fabrik: Frankfurt a. M., Fasanenstraße 10) erleichtert ungemein das Herstellen schmackhafter, fettarmer Gerichte. Sie sind nicht nur für Fleisch, Geflügel, Fisch, sondern auch für zahlreiche Gemüse trefflich geeignet. Betrieb mit Gas oder Elektrizität.

Eine gewisse Menge Fett wird selbst bei Magerkost dem Zuckerkranken gestattet. Wieviel, entscheidet der Arzt. Bei sehr magerer Kost, die stets ziemlich reichlich mehlhaltige Stoffe und Früchte gestattet, werde das Fett vorzugsweise zu küchentechnischen Zwecken verwendet und Marmelade (S. 58), ohne Zucker bereitet, zum Bestrich herangezogen, unter Umständen selbst Honig (S. 97).

Wo zum Backen usw. küchentechnisch das Ausstreichen der Platte, Pfanne usw. mit Fett vorgeschrieben ist, hat man als Fettersatz das völlig geschmacklose, reine, wasserklare Paraffinöl empfohlen. Paraffinöl ist kein Fett und wirkt sich im Körper auch nicht als solches aus. In der Praxis hat sich Paraffin für genannte Zwecke aber nicht bewährt.

Eine größere Anzahl von Rezepten (S. 194ff.) nimmt auf Magerkost Rücksicht.

Tabelle III.

Zusammenstellung fettreicher kohlenhydratfreier Nahrungsmittel.

Diese Tabelle enthält ein Verzeichnis von Speisen, welche bei hohem Fettgehalt und Nährwert frei oder annähernd frei von Kohlenhydraten sind (s. Tab. I). Sie sind auszuschalten bzw. auf kleine, vom Arzte anzugebende Mengen zu beschränken, wo die Kost fettarm sein soll. Anderseits sind sie wegen hohen Calorienwertes empfehlenswert, wenn Zunahme des Gewichtes erwünscht ist. Ob und wann dies im Einzelfalle zutrifft, hat der Arzt zu entscheiden. Da einerseits der teilweise hohe Eiweißgehalt der Speisen, andererseits der Zustand der Verdauungsorgane gleichfalls Berücksichtigung heischen, unterstehen auch Auswahl und Menge dem Urteil des Arztes.

Aber ebenso wie bei der Magerkost ist nicht der Fettgehalt der Rohstoffe allein entscheidend, sondern auch die Zubereitungsart der Speisen. Z. B. können Gemüsegerichte, deren Rohstoff höchst fettarm ist, bei entsprechender Zubereitung gewaltige Mengen dem Verzehrer einverleiben.

Fette: Butter, Speck, Schmalz, Suppenfett, Rinderfett, Knochenmark, Gänsefett, Bratenfett, Öle aller Art, Lebertran.

Milchpräparate: Rahm guter Qualität, Rahm- und Vollfettkäse (S. 65).

Fleisch: Im Durchschnitt sind Fleischgerichte von Mastschwein, fetten Hammeln und Gänsen die fettreichsten. Aber Mastochsenfleisch, wie es oft als Suppenfleisch auf den Tisch kommt, kann ähnliche Werte erreichen; natürlich stets vorausgesetzt, daß das zum eigentlichen Muskelfleisch gehörige Fettgewebe mitverzehrt wird. Bei panierten Fleischstücken und Fischen befindet sich das meiste Fett in der Panierungshülle (s. oben).

Des weiteren sind als fettreich hervorzuheben: Rinderzunge, gemästete Kapaunen, Poularden, Truthahn (abgesehen von Brustfleisch), gemästete Kaninchen, Wildschwein (sehr verschieden!), Gekröse der Schlachttiere, Ochsen- und Hammelschwanz, Schweinsfüße, Mastleber der Gänse.

Fleischdauerwaren: Würste enthalten mit seltenen Ausnahmen viel Fett. Sie sind um so fettreicher, je mehr Schweinefleisch sie enthalten und je mehr Speck ihnen sichtbar oder — infolge feiner Verteilung — auch unsichtbar zugesetzt ist. — Schinken von gemästeten Schweinen (S. 14). — Zunge von Rindern, Kälbern, Schweinen (hintere Hälfte). — Fast alles „Büchsenfleisch". — Gänseleberpastete und zahlreiche Fleischpasteten u. ähnl.

Fische: Unter den Fischen sind Flußaal und Salm, ferner Matjesheringe, Kieler Sprott, geräucherter Aal, Neunaugen, Lachs und Makrele am fettreichsten. Natürlich sind auch alle in Öl eingelegte Fische sehr fettreich.

Eier: Alle Eier sind von hohem Nährwert, besonders das Eigelb, welches wegen seines Fettreichtums etwa siebenmal so nahrhaft ist wie gleiche Gewichtsteile Eierklar.

Zu den fettreichen Eiern ist auch der Kaviar zu rechnen.

Die folgende Tabelle erläutert Gehalt an Eiweiß, Fett und Calorienwert für je 100 g eßbarer, verdaulicher Substanz. Es sind hier die Zahlen der Schall - Heislerschen Tabellen wiedergegeben (vom Rahm eigne Analysen). Die Calorienwerte auf 5 und 10 abgerundet:

100 g enthalten (Eßbare Teile)	Eiweiß	Fett	Kohlenhydrate	Calorien
Lebertran	—	97	—	920
Pflanzenöle	—	97	—	905
Schweineschmalz	0,2	95	—	885
Margarine	0,5	84,5	0,4	790
Kuhbutter	0,7	81,2	0,5	760
Knochenmark	2,8	83,6	—	790
Speck, gebraten	10,7	79	—	795
Speck, geräuchert und gesalzen	8,7	69	—	685
Eidotter	15,5	29,5	0,3	350
Eidotter, getrocknet	32,3	49,0	5,6	635
Rahmkäse	19,5	31,5	0,7	605
Sehr fetter Rahm	3,0	30	3,0	305
Mittelfetter Rahm	3,5	20	3,5	215
Gervais (über Käse vgl. 63)	13,5	38,2	0,2	420
Emmentaler Käse	28,0	26,9	1,5	420
Holländer „	26,9	23,9	2,9	365
Tilsiter „	24,6	25,3	—	390
Schweizerkäse	22,3	29,5	5,0	405
Schweinefleisch (roh, im Mittel)	17,7	15,3	—	230
„ roh, fett	14,1	35,4	—	400
„ gebraten, im Mittel	24,2	23,6	—	335
Schinken, geräuchert, fett	24,1	34,6	—	440
„ gekocht, im Mittel	23,6	16,4	—	265
„ „ fett	23,5	24,7	—	345
Hammelfleisch, gebraten, im Mittel	24,2	10,5	—	215
„ fett	24,3	21,5	—	320

100 g enthalten (Eßbare Teile)	Eiweiß	Fett	Kohlen-hydrate	Calo-rien
Rindfleisch, gekocht, im Mittel . .	30,8	12,3	—	280
„ „ sehr fett . . .	25,4	33,2	—	530
Gänsefleisch, gebraten, mittel . . .	19,0	48,7	—	545
„ mäßig fett.	15,8	34,4	—	395
„ sehr fett	22,2	63,0	—	690
Gänsebrust (pommersche)	20,9	29,9	—	385
Frankfurter Würstchen	12,2	37,1	2,5	415
Leberwurst, beste Sorte	14,3	32,7	2,4	385
Mettwurst (weich)	18,5	38,8	—	450
Salamiwurst	27,1	46,0	—	560
Zervelatwurst	23,3	43,6	—	520
Gänseleberpastete.	14,4	43,5	2,0	470
Pökelhering	18,3	15,4	1,5	240
Lachs, geräuchert	23,5	10,8	0,4	215
Makrele (frisch)	18,4	8,0	—	165
Kieler Sprott	22,0	14,5	—	245
Ölsardine	25,1	10,3	0,2	220
Aal	11,9	25,0	—	290

Die Wertung der fettreichen Nahrungsmittel für die Kost Zuckerkranker ist, wie schon erwähnt (S. 2), im Laufe der letzten Jahre bedeutend gesunken. Nachdem Überfütterung als schädlich für den Zuckerstoffwechsel erkannt worden ist, Überfütterung aber trotz aller Warnung noch vielfach vorkommt, hat der Arzt häufiger auf den Genuß fettarmer als auf den Genuß fettreicher Kost zu dringen.

Tabelle IV.
Über Kohlenhydratträger nebst Äquivalententabellen.

Wir bitten das in diesem Abschnitte Gesagte mit besonderer Aufmerksamkeit zu beachten. Insbesondere sei auch auf die zugehörigen „Ergänzungen und Erläuterungen" hingewiesen (S. 27 ff.).

Die Tabelle dieses Abschnittes führt Nahrungsmittel auf, welche reich an Kohlenhydraten sind. Einige davon, z. B. Milch, Rahm, Nüsse u. ähnl., sind schon in Tabelle I erwähnt, weil sie in üblichen kleineren Mengen genossen, nicht als Kohlenhydratträger zu berechnen sind, wohl aber bei reichlichem Genusse. Da sehr häufig neben dem Kohlenhydratgehalte auch der Eiweiß-, Fett- und Caloriengehalt berücksichtigt werden muß, sind diese Werte gleichfalls mitverzeichnet. Nur da, wo Eiweiß- und Fettgehalt ganz belanglos sind (z. B. bei Obstsäften), sind die betreffenden Zahlen fortgelassen.

Die letzte, wichtigste Säule der Tabelle verzeichnet, wieviel Gramm des in Säule I erwähnten Nahrungsmittels ebensoviel Kohlenhydrat enthalten wie 20 g Normalweißbrötchen. Zugrunde gelegt ist der Gehalt scharfgebackener kleiner Brötchen aus Reinweizen, deren Gewicht verschiedenen Orts zwischen 30 und 40 g schwankt. Ihr Gehalt an Kohlenhydrat beträgt 60%, in 20 g Gebäck also = 12 g. Diese Menge, d. h. 20 g Normalweißbrötchen, nennen wir **eine Weißbrötcheneinheit.** Wir kürzen das oft gebrauchte Wort ab mit dem Zeichen: **1 WBE.**

Der Tabelle liegt der Gedanke zugrunde, daß dem Diabetiker eine bestimmte Menge Weißbrötchen, z. B. am Tage 3, 5 oder 6 WBE, zugestanden wird, und daß er sich nun nach ärztlichem Rat oder nach freier Wahl und, um sich Abwechslung zu verschaffen, nach Maßgabe dieser Tabelle einen Teil der Weißbrötchenmenge durch andere Kohlenhydratträger gleichen **Weißbrötchenwertes = WBW** ersetzen darf. Er erfährt z. B., daß je 60 g Kartoffeln den gleichen WBW haben wie 20 g Weißbrötchen (= 3 WBE). Beliebiger Austausch nach WBW setzt freilich voraus, daß nicht ärztliches Gebot wegen zu hohen Eiweißgehaltes, zu hohen oder zu geringen Fettgehaltes, wegen Gehaltes an anderen Nebenstoffen usw. oder wegen Schonungsbedürftigkeit des Magens, des Darms, der Nieren und anderer Organe die Auswahl beschränkt.

Langjährige Erfahrung lehrte, daß es für den Diabetiker leicht ist, auf Grund einiger Wägungen, wozu jede bis ca. 300 g anzeigende Briefwage genügt, sich darüber zu vergewissern, welches Volum Brot, Früchte, Milch u. a. dem erlaubten Gewichte entspricht. Bei einigem Verständnis für Maß und Gewicht sind Wägungen daher nur so lange nötig, bis sich der Patient in die Kost eingelebt hat, oder wenn er zu solchen Nahrungsmitteln der Tabelle IV greift, die er nur selten

Tabelle IV a. Äquivalententabelle der Kohlenhydratträger.

In 100 g sind enthalten:	Eiweiß	Fett	Kohlen-hydrate	Ca-lorien	20 g Weiß-brot = 1 WBE ent-spricht g
Mehle (S. 66)					
Weizenmehl, feinstes . . .	8,6	0,8	73,6	344	**15**
Weizenmehl (im Mittel), Rog-genmehl, Maismehl, Gersten-graupen, Gerstenmehl, Grün-kernmehl, Buchweizen-grütze u. -mehl (alle an-nähernd gleich) im Durch-schnitt	7,6	1,2	70,0	326	**18**
Kochreis	5,9	0,3	74,7	330	**15**
Stärkemehle (Weizen, Reis, Mais, Kartoffel, Sago, Ta-pioka, Arrowroot), annä-hernd gleich, im Mittel. . .	0,8	—	81,0	328	**15**
Hafergrütze.	11,6	3,5	63,4	342	**20**
Hafermehl	13,3	2,8	64,2	346	**18**
Haferflocken	12,7	2,8	58,0	320	**20**
Haferkakao (Kassel) . . .	14,3	6,2	46,4	313	**25**
Materna (Getreidekeime) . .	34,5	9,0	47,2	440	**25**
Nährhefe (Cenovis)	56,0	6,0	24,0	402	**50**
Makkaroni, Nudeln	8,8	0,4	72,5	336	**18**
Kastanienmehl	2,4	1,4	72,0	312	**18**
Bananenmehl	3,0	1,4	76,0	321	**15**
Diabetikermehle S. 67 ff.					
Gebäcke (S. 70)					
Gewöhnliche Handelsgebäcke					
Berliner Knüppel	5,7	1,0	60,0	277	**20**
Wasserwecken	6,1	0,4	51,1	239	**25**
Milchbrötchen.	7,0	0,4	56,5	265	**22**
Weißbrot, fein	5,5	0,4	55,6	253	**22**
Panierbrösel	7,2	0,5	69,8	319	**18**
Graham-Weizenbrot	5,8	0,4	44,0	208	**28**
Roggenbrot	4,7	0,6	47,9	220	**25**
Pumpernickel	4,3	0,6	41,8	194	**30**
Simonsbrot	6,0	0,9	50,0	238	**25**
Sanitasbrot	4,6	0,6	37,4	176	**32**
Steinmetzbrot.	9,5	0,4	42,9	221	**28**

In 100 g sind enthalten	Eiweiß	Fett	Kohlen-hydrate	Ca-lorien	20 g Weiß-brot = 1 WBEent-spricht g
Bergisches Schwarzbrot . .	—	—	54	—	**22**
Knäckebrot (schwedisch). .	8,0	0,6	56,3	270	**22**
Weizenzwieback (feiner) . .	10,1	3,3	70,5	362	**18**
Haferzwieback	6,9	7,3	62,0	349	**20**
Diabetikergebäcke S. 70					
Kakao (S. 86)					
Kakao, gewöhnlicher . . .	8,5	26,7	32,8	423	**38**
Kakao, rein, schwach ent-					
fettet	22,5	27,0	15,9	423	**78**
Kakao, stark entfettet S. 87.	26,8	13,3	20,1	326	**60**
Kakaomasse S. 87	14,2	53,0	10,6	594	**110**
Kakao für Diabetiker (Spe-zialmarken (S. 249) . . .					
Milch (für Diabetiker S. 82 ff.)					
Kuhmilch	3,2	3,5	4,8	67	**250**
Dünner Rahm (10% fett); cf S. 84	3,4	10,0	4,8	130	**250**
Magermilch	3,0	0,8	4,8	41	**250**
Buttermilch	3,6	0,9	3,8	42	**315**
Saure Milch; cf. S. 82	3,2	3,3	3,4	60	**350**
Saurer Rahm (mittelfett). .	3,9	21,5	2,8	230	**430**
Ya-Urt (Joghurt) im Mittel .	3,3	2,8	3,5	57	**345**
„ (eingedickt)	6,2	5,1	8,6	112	**140**
Kondensmilch (ungezuckert)	10,4	10,8	13,7	206	**90**
Kartoffeln und ähnl.					
Kartoffeln, roh, cf. S. 79 . .	1,5	0,1	20,0	88	**60**
„ gekocht	1,6	0,1	20,5	91	**60**
Topinambur, cf. S. 81					
Stachysknollen, cf. S. 81					
Hülsenfrüchte					
Erbsen, trocken.	17,0	0,6	45,8	271	**28**
Linsen, trocken	18,2	0,6	44,6	272	**25**
Weiße Bohnen, trocken . .	25,3	1,7	48,3	318	**25**
Gemüse (vgl. S. 36)					
Erbsen, frisch.	4,7	0,3	10,4	68	**115**
„ eingemacht	2,6	0,1	7,1	42	**170**
Grüne Schnittbohnen, frisch	2,0	0,1	5,5	32	**220**
„ „ eingemacht	0,8	—	2,2	13	**545**

In 100 g sind enthalten	Eiweiß	Fett	Kohlen-hydrate	Ca-lorien	20 g Weiß-brot = 1 WBE entspricht g
Salatbohnen, eingemacht . .	3,7	0,1	9,0	56	135
Puff- (Dicke) Bohnen, frisch	3,9	0,2	6,2	45	195
Schwarzwurzel, geschält . .	0,7	0,3	12,4	56	100
Gelbe Rüben, groß	0,9	0,2	8,7	41	140
Karotten, klein	0,8	0,1	6,9	32	175
Rote Rübe, frisch	1,1	0,1	7,0	34	170
„ „ als Salat S. 49					
Kohlrübe, weiß	1,0	0,1	6,3	32	190
Steckrübe	0,9	0,1	5,9	29	200
Kerbelrübe	3,0	0,2	26,7	123	40
Teltower Rübe	2,5	0,1	9,5	51	125
Kohlrabi, jung	2,1	0,1	6,9	39	175
Sellerieknollen (S. 48, 49) .	1,1	0,2	9,9	47	120
Bleichsellerie	1,2	0,1	3,9	22	300

benützt, und über deren Gewichts- und Maßverhältnisse er daher keine rechte Vorstellung hat. — Geeignete Meßgläser sind in jedem Porzellan- bzw. Glasgeschäft erhältlich.

Bei Zubereitung von Speisen aus Rohmaterialien der Tabelle IV muß natürlich die Küche verantwortlich das Abwägen und Abmessen übernehmen. Wir teilen später eine Anzahl Rezepte mit (S. 60, 238), die auf ein bestimmtes Weißbrötchenäquivalent eingestellt sind.

Die Zahlen der letzten Säule sind bis zur Höhe von 50 g auf 0, 2, 5, 8 abgerundet, oberhalb 50 g auf 0 und 5. Die Abrundung bezieht sich aber nicht auf die analytischen Werte und die Calorien.

Ein schematisches Beispiel für die Anwendung der Tabelle IV findet sich auf S. 106.

Zur **schnellen Orientierung** ist folgende Aufstellung wertvoll. Bei bekanntem Gehalte eines beliebigen Nahrungsmittels an zuckerlieferndem Kohlenhydrat (gleichgültig ob fest oder flüssig) läßt sich aus ihr sofort ersehen, welche Menge dieses Nahrungsmittels (in Gramm bzw. in Kubikzentimeter) **einer Weißbroteinheit (= 20 g Weißbrötchen = 12 g Stärke)** entspricht. Ob das betreffende Nahrungsmittel, z. B. wegen

hohen oder geringen Fettgehaltes, wegen hohen oder geringen
Eiweißgehaltes, wegen darin enthaltener Nebenstoffe oder aus
sonstigen Gründen für den Einzeldiabetiker zweckmäßig ist
und ob es in diese oder jene Kostform hineinpaßt, entscheidet
natürlich der Arzt. Wir werden auch sehen, daß von manchen
Nahrungsmitteln, z. B. von Früchten, größere Mengen gestattet werden können als den hier angegebenen Werten entspricht (S. 51).

Einer WBE entsprechen bei Gehalt an zuckerlieferndem Kohlenhydrat:

1% = 1200 g (ccm) Substanz	12% = 100 g (ccm) Substanz
2% = 600 g „ „	15% = 80 g „ „
3% = 400 g „ „	20% = 60 g „ „
4% = 300 g „ „	25% = 50 g „ „
5% = 250 g „ „	30% = 40 g „ „
6% = 200 g „ „	35% = 36 g „ „
7% = 175 g „ „	40% = 30 g „ „
8% = 150 g „ „	45% = 27 g „ „
9% = 135 g „ „	50% = 24 g „ „
10% = 120 g „ „	55% = 22 g „ „
11% = 110 g „ „	60% = 20 g „ „

Diese Zahlenreihe ist wertvoll namentlich zur Beurteilung
und Einschätzung der zahlreichen Nahrungs- und Genuß-
mittel, die der Handel zum Sondergebrauch „für Zuckerkranke" bietet. Sie alle sollten, woran wir noch mehrfach
erinnern werden, in eindeutiger und verantwortlicher Weise
mit Angabe ihres Gehaltes an zuckerlieferndem Kohlenhydrat bezeichnet sein. Leider ist dies noch nicht gesetzlich
vorgeschrieben. Es wird aber bald zur allgemeinen Regel
werden, wenn jeder Zuckerkranke derartige Ware ablehnt,
falls jene Angabe fehlt. Falsche Angaben braucht man jetzt
nicht mehr zu fürchten, da an zahlreichen amtlichen und
privaten Stellen solche Waren jetzt so häufig analytisch ge-
prüft werden, daß falsche Angaben die Ware binnen kurzer
Zeit in Mißkredit bringen würden.

Frisches Obst, eßbare Teile[1]) (cf. von Noorden-Salomon, S. 569).

In dieser Tabelle werden die analytischen Durchschnittswerte mitgeteilt. Praktisch genommen sind aber meist größere Mengen Obst
zulässig, als sich aus der III. Zahlensäule ergibt. Wir haben daher bei
Besprechung über Obst eine weitere kleine Tabelle eingereiht (S. 60),
welche die für Zuckerkranke geeignetsten Obstfrüchte berücksichtigt. Wir empfehlen, diese später folgende Tabelle zu benützen und

---

[1]) Noorden-Salomon. Allgemeine Diätetik, Berlin 1921.

die hier unmittelbar folgende Tabelle nur für solche Früchte heranzuziehen, die in der später folgenden nicht erwähnt sind.

Die mit Klammern ( ) versehenen Obstfrüchte sind für Zuckerkranke nicht empfehlenswert, da die analytischen Durchschnittswerte meist von den tatsächlichen Verhältnissen weit, oft sehr weit abweichen.

	Kohlen-hydrat in 100 g	Calorien in 100 g	Es entsprechen 20 g Weiß-brot = 1 **WBE** g
Äpfel	8,9	52	**150**
Birnen (s. unten)	8,6	49	**150**
Mispel	10,6	67	**115**
Quitte (vgl. S. 52)	7,2	34	**165**
Orange (s. unten)	5,6	48	**220**
Citrone	0,4	43	**3000**
(Weintraube)	15,0	72	**80**
Erdbeere	6,2	43	**200**
Heidelbeere	5,3	33	**225**
Himbeere (manchmal süßer) . .	5,2	31	**240**
Brombeere	5,7	34	**220**
(Maulbeere)	9,2	54	**130**
(Stachelbeere, reif)	7,9	41	**150**
„ unreif	2,3	11	**500**
Johannisbeere	6,4	40	**190**
Preiselbeere	6,0	24	**200**
(Feige, frisch)	15,5	66	**80**
(Bananenfleisch)	16,2	71	**75**
(Ananas)	11,5	47	**100**
(Zwetschge)	7,8	49	**155**
(Pflaume)	8,8	57	**135**
(Reineclaude)	10,6	55	**115**
(Mirabelle)	9,4	53	**125**
Pfirsich	8,1	43	**145**
Aprikose (vgl. S. 60)	6,7	39	**180**
(Süßkirsche)	9,4	51	**125**
Sauerkirsche (S. 52, 60)	8,0	46	**150**
Kaki (Nov. 1924)	9,2	50	**130**
Mispel (Dez. 1924)	9,3	50	**130**
Melone (vgl. S. 52, 60)	6,3	30	**190**
Wassermelone (S. 60)	6,7	30	**180**
Kürbis, fein, zum Rohverzehr (S. 57, 60)	6,5	32	**180**

Anmerkungen zu obigen Zahlen. Alle diese Zahlen sind Mittelwerte (S. 52, 60). Aus unseren eignen Analysen lassen sich für gewisse Früchte wertvolle Winke ableiten:

Orangen aus Europa und Nordafrika enthalten je nach Zeit der Ernte sehr verschiedene Mengen Zucker (sehr viel davon ist Lävulose).

Bei Ernte bis Ende Februar ist der Gesamtzucker einer mittelgroßen Frucht (= 100 g) = ca. 4,5 g = ca. $^1/_3$ WBE.

Bei Ernte von Anfang März an sind die Werte für eine mittelgroße Frucht: = ca. 6—6$^1/_2$ g Zucker = ca. $^1/_2$ WBE.

Birnen. Die erst nach langem Lagern, d. h. erst von Januar bis April mundig werdenden Tafelbirnen, wie Winterdechantbirne, Hardeponts Winterbirne, Olivier de Serres, Notaire Lépine und ähnliche, sind auffallend zuckerarm. Bei mundiger Reife fanden wir nur 4,5—6,0% Zucker; eine WBE also zwischen 270 und 200 g des von Schale und Kerngehäuse befreiten Fruchtfleisches. Auf diese beiden letzteren Gebilde entfallen bei Birnen von ca. 100 g etwa 25%, bei Birnen zwischen 100 und 200 g etwa 20, bei schwereren Birnen ungefähr 15% des Gesamtgewichtes. Diese Werte sind bei der Berechnung des Verzehrs abzuziehen; z. B. eine Birne von 150 g enthält nur 150 g minus 20% = 120 g Fruchtfleisch.

Die **Spätbirnen** verdienen also s t ä r k s t e B e a c h t u n g; dies um so mehr, als zur Zeit ihrer genußfähigen Reife von Äpfeln nur solche mit weit höherem Zuckergehalte greifbar sind. Leider sind zu dieser Jahreszeit die Birnen aber viel teurer als Äpfel.

Unter den **Herbstbirnen** (Reife Oktober, November) zeichnet sich die weit verbreitete und treffliche Pastorenbirne durch geringen Zuckergehalt aus. Wir fanden im Fruchtfleisch (1927) = 5%. Eine WBE = etwa 230 bis 250 g Fruchtfleisch (entsprechend ca. 265—285 g Gewicht Gesamtbirne).

Von **Spätbirnen** aus Frankfurter Garten (Reife zwischen Januar und März) untersuchten wir:

Esperens Bergamotte = 5,3%; Edelcrassane 5,5%; Winter-Dechantbirne = 4,7%; Frau Luise Göthe = 8,3%; Notar Lepine = 3,5%.

Äpfel. Umgekehrt wie bei Birnen sind die Frühäpfel zuckerärmer als die etwa von Dezember an zum Verzehr kommenden Sorten (inländische wie ausländische). Für Sommeräpfel darf man 7,5%, für Herbstäpfel 8,5%, bei später greifbaren Äpfeln muß man für Fruchtfleisch 10,5—12% Zuckergehalt im Mittel in Anschlag bringen. Die entsprechenden Mengen für 1 WBE sind etwa 160, 150, 140 g Fruchtfleisch (= ca. 185, 170, 160 g Gesamtgewicht des Apfels).

In 100 g sind enthalten	Eiweiß	Fett	Kohlen-hydrat	Calo-rien	20 g Weiß-brot = 1 WBE ent-sprechen g
Nüsse und ähnl.					
Erdnüsse, enthülst	19,3	40,0	13,2	518	90
Haselnüsse „	12,2	56,3	6,1	607	200
Cocosnußfleisch	6,2	60,3	10,5	633	110
Mandeln, enthülst	15,0	47,8	11,2	562	105
Paranüsse „	10,8	61,0	3,2	633	375
Walnüsse „	11,7	52,6	11,0	590	105
(Maronen) „	4,3	3,7	33,5	189	35

Zwetschge, Reineclaude, Mirabelle, Pflaume. Der Durchschnittswert trifft selten das Richtige. Nur für die selten vollreife Marktware trifft er einigermaßen zu. Die zum Höchstmaß der Schmackhaftigkeit gelangte vollreife Gartenfrucht erreicht fast immer 10% Zucker im Fruchtfleisch (1 WBE = 120 g), oft sogar 12% und mehr (1 WBE = 100 g). — Für die frühen, ausgereiften, grünen, roten und blauen wäßrigen Rundpflaumen gilt dagegen 7% Zucker als Durchschnitt (1 WBE = 170 g Fruchtfleisch = 185 g Gesamtfrucht). Die dreiviertel reife, noch nicht vollsaftige Marktware (zum Kochen geeignet) enthält im Durchschnitt 6% Zucker (1 WBE = 200 g, Fruchtfleisch = 220 g Gesamtfrucht).

Trockenobst. Es sei auf spätere Besprechung verwiesen (S. 54).

Reine Obst-Preßsäfte. (Mittelwerte; Zusammensetzung sehr wechselnd.)

	Gesamt-zucker %	Calorien in 100 g	Es entsprechen 20 g Weiß-brot = 1 WBE ccm
Himbeeren, rot	6,0	29	200
Süßkirschen	11,4	50	105
Sauerkirschen	10,0	41	120
Preiselbeeren	7,2	34	165
Brombeeren	6,7	33	180
Äpfel	11,8	51	100
Erdbeeren	4,8	22	250
Heidelbeeren	5,3	25	225
Johannisbeeren	6,9	36	170
Melonen (vollreif)	9,0	—	135
Wassermelonen	5,0	—	250
Ananas (vollreif)	10,2	—	120
Tomaten	2,0	—	600

Biere (S. 90).

	Alkohol %	Zucker %	Calo-rien %	Es entsprechen 20 g Weiß-brot = 1 WBE ccm
Schankbier (hell und dunkel)	3,4	4,3	45	280
Lagerbier	3,7	4,2	48	280
Exportbier	4,3	5,0	56	240
Bockbier	4,6	6,9	66	170
Pilsener Urquell	3,6	4,6	46	260
Berliner Weißbier	2,8	4,0	41	300
Kwaß	1,6	1,5	24	800
Leipziger Gose	2,6	0,3	27	4000
Grätzer Bitterbier	3,4	2,5	25	460
Ale	5,0	2,6	61	460
Porter	4,9	5,2	74	230
Lichtenhainer	2,4	2,6	28	460

Zuckerhaltige Weine (von Noorden-Salomon).

	Alkohol %	Zucker %	Ca- lorien in $^1/_{10}$ l	20 g Weiß- brotwert (=1WBE) enthalten in ccm
Pfälzer Auslesen	7,6	4,6	82	260
Rheingau Auslesen	8,6	6,3	97	190
Tokaier Essenz	6,5	25,6	163	45
„ Ausbruch (aszú)	11,2	9,0	127	135
Tokaier Herb (Szamarodnu)	12,4	Spuren	101	beliebig
Wermutwein	10,1	10,0	119	120
Malaga	12,6	18,3	172	65
Madeira	14,4	3,0	122	400
Sherry, herb (S. 89, 249)	16,1	2,4	129	500
Portwein	16,2	6,0	146	200
Schaumwein, süß	9,5	11,0	116	110
„ mittelsüß	10,4	4,0	95	300
„ herb (trocken, S. 90)	10,4	0,5	83	2400
Obstschaumweine	5,6	5,0	70	240
Stachelbeerwein, gesüßt	10,7	9,8	130	120
Heidelbeerwein, gesüßt	7,9	8,0	91	150

Tabelle IV b. Volumäquivalente einiger Nahrungsmittel und genußfertiger Gerichte.

Während die zustehenden Mengen vieler Nahrungsmittel der Tabelle IV a, z. B. von Gebäcken, Obst, Milch u. a., bei einiger Übung leicht abzuschätzen sind (S. 16), ist dies bei den meisten von der Küche gelieferten, genußfertigen Gerichten auf Grund der dort gemachten Angaben über Zusammensetzung und Kohlenhydratwert nicht der Fall. Es ist auch nicht jedem Diabetiker möglich, sich kohlenhydrathaltige Extragerichte von abgemessenem Äquivalentwerte herstellen zu lassen. Er ist vielmehr oft genötigt, dieses oder jenes kohlenhydrathaltige Gericht des Familientisches oder der Gasthofsküche zu genießen. Daß er dies tut, ist sowohl aus psychischen wie aus wirtschaftlichen Gründen oft unvermeidlich.

Dem praktischen Bedürfnis entsprechend lassen wir hier Angaben über Maß- und Gewichtsverhältnisse nebst Weißbrötchenwert einiger wichtiger, häufig wiederkehrender genußfertiger Gerichte folgen. Bei den Angaben über Eßlöffelwerte ist zu berücksichtigen, daß wir für einen Eßlöffel den üblichen Rauminhalt von 20 ccm (= 20 g) Wasser annehmen.

Ein gestrichener Eßlöffel entspricht dann ca. 20 g Speise
„ flach gehäufter Eßlöffel „   „   ca. 30 g „
„ gehäufter Eßlöffel   „   „   ca. 50 g „

Natürlich sind dies nur Annäherungswerte; sie genügen aber dem praktischen Bedürfnis. Ein hochgetürmter Eßlöffel könnte bis zu 60 g Speise und mehr aufnehmen.

Wer über den Eßlöffelwert besonderer Gerichte, die er liebt und öfters nehmen will, genauen Aufschluß haben will, geht am besten in folgender Weise vor. Aus den sämtlichen Bestandteilen, die zur Herstellung des Gerichtes, z. B. eines Reis-Milchbreies, nötig sind, wird nach Tabelle IV a der Kohlenhydratgehalt (oder bequemer der Weißbrötchenwert = WBW) berechnet. Die Summe entspricht dem WBW des **Gesamtgerichtes**. Es wird dann gemessen, wieviel Eßlöffel bestimmter Häufung das Gesamtgericht darstellt. Der WBW des Gesamtgerichtes, dividiert durch die Zahl der Eßlöffel, ergibt dann den WBW eines gleichgehäuften Eßlöffels der in gleicher Weise zubereiteten Gerichte.

Bei den folgenden Wertangaben sind zur Kontrolle die Gewichte der von uns in Betracht gezogenen Volummengen (1, 2, 3 usw. Eßlöffel voll) mitangegeben. Bei der Berechnung sind ferner nur die — gemäß eigener Analysen — für den Zuckerhaushalt in Betracht kommenden Kohlenhydrate berücksichtigt (vgl. S. 38) und ferner die Verluste in Abzug gebracht, welche nach unseren küchenchemischen Experimenten bei der Zubereitung (Kochen) entstehen. Unter Berücksichtigung dieser Umstände ist es erklärlich, daß die statthaften Gewichts- bzw. Volummengen größer sind, als sie bei Berechnung nach Tabelle IV a sein würden.

Die im folgenden angegebenen Mengen (Eßlöffel) tischfertiger Speisen entsprechen je 1 WBE, können also, mit dem auf S. 16 erwähnten Vorbehalt, statt 20 g Weißbrot genommen werden.

Kartoffeln.

Eine Kartoffel oder ein Kartoffelstück (gekocht, geschmort, leicht angebraten)

von Taubeneigröße . . 25 g = 8 g = $^1/_2$ WBE
„ Hühnereigröße . . 60 g = 20 g = 1 WBE
„ Gänseeigröße. . . 90 g = 30 g = $1^1/_2$ WBE

2 flach gehäufte Eßlöffel Kartoffelspeise (Brei, Salat, in kleinen Stücken oder Scheiben gebraten, französische Bratkartoffel) (60 g) = 20 g Weißbrötchenwert = 1 WBE.

Gemüse.

2 mäßig gehäufte Eßlöffel von Kastanien- (Maronen-) Mus (60 g).

1 stark gehäufter Eßlöffel Gemüse aus trockenen Erbsen, Linsen, Bohnen (40 g).

5 mäßig gehäufte Eßlöffel Gemüse aus unreifen, grünen Puffbohnen (200 g).

5 mäßig gehäufte Eßlöffel Gemüse aus j u n g e n grünen Erbsen (200 g).

5 mäßig gehäufte Eßlöffel Gemüse aus Schwarzwurzel und Möhren (300 g).

Bei diesen Gemüsen wird vorausgesetzt, daß das K o c h w a s s e r e n t f e r n t ist.

Über „Einbrenngemüse" (österreichische Sitte) S. 37.

Dünne Suppen

(ca. 15% Trockensubstanz, davon 5% Fett).

10 Eßlöffel Suppe aus trockenen oder grünen Erbsen (150 g).

10 Eßlöffel dünne Suppe aus Linsen (150 g).

10 Eßlöffel dünne Suppe aus Bohnen (150 g).

8 Eßlöffel Suppe aus Haferflocken (120 g).

7 Eßlöffel Suppe aus Gerste (140 g).

5 Eßlöffel Suppe aus Grünkern (120 g).

6 Eßlöffel Suppe aus Reis (120 g).

10 Eßlöffel Suppe aus Weizengrieß (150 g).

Dicke Suppen

(ca. 30% Trockensubstanz, davon 10% Fett).

5 Eßlöffel Suppe aus trockenen oder grünen Erbsen (80 g)

3 Eßlöffel Suppe aus Linsen (90 g).

4 Eßlöffel Suppe aus Bohnen (70 g).

4 Eßlöffel Suppe aus Haferflocken (60 g).

4 Eßlöffel Suppe aus Gerste (70 g).

3 Eßlöffel Suppe aus Grünkern (90 g).

3 Eßlöffel Suppe aus Reis (60 g).

5 Eßlöffel Suppe aus Weizengrieß (80 g).

Mehlgerichte.

1 gehäufter Eßlöffel Reis (50 g) bei gewöhnlicher Zubereitung.

1 mäßig gehäufter Eßlöffel Reis (Risotto) nach italienischer Art (40 g; wasserärmer!).

1¹/₂ gehäufte Eßlöffel zerschnittener Nudeln, Makkaroni, Spaghetti.

2 gehäufte Eßlöffel Nockerl.

Breie

(ca. 30% Trockensubstanz, ohne Fett bereitet).

1 gehäufter Eßlöffel Erbsenbrei (50 g).

2 gestrichene Eßlöffel Linsenbrei (40 g).

1 gestrichener Eßlöffel Bohnenbrei (25 g).

1 gehäufter Eßlöffel Brei aus grünen Erbsen (50 g).

Obst.

Walderdbeeren (roh) 5 Eßlöffel.
Himbeeren (roh) 8 Eßlöffel.
Brombeeren (roh) 6 Eßlöffel.
Johannisbeeren (roh) 5 Eßlöffel.
Heidelbeeren (roh) 6 Eßlöffel.

Genaueres über Obst S. 51 ff.

II. Ergänzungen und Erläuterungen zu den vorhergehenden Tabellen.

A. Fleisch (Allgemeines).

Wenn auch alle Fleischarten in beliebiger mehlfreier Zubereitung bei gewöhnlicher strenger Diät erlaubt sind, so ist es doch in zahlreichen Fällen nötig, die Fleischmenge zu begrenzen, entweder dauernd oder nur vorübergehend. Wir unterscheiden später volle Fleischkost mit beliebigen Mengen und beschränkte Fleischkost (S. 111, 114, 116).

B. Innere Teile der Tiere.

Gewisse Komplikationen (Gicht und andere Formen der harnsauren Diathese, Nierenkrankheiten, Hautkrankheiten u. a.) können, wegen hohen Gehaltes an harnsäurebildenden Purinkörpern, drüsige Teile der Tiere vom Genuß ausschließen. Dies pflegt in entsprechendem Falle vom Arzt ausdrücklich angegeben zu werden. Unterscheidung von weißem und dunklem Fleische ist bei Zuckerkranken belanglos. Je nach Umständen wird der Arzt gesalzene Fleischwaren untersagen und auch den Fettreichtum berücksichtigen (vgl. Tabellen über magere und fettreiche Nahrungsmittel, S. 10, 12).

a) **Zunge** wird als Fleisch berechnet und kann in entsprechenden Mengen genossen werden, z. B. gesalzen, geräuchert, als Ragout mit mehlfreien Tunken zubereitet. Gute Büchsenzunge ist gleichwertig.

b) **Leber** der gewöhnlichen Schlachttiere ist nur in kleinen Mengen erlaubt, weil in der Leber Kohlenhydrate (Glykogen) vorkommen. Man rechne 70 g Leber statt 100 g Fleisch. Die Lebern gemästeter Tiere (z. B. gute Gänseleberpastete)

(S. 30) enthalten dagegen fast gar kein Kohlenhydrat. Zubereitung der Leber: gedämpft oder gebraten, mit mehlfreien Tunken; auch als Zutat zu Fleischklößen. Leber ist ausgezeichnet für Sanogres-Apparate geeignet (S. 12).

c) **Nieren, Kalbsmilcher (Kalbsbries), Hirn** werden wie Fleisch berechnet. Die beiden ersteren enthalten reichlich Harnsäurebildner (s. oben).

Zubereitung: gekocht, gebacken, als Ragout.

d) **Lunge** beliebig. Zubereitung: meist fein gehackt mit mehlfreier Tunke.

e) **Füße** beliebig zur Bereitung von Aspik u. dgl. (auch käufliche Gelatine darf verwendet werden). Derartige Gerichte sind meist sehr fettreich.

C. Wurstwaren.

Diese sind wegen ihres hohen Fettgehaltes bemerkenswert. Wo ein solcher zulässig ist, bringen Würste reiche Abwechslung in den Kostzettel. Früher war Wurst ein etwas bedenkliches Nahrungsmittel für Diabetiker, da den Wurstwaren unkontrollierbare Mengen von Mehl und Brot zugesetzt wurden. In Deutschland ist dies seit langem durch Gesetz verboten. Nur für einzelne, frisch zu verbrauchende Wurstarten, die aber nur lokalen Umsatz haben und als mehlhaltig besonders gekennzeichnet werden müssen, sind Ausnahmen zulässig. Alle Wurstwaren sind salzreich. Es wurden für unsere Patienten aber auf Verlangen auch sehr schmackhafte, wenn auch nur kurz haltbare Wurstwaren ohne jeglichen Salzzusatz hergestellt.

Zu den mancherorts mit Mehlstoffen versetzten Wurstwaren gehören Blutwurst mit 15 bis 25% und die sogenannte „geringe" Leberwurst mit etwa 20% Kohlenhydraten. Es gibt aber auch Blutwürste mit kaum nachweisbarem Kohlenhydratgehalt, z. B. sogenannte Braunschweiger Blutwurst und andere Sorten erstklassiger Metzgereien. Jedenfalls ist mit Bezug auf die oben genannten beiden Wurstarten größte Vorsicht geboten, und bei dem so oft vorkommenden hohen Gehalte an Kohlenhydraten muß der Verzehrer über die Beschaffenheit der Wurst genau unterrichtet sein. Der Kohlenhydratgehalt stammt nicht etwa aus der Verwendung von Blut, sondern aus Zusätzen (mehlhaltige Stoffe).

In Österreich liegen die Dinge anders als in Deutschland. Der landesüblichen Geschmacksrichtung entsprechend ist ein Großteil der in Österreich hergestellten und gehandelten Würste mit Mehl versetzt, auch solche mit ausländischen Namen!

„Oderberger", „Thüringer", „Braunschweiger" Wurst enthalten zum Beispiel regelmäßig 3% Mehl; Leberkäse, Blutwurst, „Augsburger" Wurst 5—10% Mehl.

Erst wenn Wurstwaren über 15% Mehl enthalten, müssen sie durch Aushang im Laden entsprechend gekennzeichnet sein.

Das Folgende bezieht sich auf Wurstwaren, die nach den in Deutschland geltenden gesetzlichen Bestimmungen hergestellt sind.

Folgende Arten kommen für Zuckerkranke hauptsächlich in Betracht: Zervelatwurst, Knackwurst, Frankfurter Siedewürstchen, Regensburger Bratwürstchen, Mettwurst, Schinken-, Zungen- und Blutspeckwurst, sog. „Wiener" Brat- und Siedewurst.

Leberwürste sind in gleichem Umfange wie andere Fleischdauerware erlaubt. Die fetten Lebern gemästeter Tiere, die bei guter Ware als Rohstoff dienen, sind sehr arm an zuckerbildenden Stoffen. In noch höherem Maße gilt dies von den Lebern der Fettgänse, woraus die teuren Gänseleber-, Trüffel-, Sardellenwürste und Pasteten hergestellt werden.

Als Fettgehalt von Würsten geben die üblichen Nahrungstabellen an:

Hartwürste, wie Zervelat-, Plock-, Salami-Wurst u. ähnl. = 44—48%.

Streichwürste, wie weiche Zervelatwurst, Mettwurst, Teewurst = etwa 40%.

Schinkenwurst, fette Leberwurst, Siedewurst nach Frankfurter Art = 34—40%.

Schlack- und Knackwurst, mittelfette Leberwurst, bester Art = 25—30%.

Deutsche „Siedewurst nach Wiener Art" = 14%.

Diese Werte sind aber nicht gesetzmäßig, da für eine bestimmte Wurstart nur Mindestgehalt für Fett und Höchstgehalt für Wasser vorgeschrieben sind. Die bessere und teurere Ware enthält gewöhnlich viel mehr Fett, als die Vorschriften verlangen. Wurstwaren sind daher im allgemeinen für Zuckerkranke, denen Magerkost verordnet ist, nicht brauchbar (Tabelle II, S. 10) und ebensowenig da, wo die Kost salzarm sein soll.

D. Pasteten.

Vor dem Genusse käuflicher Pasteten wurden Zuckerkranke früher stets gewarnt. Brot- und Mehlzusatz kam sehr oft vor. Gesetzlicher Kontrolle, wie bei Wurstwaren, unterliegen Pasteten nach dieser Richtung nicht. Wir selbst untersuchten zahlreiche, trefflich mundende, zum Brot- und Luftbrotbestrich gut geeignete Fleischpasteten, meist deutscher und italienischer Herkunft, die sich als völlig mehlfrei erwiesen. Gute Gänseleberpastete ist immer mehlfrei. Geringere Ware ist nicht immer mehlfrei, zum Teil sogar sehr mehlreich. Angesichts dieser Unsicherheit werden Pasteten besser aus einwandfreiem Material (Fleisch beliebiger Tierarten mit etwa 20% Zusatz von Leber; ferner Speck, Gewürze) nach bekannten Vorschriften allgemeiner Kochbücher zu Hause hergestellt. Ein aus England stammendes Rezept für streichbare Fleischpastete (fettreich) findet sich im Anhang (Rezept Nr. 92).

Alles in allem ist es nicht einfach, Pasteten im Haushalte herzustellen, namentlich wenn es sich um kleine Mengen handelt; es erfordert viel Zeit, Mühe, mannigfaches Material und ist in der Regel kostspieliger, als wenn haltbare, nach allen Regeln der Pastetenkunst hergestellte Fabrikate in kleinen Büchsen eingekauft und vorrätig gehalten werden. Man rechnet durchschnittlich 20% Eiweiß und 40% Fett auf Fleischpasteten. Bei Verwendung zu Brotbestrich, wozu sie sich am besten eignen, rechnet man für die Einzelmahlzeit etwa 30 g. Mehlfreie Pasteten sind sehr empfehlenswert, weil sie angenehme Abwechslung in die Kost bringen. Garantiert mehlfreie Pastetenkonserven verschiedenster Art sind auch im Handel. Alle Pasteten des Handels fallen sowohl bei magerer wie bei salzarmer Kost aus.

E. Fische, Schaltiere.

Starkes Heranziehen von Fischen statt Fleisch ist sehr empfehlenswert. Dies wird leider nicht hinreichend beachtet. Wenn die Zufuhr eiweißreicher Nahrungsmittel beschränkt werden soll, berechne man 125 bis 150 Teile (gewöhnlich 130 Teile) Fisch = 100 g Fleisch, beides zubereitet gewogen. Dies hat aber nur dann einen Sinn, wenn aus bestimmten

Gründen eine obere Grenze für den gesamten Eiweißverzehr festgelegt ist.

Ob kleine Fische (Sardinen, Sardellen, Sprotten, Anschovis), welche nur in kleinen Mengen verzehrt zu werden pflegen, als Fleisch mitberechnet werden sollen entscheidet der Arzt.

Bei manchen Zuckerkranken ist aber die genaueste Einstellung der Eiweißzufuhr nötig, und dann ist auch der Fischfleischwert der kleinen Fische zu berücksichtigen.

Von den wichtigsten Vertretern der in kleineren Mengen, als Vorspeise, zum Verzehr kommenden Fischen:

> Aal, Flunder, Hering, Kieler Sprott, Makrele (geräuchert);
> Hering, Sardellen (gesalzen);
> Brathering, Neunaugen (mariniert);
> Kleine Forellen, Makrele, Sardinen, Thunfisch (in Öl)

enthält die übliche Handelsware im Durchschnitt 25% Eiweiß und 20% Fett.

Die Zubereitung der Fische ist eine sehr mannigfaltige: entweder in Salzwasser abgekocht oder mit den üblichen Gewürzen (mit zerlassener Butter, mit brauner Butter, mit Sardellenbutter, Anschovisbutter, Krebsbutter, Rahmtunke) serviert oder in schwimmendem Fett gebraten oder am Grill geröstet oder gespickt oder gedämpft. Als Zutaten dienen außer Butter noch geröstete Petersilie mit Citronensaft, mehlfreie Mayonnaise, Rahmtunke, Tomatenmus, präparierte englische Fischtunken in kleinen Mengen. Fischreste werden, soweit sie sich dazu eignen, kalt mit gerührter oder gewürzter Butter genossen, oder mit Essig und Öl als Salat oder mit starker Fleischbrühe, Gewürz und Parmesankäse in Muscheln gebacken oder mit Butter, Speck, Sauerkraut und Parmesankäse im Ofen gebacken. An die Stelle von Fischen können auch Schaltiere, wie Hummer, Langusten, Langustinen, Krebse, Krabben, Seegarneelen der verschiedensten Arten, treten. Man kann sich sowohl der frischen wie auch der in Büchsen käuflichen Konserven bedienen.

Über fettreiche Fische S. 15; über fettarme Fische S. 10.

Zu fettfreier Bereitung vgl. Sanogres-Apparat (S. 12). Im übrigen ist für fettarme Zubereitung der Fische das einfache Abkochen, das Rösten (Grill) und das Panieren mit Abschälen der Panierung (S. 12 und Rezept Nr. 96) vorzuziehen. Bei diesen fettarmen Zubereitungsformen am wohlschmeckendsten als Beigabe entweder Tomatenmus (Rezept Nr. 46) oder Citronensaft; ferner Meerrettichtunken (Meerrettich kurz mit Bouillon aufgekocht; s. auch Rezept Nr. 44).

Seefische bedürfen aus geschmacklichen Gründen mehr Salzzusatzes als Süßwasserfische; doch läßt sich durch Zugabe pikanter Tunken Salzzusatz sowohl bei See- wie Süßwasserfischen entbehrlich machen. Beim Rösten auf Grill und beim Panieren ist Salzen überflüssig.

F. Suppen.

Die Grundformen mehlfreier Suppen sind Fleisch- oder Knochenbrühe und, wenn man sich nur pflanzlichen Materials bedienen will, Grüngemüsesuppen.

Man beachte, daß Suppen sowohl des Haushaltes wie der Gasthäuser oft ziemlich viel Kochsalz enthalten (0,5—2%). Extrakte, die oft zum Heben des Geschmacks herangezogen werden, sind vielfach sehr kochsalzreich. Dies ist nicht immer erwünscht.

a) **Fleischbrühe** kann aus dem Fleisch der verschiedensten Tiere hergestellt werden; gewöhnlich dient dazu Ochsen-, Kalb-, Hammel- oder Hühnerfleisch. Wo der Preis keine Rolle spielt, kommen auch Ochsenschwanz, Schildkrötenfleisch, Krebse, Hummer u. ähnl. in Betracht. Schwache Brühen können nach Bedarf durch Fleischextrakt, Maggis Suppenwürze, Cenovisextrakt (siehe unten) verstärkt und geschmacklich gehoben werden. Bei Schwächezuständen höchst anregend ist Fleischtee (Beeftea). Fleischtee auch gelatiniert mit oder ohne Zusatz kräftigen Weines, Schildkrötensuppe sind auch genußfertig im Handel.

b) **Knochenbrühe** ist in manchen Fällen vorzuziehen, weil sie weniger Reizkörper enthält, deren Häufung man bei besonderer Lage des Einzelfalles vermeiden will.

Teils um den Nährwert zu erhöhen, häufiger um dem Gaumen eine gewisse Abwechslung zu bieten, können der Fleisch- und Knochenbrühe die verschiedensten Einlagen beigegeben werden: Suppengrün, wie Sellerieblätter, Petersilie, Kerbel; gekochte oder geröstete Zwiebel, einige Stückchen Sellerieknollen, Petersilienwurzel oder Porree. Auch Gemüse aus Tabelle I können beliebig als Einlage dienen, wie z. B.

Blumenkohl, Spargel, geschnittene Blätter von Wirsing, Spinat, Salat, Sauerampfer, ferner Tomaten. Leichtes Anrösten der Blattgemüse erhöht deren Würzkraft als Suppeneinlage. Wenn das beizufügende Gemüse in der Fleischbrühe weich gekocht und dann mit ihr durch ein Sieb getrieben wird, entstehen gleichmäßig dicke, musartige Suppen, die eine willkommene Abwechslung ermöglichen. Sie vertragen reiches Beschicken mit Butter. Ferner können als Einlagen beigefügt werden: Eier in verschiedener Form, Fleischstückchen aller Art, kleingeschnittene Kalbsniere, Stückchen von Kalbs- oder Geflügelleber, Ochsenschwanz, Schildkrötenfleisch, Krebsschwänze, Hummer, kleine Klößchen aus Kalbsleber, Mark und Parmesankäse. Auch ,,Fleischtopf" (Rezept Nr. 14) gehört in diese Reihe.

c) **Reine Gemüsesuppen (Gemüsebouillon)** werden am besten nicht aus einem einzigen, sondern aus einer Mischung verschiedener Gemüse hergestellt: Eine Blätterkohlart (Wirsing, Spinat, Weißkraut, Mangold, Rosenkohl), Salatblätter (Lattich oder Endivien), Zichorienstengel und -blätter, Spargelspitzen, Tomato. Von eigentlichen Gewürzgemüsen wird Lauch, Porree, Petersilie, Pimpernelle, Sellerieblätter, Sauerampfer, Kerbelgrün hinzugefügt, entweder nur eines davon oder mehrere gemischt. Den Geschmack hebt man wesentlich durch Hinzufügen scharf mit Butter gerösteter Zwiebeln oder Mohrrübenscheiben; das darin enthaltene Kohlenhydrat wird durch die Rösthitze caramelisiert und dadurch unwirksam gemacht. Einen fleischbrüheähnlichen Geschmack erhält die Suppe durch Beigabe von Cenovisextrakt (aus Hefe gewonnen). Will man diesen Suppen eine gewisse B i n d u n g geben, so kann man am Schlusse des Kochens Eidotter oder dicken sauren Rahm eintropfen und einrühren. Vor allem sei auf die stark bindende Kraft von feinverriebenem H a r t k ä s e hingewiesen (S. 5). Vorbild dafür ist Parmesankäse. Aber viele andere, etwas ausgetrocknete und dadurch hart gewordene Käse tun den gleichen Dienst bei weit geringerem Preise. Auch Klopfer's Lecithineiweiß (Weizenkleber) hat eine gewisse bindende Kraft. Bewährtes Rezept für Gemüsebouillon Nr. 6 und 7 und S. 146, 148, 153, 164, 168.

Es ist unnötig, diese Gemüsesuppen durch ein Sieb zu schlagen. Auf die Dauer werden sie lieber undurchgeschlagen genommen. Schmelzende Fette vertragen sie nur in kleineren Mengen, weil sich das Fett schnell an der Oberfläche sammelt und dann oft Widerwillen erregt. Sehr geeignet sind dagegen, wenn die Kost nicht fettarm sein soll, Scheiben von rohem oder kurz gekochtem Knochenmark.

Wenn die Gemüsebouillon häufig auf dem Tische des Zuckerkranken wiederkehren soll, nehme man auf möglichste Abwechslung bei Auswahl der Rohstoffe Bedacht. Im Gegensatz zur Fleischbrühe erzeugt das stete Einerlei gleichen Gemüsegeschmackes sehr leicht Widerwillen.

Die Gemüsebouillon soll mit möglichst wenig Wasser angesetzt werden und in bedecktem Topfe bei schwachem Feuer 3—4 Stunden lang kochen. Gesalzt wird entweder gar nicht, und man überläßt das Salzen dem Patienten, oder man salzt erst am Schluß des Kochens. (Rezept Nr. 7.)

Über Entfetten von Suppen vgl. S. 35 und 196.

d) **Mehlhaltige Suppen:** Über den Gebrauch und die Berechnung mehlhaltiger Suppen wurde schon kurz berichtet (S. 26). Es ist hier aber noch einiges hinzuzufügen. Die angegebenen Quanten entsprechen etwa einer WBE = 20 g Weißbrötchen (S. 16); gramm = ccm gerechnet.

Bei „dünnflüssigen" Suppen ist vorausgesetzt, daß auf ein Liter fertige Suppe verwendet sind:

Hafergrütze, Haferflocken, geschälte Gerstenkörner, Gerstengraupen, Grünkernkörner u. ähnl. ca. 120 g, und daß beim Ausschöpfen die zu Boden gesunkene Getreidesubstanz beiseite gelassen wird.

Mehle aller Art, welche satzlos sich durch die ganze Suppenmasse verteilen, ca. 80 g.

Kochreis ca. 65 g. Der Reis soll vor dem Ausschöpfen durch Umrühren gleichmäßig in der Suppe verteilt werden.

Grieß ca. 70 g.

Kartoffel ca. 250 g (durchgeschlagen und gleichmäßig verteilt).

Mohrrüben, durchgeschlagen, 120 g.

Linsen und weiße Bohnen (Trockenware), wenn die zu Boden gesunkenen Fruchtkörner beiseite gelassen werden, 150 g.

Linsen-, Erbsen-, Bohnenmehl oder bei durchgeschlagenen Suppen aus ganzen Früchten dieser Art, 100 g.

In dieser Form entsprechen **250 ccm** Suppe dem Stärkemehlgehalt von ca. 20 g Weißbrötchen.

Bei dickflüssigen Suppen ist die Berechnung viel schwieriger und unzuverlässiger, dies um so mehr, als der Eindruck der Dickflüssigkeit oft viel mehr von Art der Zubereitung und Dauer des Kochens als von dem Gehalte an fester Substanz abhängt. Wenn dickflüssige Suppen gewünscht werden, sollten sie besser für den Zuckerkranken nach Berechnung und Abwägen des zu verkochenden Materials besonders hergestellt werden.

Über einige Suppenrezepte ohne und mit Mehl S. 196, 241.

Es macht gar keine Schwierigkeiten, Suppen jeder Art — und das gleiche gilt für Tunken — stark mit Fett anzureichern. Bei richtiger Verwendung des Fettes werden sie dadurch bekanntlich schmackhafter.

Viel schwieriger ist es, schmackhafte Suppen herzustellen, die fettarm sind. Vor allem ist es dabei wichtig, die aus Fleisch und auch Knochen bereiteten Suppen abzufetten. Sehr bequem dafür (besser als Abschöpfen von Fett) sind die in Haushaltgeschäften käuflichen „Fettabscheider". Mit ihrer Hilfe lassen sich insbesondere Einzelportionen fettreicher Suppen entfetten; allerdings ist dieser Apparat nur bei klaren Suppen und Tunken voll wirksam, nicht bei gebundenen.

Zusatz von Gewürzen, darunter auch Paprika, Pfeffer, ferner Kümmel und Petersilienblätter etc. machen auch die fettarmen Suppen schmackhaft.

G. Tunken.

Zum Herstellen der Tunken für Braten, Fische, Gemüse usw. benutze man niemals Mehlzusatz, weil die Menge des Mehls, die in der Küche hinzugefügt wird, sich jeglicher Kontrolle entzieht. Aus Fleischbrühe, Bratensaft, saurem und süßem Rahm, Eigelb, Butter unter Hinzufügen von mehlfreien Zutaten der verschiedenen Art: Gewürzen (siehe Tabelle I), gekochten oder gerösteten und dann zermörserten Zwiebeln, Tomatenmus, Thymian, Meerrettich, Citronen, gewürzigen grünen Blättern, eingemachtem Thunfisch, Fischrogen, zerriebenen Sardellen und vielen anderen Substanzen aus Tabelle I lassen sich zahlreiche schmackhafte Tunken bereiten, die den einfachsten und den weitestgehenden Ansprüchen genügen. Minimale Zusätze von Extrakten und ätherischen Ölen, aus Gewürzpflanzen gewonnen (Schimmel & Co., Miltitz bei Leipzig), können vieles dazu beitragen, die Schmackhaftigkeit der Tunken schnell und bequem zu erhöhen. In letzter Zeit mit Recht sehr beliebt geworden sind die **Trockenpulver aus Gewürzgemüsen.** Zum „Binden" der Tunken kann, wenn nötig, Lecithineiweiß (Klopfer), Rahm oder Parmesankäse, 2% Gelatine oder 0,2% Agar-Agar genommen werden.

In **Gasthäusern** ist es immer am sichersten, an Stelle wahrer Tunken eine kleine Portion kräftiger Fleischbrühe zu verlangen, die man durch Zusatz von etwas Zitronensaft oder Senf oder 1—2 Teelöffel präparierter Tunken (nach englischem Muster, S. 5) beliebig würzen kann. Derartige Gemische auf Unterlage von Fleischbrühe (je nach Bedarf mit Fett oder abgefettet), sind breitester Verwendung zu Fleisch-, Fisch- und Gemüsegerichten fähig.

Erprobte Rezepte für Tunken s. „Kochvorschriften", S. 201. Dort wurden aber keine Rezepte für mehlhaltige Tunken aufgenommen, die natürlich nur bei **kohlenhydratreichen** Kostformen unter **Anrechnung** des Mehlgehaltes verwendbar wären.

Über Fettgehalt vgl. Schlußbemerkung bei Suppen. Tunken mit reichem Fettgehalte sind viel leichter schmackhaft und in breiter Abwechslung herzustellen, als fettarme und gar fettlose Tunken. Dafür mehrere Rezepte Nr. 19 ff.

Der Gebrauch des „Fettabscheiders" (s. oben bei Suppen) ist bei Tunken sehr zu empfehlen; übrigens auch für Normaltunken des Haushaltes, um die küchentechnisch anstößige Überschichtung der eigentlichen Tunke mit dicker Fettdecke zu verhüten.

H. Gemüse.

Gemüse gehören zu den wichtigsten Nahrungsmitteln für Zuckerkranke. Wir besprechen sie daher etwas ausführlicher.

Alle Gemüse in Tabelle I dürfen, falls sie nicht ganz oder teilweise in besonderen Fällen verboten werden, in beliebiger Menge genossen werden, am besten mit Salzwasser oder mit

Fleischbrühe, Fleischextrakt, Cenovisextrakt und Salz abgekocht oder gedämpft. Über Rohgemüse vgl. Salate
(S. 49).

Zusatz der üblichen Gewürze aus Tabelle I ist erlaubt,
wenn nicht der Arzt diese oder jene aus bestimmten Gründen
ausschaltet.

Zusatz von Kochsalz ist bei manchen Kochformen, die
für Zuckerkranke in Betracht kommen, teils unnötig, teils
unzulässig (Kostform 165, 166). Manchmal wird der Arzt für
eine gewisse Zeit jegliche Zugabe von Salz über den natürlichen Kochsalzgehalt der Rohstoffe hinaus zu verbieten
haben; dies wirkt sich küchentechnisch am stärksten bei den
Gemüsen aus. Da es sich aber auch geschmacklich stark
auswirkt, wird unter solchen Umständen Rohgemüse von
den Patienten oft vorgezogen. Vgl. hierzu Ratschläge im
Abschnitt „Kochvorschriften", Nr. 49, 50. Im allgemeinen
sollen die Gerichte nur so stark gesalzen sein, wie unbedingt
nötig ist, um sie schmackhaft zu machen.

Mehlzusatz ist grundsätzlich zu meiden, was ja auch der
Zubereitungsform von Gemüsen in weitaus den meisten
Ländern entspricht. Zum „Binden" diene als vollwertiger
Ersatz verriebener Hartkäse oder durch Hitze geschmolzener
Käse (S. 66). Auch saurer Rahm, zur Schmackhaftigkeit
wesentlich beitragend (1 Eßlöffel für eine Portion), ist mit
Ausnahmen (Magerkost!) erlaubt. Der Wiener Gewohnheit
zuliebe teilen wir ein Rezept (S. 66, 67) für „Einbrenn" mit,
das auf Portion berechnet $^1/_2$ WBE entspricht. Ob dies auf
den Gesamtkohlenhydratverzehr anzurechnen ist oder nicht,
entscheidet der Arzt im Einzelfalle.

Über Fettgehalt der Gemüsegerichte S. 42.

Einige Gemüse eignen sich gut zum Füllen und dienen
dann teils als Vorgerichte, teils als Hauptgerichte der Mahlzeit,
z. B. Weißkraut und Wirsing, Gurken, große Zwiebeln,
Tomaten, Aubergine, Paprikaschoten. Davon soll zur Ab-
wechslung Gebrauch gemacht werden. Als Füllsel diene ein
Gemisch von verschiedenem Fleisch mit Leberwurstmasse,
Knochenmark, pikantem Gewürz, Ei, evtl. unter Zusatz von
Morcheln, Champignons, Trüffeln u. dgl. Über Füllsel:
Rezept Nr. 59—61. Andere Gemüse eignen sich zur Beigabe
von Ei, z. B. Spinat, Grünkohl, Spargel.

In den bei uns üblichen Nahrungsmitteltabellen sind die sämtlichen Gemüse der Tabelle I mit einem teilweise recht hohen Gehalte an Kohlenhydraten verzeichnet, z. B. Wirsing, Rosenkohl, Rotkraut mit durchschnittlich 6%, grüner Krauskohl mit durchschnittlich 11,5%. Darin sind aber Hemicellulosen, Pentosane, Pentosen, oft auch Cellulose mit einbegriffen, welche teils keinen echten Zucker bilden können, teils im Darm derart vergären, daß sie den Zuckerhaushalt des Körpers nicht belasten. Einige amerikanische Nahrungsmitteltabellen (Diabetic foods, Newhaven, Conn. 1913) berücksichtigen mit Recht nur die zuckerbildenden Kohlenhydrate. Sie verzeichnen nur etwa durchschnittlich $^1/_3$ des Gesamtkohlenhydratgehaltes im chemischen Sinne des Wortes. Diese Werte sind zwar nicht in bezug auf den Energie- und Nährwertgehalt der Gemüse, wohl aber in bezug für die wahre Wirkung auf den Zuckerhaushalt die wichtigeren. Vgl. S. 44 ff.

Demgemäß hat für rohe und im eigenen Safte eingemachte Gemüse und Früchte E. P. Joslin (Boston) eine kleine Tabelle zusammengestellt, welche dem Gehalte an zuckerbildendem Kohlenhydrat besser Rechnung trägt als frühere Analysen. Vgl. unsere eigenen Analysen S. 45 ff. Wir geben hier nur die Reihen mit niedrigem Gehalte wieder; die übrigen sind in diesem Zusammenhange belanglos. Nach Joslin's Tabelle enthalten an zuckerbildendem Kohlenhydrat:

1—3%: Lattich, Gurken, Spinat, Spargel, Rhabarber, Endivien, Markkürbis (Vegetable Marrow), Sauerampfer, Sauerkraut, Blätter und Stengel der Runkelrübe (Rübstiel), Löwenzahn, grüne Küchenkräuter, Kardon (Cardy), Stangensellerie, Champignons und andere Speisepilze, reife Oliven, Grape Fruit (Pampelmus).

3—5% (durchschnittlich als 3% zu berechnen): Tomaten, Rosenkohl, Brunnenkresse, Seekohl, Okra (S. 6), Blumenkohl, Eierfrucht (Aubergine), Kohle (soweit nicht in anderen Reihen erwähnt), Radies, Porree, ausgewachsene grüne Bohnen (mit Schoten, entfasert) als Konserve. Brokkoli, eingemachte Artischockenböden.

Nur unter Berücksichtigung der angegebenen Kohlenhydratwerte gestatten die Vorschriften Joslin's das Einstellen der erwähnten Gemüse, und andere sind ihm darin gefolgt. Wir selbst haben in Tabelle I, d. h. also in die Gruppe der Nahrungsmittel, deren Kohlenhydratgehalt nicht berücksichtigt und berechnet werden sollte, nicht nur die von Joslin bezeichneten und ähnliche Gemüse aufgenommen, sondern auch einige mit noch mehr als 3—5% zuckerbildendem Kohlenhydrat. Denn nach unseren praktischen Erfahrungen fallen selbst bei ansehnlichem Gemüseverzehr die zuckerbildenden Kohlenhydrate sämtlicher in Tabelle I (S. 6) erwähnten Gemüse nicht schwer ins Gewicht, und ihre etwaigen Nachteile werden durch andere Vorteile bei weitem überboten. Wir erachten es nicht im Einklange mit praktisch-therapeutischer Erfahrung, wenn man den Verzehr der Gemüse aus Tabelle I, mit Rücksicht auf ihren geringen Kohlenhydratgehalt, neuerdings quantitativ beschränken will. Nur besondere Umstände des Einzelfalles könnten dies rechtfertigen.

Wir müssen sagen, daß uns, praktisch genommen, solche besonderen Umstände nicht begegnet sind. Diesen Standpunkt vertrat C. v. Noorden schon in der 1. Auflage seiner Monographie über Zuckerkrankheit (1895).

Man sollte dieser auf klinischer Beobachtung und Behandlung von nahezu 40000 Zuckerkranken fußenden Erfahrung vertrauen, und bei dem außerordentlich hohen Werte der Gemüse für die Gesamternährung, für das Wohlbefinden und das Gedeihen der Zuckerkranken (Vitamingehalt) den tatsächlichen, immerhin geringen, in sehr fein eingestellten Versuchen freilich nicht nur chemisch, sondern auch biologisch nachweisbaren Kohlenhydratgehalt nicht als Grund für Gemüsebeschränkung werten.

Bei einzelnen Gemüsen ist gewisse Vorsicht geboten. Von Tomaten, Blumenkohl, Artischocken, Eierfrucht (Aubergine), die auf S. 6 erwähnt wurden, sollten ohne besondere Erlaubnis keine großen Massen verzehrt werden, während die üblichen kleinen und mittleren Mengen ohne Beachtung ihres Kohlenhydratgehaltes in die Kost eingestellt werden dürfen.

Wir verstehen unter dem Begriff „größere Mengen", wenn von den erwähnten Gemüsen einzeln oder zusammen, als Rohmaterial oder in einer Verluste ausschließenden Form (gedämpft, eingemacht usw.) mehr als 300 g (auf roh bezogen) in der Tageskost vertreten sind. Dann bewerte man ihre Gesamtheit mit 1 WBE (S. 16).

a) Beim gewöhnlichen Kochen der Gemüse wandert rund die Hälfte und mehr der zuckerbildenden Kohlenhydrate in das Kochwasser. Die aus dem Brühwasser herausgehobenen Gemüse sind daher an solchen Substanzen verarmt. Wenn man nach Halbgarkochen das Kochwasser abgießt und durch neues ersetzt, bleibt dem Gemüse kaum noch Kohlenhydrat erhalten. Unter besonderen Umständen könnte man hiervon Gebrauch machen. In der Regel soll dies nicht geschehen, da auch andere wichtige Nährstoffe, vor allem Mineralstoffe und Vitamine, gleichzeitig bis auf kleine Reste verlorengehen;

es bleibt ein geschmackloses Gerüst übrig, das kaum mehr als Strohwert besitzt.

In der Regel beschränke man sich auf ganz kurzes Abbrühen („Abwellen", „Blanchieren") der Gemüse. In der kurzen Zeit (1—2 Minuten) gehen freilich auch neben löslichem Zucker andere Nährstoffe verloren, aber der Verlust an diesen ist nicht allzu groß und wird bei reichlichem Gemüseverzehr sicher wieder ausgeglichen. Das Abwellen ist bei keinerlei jungem und frischem Gemüse guter Qualität erforderlich. Es kann erforderlich sein bei unzweckmäßig gedüngtem und schlecht gepflegtem Gemüse, bei Gemüse übermäßiger Reife (bei Blumenkohl, Kohlköpfen, Grünkohl, Bohnenschoten u. a. manchmal der Fall); ferner wenn lange Zeit zwischen Ernte und Verbrauch verstrichen ist, wie es bei Gemüsen, die aus weiter Ferne kommen, und namentlich bei überwinterten Gemüsen zutrifft. Nach dem Abwellen bediene man sich des Dämpfens mit wenig Wasser und etwas Fett in gedeckeltem Topfe, wobei die Nährstoffe und voller Wohlgeschmack dem Gemüsegericht erhalten bleiben.

b) Das Kochen im strömenden Dampfe ist neuerdings sehr beliebt geworden, weil es das Gemüse besser als gewöhnliches Kochen vor dem Auslaugen löslicher Nährsalze, Vitamine und Kohlenhydrate bewahrt. Dies liegt aber nicht gleich bei allen Gemüsen. Derben Gemüsen, wie Blumenkohl, festen Knospen von Rosenkohl, ungeschälten Mohrrüben, Spargeln, Schwarzwurzeln, Kohlrabi, Tomaten u. a. entzieht das Kochen im strömenden Dampfe kaum nennenswerte Mengen von Nährsalzen und Kohlenhydraten. Lockerem Material, auch in Scheiben geschnittenen Knollen und Wurzeln, geschältem Gemüse geht aber einiges verloren, indem das abtropfende Wasser mit wasserlöslichen Stoffen beladen ist. Immerhin kommen die Verluste nicht in Betracht und verringern den ursprünglichen Gehalt an zuckerbildenden Kohlenhydraten nicht wesentlich.

Andererseits reißt der strömende Dampf eine Masse Aromstoffe aus dem Gemüse heraus, was die Schmackhaftigkeit stark benachteiligt (verschieden je nach Gemüseart). Gerade dies macht das Kochen der Gemüse im strömenden Dampfe weniger geeignet für Zuckerkranke. Doch handelt es sich im Vergleich mit den Verfahren c und d wesentlich um eine Geschmacksfrage.

Man bedient sich dazu des sog. Dampfkochtopfes (mancherorts auch Doppelkochtopf oder auch Kartoffelkocher genannt). Er ist durch ein Sieb in einen unteren und einen oberen Teil geschieden. Im Bodenteile befindet sich Wasser, das zum Sieden erhitzt wird. Auf das Sieb wird das Gemüse geschichtet. Der 100gradige Dampf streicht durch Sieb und Gemüse, letzteres im eigenen Safte schnell zur Gare bringend. Der Dampf strömt zwischen Kessel und Deckel ab.

c) Das Garkochen im Sanogres-Apparate (S. 12), sei es mit, sei es ohne Tüte, ist für Schmackhaftigkeit und Erhaltung aller wasserlöslichen Stoffe von größtem Vorteile. Vgl. die dem Apparate beigegebenen Gebrauchsanweisungen.

d) Das Dämpfen (Dünsten) der Gemüse in gedeckeltem, aber nicht hermetisch abgedichtetem Topfe erhält dem Gemüse alle Nährstoffe (wie Sanogres-Verfahren). Auch die sauerstoffempfindlichen Vitamine werden nicht zerstört, da der Wasserdampf das Eindringen von Luft verhindert. Manche Gemüse werden vor dem Dämpfen kurz abgewellt (s. oben bei a). Das Dämpfen stellt zwar höhere Ansprüche an die Küchenarbeit, liefert aber in geschmacklicher Hinsicht Gemüsegerichte unübertrefflicher Vollkommenheit. Das Eigenarom der Gemüse kommt voll zur Wirkung. Dies ist von besonderer Wichtigkeit, wenn das Gemüse ungesalzen vorgesetzt werden soll.

e) Das Gratinieren (Überkrusten und Backen) der Gemüse ist ebenso zu beurteilen wie das Dämpfen.

Zusammenfassend ist über die 5 Verfahren zu sagen, daß das Verfahren a dem Gemüse einen gewissen, zum Teil beträchtlichen Teil der zuckerbildenden Kohlenhydrate entzieht, so daß manche Gemüse trotz ursprünglich hohen Gehaltes daran für den Zuckerkranken brauchbar werden, andere statt in kleinerer Menge in praktisch genommen unbeschränkter Menge genossen werden dürfen. Man muß sich darüber klar sein, daß mit den Kohlenhydraten auch andere Stoffe (lösliche Nährsalze und Vitamine) entweichen, was aber durch reichlichen Genuß von Rohsalaten und teilweise auch von Rohfrüchten ausgeglichen werden kann.

Die den Kohlenhydratverlust dartuenden Analysen der Tabelle auf S. 48 beziehen sich sämtlich auf Gemüse, die nach diesem Verfahren küchentechnisch bereitet wurden, soweit nicht in den zugehörigen Bemerkungen anderes angegeben ist.

Die Klammern in letzter Zahlensäule dieser Tabelle bedeuten, daß das Rohmaterial, bzw. z. B. bei Rosenkohl (1924/25) das herangezogene Kochverfahren, nicht für jeden Zuckerkranken geeignet ist, und in manchen Fällen auf ärztliches Ermessen nur dann zulässig ist, wenn der Kohlenhydratgehalt der Gemüse nach ihrem Weißbrotwert angerechnet wird. Wo keine Klammern angebracht sind, sind die Gemüse, bzw. das Verfahren im Sinne der Tabelle I freigegeben.

Die Verfahren b—e entziehen den Gemüsen, praktisch genommen, so gut wie keine Kohlenhydrate.

Ob die Gemüse in natürlicher Form oder nach Verarbeitung zu Mus verzehrt werden, soll sich nach Art der Gemüse, nach Geschmack des Patienten und nach dem Zustand seiner Verdauungsorgane richten.

Aus oben erwähnten Gründen haben wir auf Grund reicher Erfahrung die Gruppe der unbedingt erlaubten Gemüse weiter gezogen, als dies gewöhnlich geschieht. Mangels besonderer Gegengründe soll der Zuckerkranke sich an sehr reichlichen Gemüseverzehr (Tabelle I) gewöhnen.

Über Fettgehalt der Gemüsegerichte. Da die für Zuckerkranke vorwiegend in Betracht kommenden Gemüse der Tabelle I in der Kost reichlichst vertreten sein sollen und, von Flüssigkeiten abgesehen, oft mehr als die Hälfte des Gesamtgewichtes der Tageskost ausmachen, hat ihre Zubereitungsart nicht nur auf die Kochsalzaufnahme (S. 37), sondern vor allem auch auf den Fettgehalt der Gesamtkost entscheidenden Einfluß.

Wenn die Gesamtkost fettreich und hohen Calorienwertes (= Nähr- und Mastwertes) sein soll, bieten Gemüsegerichte dafür beim Zuckerkranken die zweckmäßigste Unterlage. Hierauf hat dann die Küche besonders Bedacht zu nehmen und die Gemüse mit reichlich Fett (am besten gute, zerlassene, vorher ausgewaschene Butter) durchzuschwenken.

Es ist erstaunlich, wieviel Fett manche Gemüse, besonders Wirsing, Krauskohl, Sauerkraut, Rotkohl usw. aufnehmen, ohne daß durch Fettüberschuß Aussehen oder Geschmack benachteiligt werden. Bei folgenden Mengenverhältnissen z. B.

kann selbst der empfindlichste Gaumen sich nicht über allzu
fette Zubereitung beklagen:

auf 125 g (Rohgewicht)	Rotkraut, Sauerkraut	50 g	Butter
„ 125 „ „	zerblätterter Wirsing usw.	40 „	„
„ 125 „ „	Schneidebohnen	40 „	„
„ 125 „ „	grünen Salat, Bohnen	25 „	„
„ 125 „ „	Salatblätter	30 „	Öl.

Zum besseren Verschmelzen des Gemüses und Fettes ist
es nützlich, vor dem Schwenken mit Butter usw. das Kochwasser sorgfältig zu entfernen (Ablaufenlassen, Ausschwen-
ken, Abtrocknen zwischen Tüchern). Zugabe von etwas
saurem Rahm (S. 18) sehr empfehlenswert; auch können
zum „Binden" Lecithineiweiß oder geriebener Hartkäse
herangezogen werden. Sie stören den Geschmack nicht,
bessern ihn oft, erhöhen den Nährwert und haben bindende
Eigenschaften. Es genügen ca. 5 g pro Portion. An Stelle
des mit dem Gemüse durch Kochen und Schwenken me-
chanisch verbundenen Fettes können auch fettreiche Beilagen
treten, wie Speck, Schweinefleisch, fettes Hammelfleisch usw.
Über derartige Gemüsegerichte finden sich im Anhang zahlreiche Rezepte.

Auch jedes gute allgemeine Kochbuch, das nicht grundsätzlich den reinen Gemüsegeschmack durch Mehlzusatz zu ver-
decken empfiehlt, ist reich daran. — Über „Einbrenn" S. 67.

Mit besonderem Nachdruck sei auf Sauerkraut hingewiesen, das durch die vorausgegangene Gärung seiner Mehl-
und Zuckerstoffe so gut wie völlig beraubt ist. Bei salzarmer
Kost muß das Sauerkraut vor dem Kochen mit Wasser aus-
gelaugt werden. Der Salzgehalt des käuflichen Sauerkrauts
liegt zwischen 1 und 3%.

Die jetzt vielfach empfohlene Sauerkrautlake ist im wesentlichen eine Lösung von Milchsäure und Kochsalz.

Magere Gemüsegerichte schmackhaft zuzubereiten, ist
küchentechnisch viel schwieriger. Daran ist schon oft genaue
Durchführung sehr fettarmer Kost sowohl bei Fettleibigen wie
bei Zuckerkranken gescheitert.

Vor allem kommt es darauf an, den Gemüsen ihren Eigen-
geschmack völlig zu erhalten, was am besten beim Dämpfen
(Dünsten) im gedeckelten Topfe geschieht. Eines kleinen
Zusatzes von Fett (etwa 5 g Butter, Schmalz, Gänsefett, Öl

für eine reichliche Portion) bedarf aber dieses Verfahren, um wahrhaft schmackhafte Gerichte zu liefern. Eine derartige Fettmenge fällt praktisch genommen nicht ins Gewicht. Wesentliches trägt zur Schmackhaftigkeit bei, wenn das Gemüse zum Dämpfen nicht mit einfachem Wasser, sondern mit Fleischbrühe angesetzt wird; teilweise ist dieselbe auch durch Cenovis-Extrakt vertretbar (S. 4). Ferner munden vielen solche Gerichte besser, wenn ihnen Gewürzkräuter (frisch oder als Trockenware) oder auch mit wenig Fett (1—2 g) vollkommen durchgeröstete und in der Brühe verteilte Zwiebeln vom Beginne des Kochens an zugesetzt sind. Ein geringer Salzzusatz trägt gleichfalls zur Schmackhaftigkeit bei (S. 37), während starkes Salzen sie beeinträchtigt.

Auch das Unterbringen von Gemüsen in geeigneten Papiertüten und Erhitzen im Backofen oder Sanogres-Apparat (S. 12) sichert völlige Erhaltung des Eigenaroms und Saftgehaltes. Das Verfahren eignet sich trefflich für Tomaten, bei einiger Vorsicht auch für Spargel, kleinere Köpfe von Blumenkohl und Wirsing.

Über fettarme und ebenso über kochsalzarme Gemüse vgl. auch Abschnitte S. 132, 143, 156 und Kochvorschriften (Rezepte Nr. 59—80), ferner auch Abschnitt Salate.

Selbstverständlich ist es stets Sache des Arztes, zu entscheiden, ob, wann und welchen Maßes das Gemüse fettreich bzw. fettarm zubereitet werden soll.

Anhang: Neue Gemüseanalysen.

Wir fügen diesen Anhang ein, um zu zeigen:

1. um wieviel der für den Zuckerhaushalt in Betracht kommende Anteil der Kohlenhydrate (Säule III) im Rohstoffe hinter dem gesamten Kohlenhydratgehalte (Säule I) zurückstehen kann. Vgl. die Ausführungen auf S. 38.

2. wie stark sich der prozentige Gehalt zuckerbildender Kohlenhydrate in den eßbaren Teilen des Rohstoffes (Säule III) bis zur Herstellung des genußfertigen Gerichtes (Säule IV) verschiebt. Dies ist sehr verschieden je nach Gemüseart; am geringsten bei Kernen der Hülsenfrüchte, unter Umständen auch bei Mohrrüben und Rosenkohl.

3. wie bei besonderer Art der Zubereitung auch Material mit starkem Gehalte an Zuckerbildnern das meiste davon

verlieren kann (Schwarzwurz, rote Rüben, Sellerieknollen, junge Puffbohnen).

Was nach Maßgabe der ermittelten Werte mit Vorsicht zu verwenden und nur unter Berücksichtigung des WBW (S. 48) genommen werden darf, ist in der Säule V mit Klammern versehen. Alles übrige ist im Sinne der Tabelle I (S. 6) verwendbar.

Wir raten dringend, die kleingedruckten Bemerkungen über Material und Zubereitung zu beachten.

Über einige wichtige Gemüse legen wir hier neue Analysen vor. Wir verzeichnen in dieser Tabelle vergleichshalber die Werte für stickstofffreie Extraktivstoffe (= Kohlenhydrate) nach der üblichen Berechnungsart (I. Zahlensäule; zitiert nach v. Noorden-Salomon: Allgemeine Diätetik), die gleichen Werte unter Berücksichtigung der Resorptionsgröße nach Schall-Heisler (II. Säule), die von uns selbst ermittelten Werte für mehlige und zuckerige, invertierbare Kohlenhydrate im Rohstoff (III. Säule) und in genußfertiger Zubereitung (IV. Säule). Nur diese letzteren Kohlenhydrate (III. und IV. Säule) sind beim Zuckerkranken der Beachtung wert. Wir fügen weiters hinzu, wie das Rohmaterial behandelt wurde und berechneten in der V. Säule der Tabelle, wieviel des fertigen Gewichtes $\frac{1}{2}$ WBE (S. 16) = **10** g Weißbrötchen entspricht. Dabei ist vorausgesetzt, daß der beim Kochen oder Dämpfen abfallende oder später austretende Saft (z. B. bei roten Rüben) nicht mitverzehrt wird. Für einzelne Substanzen können wir die Vergleichswerte nicht vollständig anführen, da uns zur Zeit der Analysen die Rohstoffe nicht zur Verfügung standen.

Das gekochte Material wurde analysiert, bevor es mit Butter geschwenkt oder sonstwie zum Anrichten weiterbehandelt war.

Rote Rüben (ägyptische plattrunde, im Monat Februar) ungeschält als ganze Wurzel gar gekocht, dann geschält, in Scheiben geschnitten. Die Scheiben nach Rezept Nr. 50 ein bis zwei Stunden in Essig usw. gelegt. Zur Analyse kamen die Scheiben nach Abtropfen des Saftes.

Rosenkohl, lockere Knospen (Erfurter Dreienbrunnen, im Februar frisch gepflückt), in üblicher Weise abgekocht. Die Knospen, nach Erkalten auf einem Siebe, kamen zur Analyse.

Winterkrauskohl (Mosbacher halbhoher, im Februar geerntet), in üblicher Weise abgekocht, dann auf ein Sieb gebracht und leicht abgepreßt.

Sellerieknollen (Erfurter, im Monat Februar). Die Knollen geschält, gevierteilt, wie üblich abgekocht. Dann analysiert nach Abtropfen des Wassers.

Grüne Erbsen (Markerbse Telephon), im August 1922 roh in Weckgläser gefüllt, wie üblich im Wasserbad sterilisiert. Im Februar 1923 nach Abtropfen des ausgetretenen Saftes analysiert.

Mohrrüben (Braunschweiger lange, im Februar) geschält; 100 g in Scheiben geschnitten, in 500 Wasser gar gekocht. Das nach dem Kochen übriggebliebene Wasser betrug 85 ccm. Die herausgenommenen Mohrrüben wogen nach dem Abtropfen des Wassers 98,5 g und wurden analysiert.

Schwarzwurz (Einjährige Riesen-). Im März aus der Erde genommen, geschält, gar gekocht (behandelt wie Mohrrüben).

Puffbohnen, Kerne (Erfurter), wie grüne Erbsen, vgl. oben.

Puffbohnen, junge (Erfurter). Ernte August 1929. Es wurden nur halb ausgewachsene Kerne ausgelesen. Man sieht, daß solche Bohnen außerordentlich viel kohlenhydratärmer sind als die durchschnittliche Handelsware, und daß sie beim Kochen bis zum genußfertigen Zustande sehr viel Kohlenhydrat abgegeben haben. Dies hängt damit zusammen, daß die Kerne im jugendlichen Zustand reichlich wasserlösliche Zuckerarten enthalten, im reifen Zustande aber vorwiegend Mehlstoffe. Man darf daher junge Kerne von Puffbohnen den Zuckerkranken in bescheidenen Mengen (200 g, zubereitet gewogen) nach Abgießen des Kochwassers erlauben.

Grüne Erbsen, junge (Marke Telephon, Juli 1929). Auslese halb ausgewachsener Kerne. Die Dinge liegen hier ähnlich wie bei den jungen Puffbohnen, aber die Erbse behält, alles in allem, doch mehr Kohlenhydrate beim Kochen.

Rheinische Prinzeß - Salatbohne (ohne Fäden). Zum Einmachen gepflückt August 1922. Die Kerne waren voll ausgewachsen; Kerne und Schalen noch saftig, letztere kurz vor Beginn des Einschrumpfens. Behandelt wie grüne Erbsen, vgl. oben. Man sieht, wie schon in Tabelle I (S. 6) bemerkt, daß voll ausgewachsene Bohnen nicht unbedingt sich in beliebigen Mengen für Zuckerkranke eignen. Volle Eignung haben sie nur in jugendlichem Zustande.

Winterporree (Brabanter), 1922er Pflanzung; im März 1923 aus der Erde genommen. Analyse des gekochten Materials leider verunglückt.

Wachsbohnen, eingemachte gekaufte Ware mit ausgewachsenen Kernen. Vgl. oben (Prinzeß-Salatbohne).

Grüne Büchsenerbsen (Kerne), eingemachte gekaufte Ware. Kerne voll ausgewachsen, mehlig.

Cardy-Stangen (Ernte 1924, Frankfurt), im Herbst aus dem Boden genommen, dann in Sand gelegt und gebleicht. Analyse Januar 1925. Beim Kochen nimmt das Material 10% Wasser auf und enthält dann 0,39% invertierbares Kohlenhydrat.

Roter Endiviensalat (sog. römischer; in Italien Radice rosso da Treviso genannt), im Sommer 1924 in Frankfurt gezogen, dann in Sand eingebettet. Analyse im Januar 1925. Zur Analyse kommen die frisch ausgetriebenen gelb und rot gesprenkelten Stengel und Blätter. Derselbe verliert beim gewöhnlichen Kochen (S. 39) fast die Hälfte seiner Zucker liefernden Substanz.

Rosenkohl (gleiche Marke wie oben, im Januar 1925 aus gleichem Garten gepflückt; ziemlich feste Knospen). Bemerkenswert ist, daß im

Rohstoffe doppelt so viel invertierbares Kohlenhydrat war, wie 2 Jahre zuvor. Ursache wahrscheinlich bessere Düngung und ungewöhnlich milde Witterung. Unterschiedlich von früherer Probe ward der Rosenkohl nicht in Wasser abgekocht, sondern auf einem Sieb im strömenden Dampfe des Kochtopfes zur Gare gebracht. Er verliert dabei 14% Gewicht (austropfendes Wasser mit wasserlöslichem Inhalt). 60 g Substanz haben dabei 1,12 g invertierbares Kohlenhydrat abgegeben (2,79 minus 1,67). Das Kochen im strömenden Dampfe eignet sich nicht für Rosenkohl, da dieses Gemüse dabei nur wenig Kohlenhydrat abgibt, wenn die Knospen noch fest geschlossen sind.

Fenchel (starke Kolben, 1925 Januar aus Italien importiert). Der Kolben ward gevierteilt, ¹/₄ zur Rohanalyse, ¹/₄ mit Bindfaden locker umschnürt, dann mit wenig Wasser und ein wenig Fett in geschlossenem Topfe langsam gedämpft. Gewicht nach Abtropfen kaum geändert (nur knapp 5% weniger). Analyse des gedämpften Viertels.

Radies und Rettich in gut gedüngter Gartenerde in Frankfurt gezogen. Beim Schälen wurde nicht nur die farbige Haut, sondern die ganze fleischige Schale entfernt, in der offenbar lösliche Kohlenhydrate besonders reichlich angehäuft waren. Die Rettiche waren nur halb ausgewachsen (August 1924).

Kohlrabi (Wiener blauer; 23. VIII. 1924, in Frankfurt a. M. gezogen). Die Knollen gaben beim Kochen 11% Wasser ab. 95 g Rohsubstanz (geschält) verlor von seinen 1,7 g verzuckerbarem Kohlenhydrat ca. 0,8 g. — Die 2. Analyse von noch sehr zarten, nicht voll ausgewachsenen Knollen der Sorte: Dreienbrunnen (10. VI. 1924).

Über einige Gemüse mögen noch besondere Bemerkungen folgen, zu denen Erfahrungen aus der Praxis Anlaß geben:

Kohlrabi sollen nur im Jugendzustand, solange auch das Innere noch grün ist, beliebig verwendet werden. Sie geben beim gewöhnlichen Kochen und auch beim Dämpfen den größten Teil ihrer verzuckerbaren Kohlenhydrate ab. Für ausgewachsene Knollen gilt dies aber keineswegs.

Mohrrüben sind höchst verschiedenen Kohlenhydratgehaltes und eignen sich für Zuckerkranke daher nicht. Gut geeignet sind sie nur, wenn man sie nach Schneiden in dünne Scheiben stark durchröstet. Der Zucker wird dadurch karamelisiert und unschädlich gemacht. In solcher Form zerrieben liefern sie eine treffliche Würze für Tunken, Suppen und Ragout. Nur kleine Mengen werden benötigt (S. 33).

Salatbohnen und andere Bohnen in natürlicher Schale sind im Jugendzustande äußerst wertvoll für Zuckerkranke und unbeschränkt erlaubt (Tabelle I). Im ausgewachsenen Zustande führen sie erhebliche und schwer berechenbare Mengen Kohlenhydrat zu. Die Marktware und die käuflichen eingemachten Bohnen sind fast ausnahmslos jugendlichen Zustandes.

Blumenkohl und Spinat in Büchsen, so wie er, nur des Erwärmens bedürftig, für den Gebrauch in Konservengeschäften käuflich ist (Bezugsquelle G. Schepeler, 1923).

Eierfrucht (Aubergine), braun-violette, großfrüchtige Form; in Frankfurt 1924 aus Samen gezogen. Die Analyse der gedämpften Frucht verunglückte leider. Die Berechnung auf Weißbrot bezieht sich daher auf die Rohfrucht (September 1924).

	Stickstofffreie Extraktivgruppe im Rohstoff		Invertierbare Kohlenhydrate (eigne Analyse)		10 g Weißbrot (¹/₂ WBE) entsprechen
	übliche Berechnung %	aus-nützbar %	Roh-stoff %	genuß-fertig %	genuß-fertigem Material etwa g
Rote Rüben	8,0	7,0	2,5	0,8	750
Rosenkohl (1923) . . .	6,2	5,2	2,3	0,9	660
Winter(-Kraus-)Kohl .	11,6	9,8	2,8	1,0	600
Sellerieknollen	11,8	10,0	6,4	2,6	230
Grüne Erbsen (ein-gemacht)	8,4	—	—	5,8	(100)
Mohrrüben mittlerer Größe (überwintert) .	8,2	6,9	4,4	3,0	(200)
Schwarzwurz	14,8	12,4	5,5	1,6	375
Puffbohnen (eingemacht)	7,3	6,2	—	5,6	(125)
Puffbohnen, junge, frisch	—	—	5,6	3,0	200
Erbsen, junge, frisch . .	—	—	9,8	6,1	(100)
Rhein-, Prinzeß-, Salat-bohnen (eingemacht, ausgewachsen) . .	—	9,0	—	8,8	(70)
Winterporree	6,5	5,5	2,9	—	190
Wachsbohnen (einge-macht, ausgewach-sen; S. 46)	—	—	—	7,0	(85)
Grüne (mehlige) und Büchsenerbsen . . .	—	—	—	14,0	(40)
Cardystangen	—	—	1,6	0,4	1500
Roter Endiviensalat . .	3,5	3,0	2,7	2,7	220
Roter Endiviensalat (ge-kocht)	3,5	3,0	2,7	1,5	400
Rosenkohl (1924—1925), im strömenden Dampfe gekocht	6,2	5,2	4,6	3,2	(100)
Fenchel (1925)	—	—	2,3	1,1	545
Radies (Juni 1924) . .	3,8	3,0	1,5	1,5	400
Rettich (schwarz) mit Schale	8,4	7,1	2,4	2,4	250
ohne Schale	8,4	7,1	1,9	1,9	300
Oberkohlrabi	8,2	6,9	1,8	1,0	600
„	8,2	6,9	1,2	0,9	550
Blumenkohl (eingemacht)	—	—	—	1,3	460
Spinat (eingemacht) . .	—	—	—	0,8	750
Eierfrucht (roh)	4,8	—	2,2	—	270
Blumenkohl, frisch (1931)	—	—	3,3	3,3	200

I. Salate.

Salate können mit Essig, Salz, Pfeffer, Öl oder mit mehlfreien Mayonnaisen zubereitet werden. Statt Essig kann nach Belieben auch Citronensaft benutzt werden (S. 7); auch Citrovin kann hierzu benützt werden. Verbreiteter Irrlehre entgegen sei darauf hingewiesen, daß die Eigenart des Zuckerhaushaltes beim Diabetiker durchaus nicht den Ersatz von Essig durch Citronensaft verlangt. Die Irrlehre scheint durch eine Verwechslung der Essigsäure mit der Acetessigsäure entstanden zu sein. Letztere entsteht bei sehr schwerer Zuckerkrankheit aus Fett. Alle Küchenkräuter, ferner Ei in jeder Form, Senf, Speck, Fleischextrakt, ebenso süßer und saurer Rahm in den gebräuchlichen Mengen sind als Zutat erlaubt. Käuflicher, fertig angemengter Senf ist nicht immer zuckerfrei. Sicherer geht man beim Anmischen von gelbem Senfpulver (sog. englischem Senf) mit etwas Wasser.

Außer den eigentlichen Salaten, wie Kopfsalat, römischer Salat, Endiviensalat, Lattich, Feldsalat können auch Kresse, Hopfensprossen, Spargel, junge grüne Bohnen, Zichorienstengel und -blätter, Löwenzahn, Rotkraut, Weißkraut, Sauerkraut, Gurken, Tomaten als Salat angerichtet werden. Ebenso Fischreste, Hummer, Krebse, kaltes Rindfleisch, Sülze, Hering; ferner sind Ochsenmaulsalat und italienischer Salat erlaubt. Sellerie, Radies- und Rettichscheiben dürfen den sogenannten Salaten in kleinen Mengen zugesetzt werden.

Im Gegensatz zu gewöhnlicher Annahme darf der sehr beliebte und erfrischende Rote-Rübensalat in kleineren Mengen (bis etwa 100 g) ebenso wie Lattichsalat frei benützt werden, vorausgesetzt, daß der ausgeflossene rote Saft, der fast allen Zucker entführt, nicht mitgenossen wird. Nach unseren Analysen (S. 48) finden sich in der rohen Roten Rübe 2,46%, in den genußfertigen Salatscheiben nur 0,78% Kohlenhydrat, welche für den Zuckerhaushalt in Betracht kommen (Rezept Nr. 50). Für Selleriesalat gilt ähnliches. Rezept Nr. 52. Sowohl für Rote Rüben wie für Sellerieknollen gilt, daß man kein fertig vorbereitetes Handelsmaterial benützen soll. Man halte sich an unsere Rezepte, die in jedem Haushalte leicht ausführbar sind.

Die Salate haben unter Einfluß der neuzeitlichen Rohkostbewegung erhöhte Wertung gefunden. Dies ist berechtigt, da Rohgemüse mit größerer Sicherheit als gekochtes den natürlichen Gehalt an Nährsalzen und Vitaminen bewahrt; es macht die Salate aus vegetabilem Rohmaterial auch für Zuckerkranke wertvoll. Aber auch für sie gilt, ebenso wie für den Gesunden, daß es weitgehende Übertreibung ist, gekochtes oder sonstwie mit Hitze vorbehandeltes Gemüse durch Rohgemüse völlig verdrängen zu wollen.

Für den Zuckerkranken kommen folgende Gesichtspunkte in Betracht:

1. Erhaltenbleiben von Nährsalzen und Vitaminen.

2. Sämtliche Salate lassen sich, dem jeweiligen Bedarf des Einzelfalles entsprechend, fein abstufbar mit überaus geringen, mit mittleren und mit großen Mengen von Fett beladen. Völliger oder nahezu völliger Fettmangel beeinträchtigt für die meisten Verzehrer die Schmackhaftigkeit der Rohsalate weit weniger als die der gekochten Gemüse. Über fettarme Zubereitung vgl. auch Rezept Nr. 49.

3. Salate aus vegetabilem Rohmaterial lassen sich erforderlichenfalls ohne Schädigung ihres Geschmackwertes mit sehr geringem Salzzusatz herstellen (S. 132) oder bedürfen sogar überhaupt keines Salzes (z. B. Tomaten, feinere Sorten von Gurken, frische Radieschen u. a.). Entsprechendes Rezept Nr. 49, 56. — Auch auf Essiggurken, die salatähnlichen Rang haben, läßt sich dies übertragen. Rezept Nr. 55.

4. Salate von vegetabilem Rohmaterial besitzen den vollen Gehalt des letzteren an zuckerbildenden Kohlenhydraten. Dies ist bei zahlreichen Fällen sehr leichten Diabetes belanglos, so daß man die sämtlichen in Tabelle I aufgeführten Vegetabilien auch in Rohform bzw. nur in Rohform gestatten und empfehlen darf. Bei manchen Zuckerkranken könnte es aber zu einer ins Gewicht fallenden Überladung mit zuckerbildendem Kohlenhydrat führen, wenn man sämtliches Gemüse roh verzehren ließe, während ja der Kochprozeß bei Nichtverzehr des Brühwassers einen je nach küchentechnischem Verfahren und je nach Art des Rohstoffes mehr oder weniger großen Teil jener Kohlenhydrate fernhält. Von diesen Gesichtspunkten aus muß der Arzt entscheiden, wieviel von den alles in allem reichlich anzubietenden Gemüsen roh ver-

zehrt werden darf. Wir selbst raten, abgesehen von bestimmten Kostformen (z. B. Obst-Salat-Tagen, S. 165), $^1/_3 - ^1/_2$ der Gemüsemengen als Rohsalat zu verzehren.

Über Anmachen der Salate in einfachen und umständlicheren Formen vgl. Rezept Nr. 49 ff.

K. Obstfrüchte.

a) **Rohes Obst:** Bei strengster, möglichst kohlenhydratfreier Diät (Tabelle I, vgl. Kostform A, B), ist Obst in jeder Form natürlich verboten; sobald aber Kohlenhydrate, wenn auch nur in bescheidener Menge, zugelassen werden, erlauben wir Obst, raten sogar dringend dazu. Denn es gibt nichts, was dem Diabetiker die gewissenhafte Durchführung der diätetischen Vorschriften mehr erleichtert als die Gewähr von frischen Früchten und gekochtem Obst.

Wenn nicht besondere Gründe dagegen sprechen, z. B. Zustand der Verdauungsorgane, ziehen wir Rohobst unbedingt vor, weil seine Mengen leicht bestimmbar sind, weil sie das Vollmaß ihrer Vitamine enthalten, und weil sie der so häufigen Stuhlträgheit entgegenarbeiten.

Obst wird im allgemeinen besser vertragen als entsprechende Gewichtsmengen von Brot, weil reichlich die Hälfte des Obstzuckers Lävulose zu sein pflegt. Aber die erlaubte Menge des Obstes ist vom Arzt von Fall zu Fall zu bestimmen. Der Arzt gibt an, wie viel WBE (S. 16) in Form von Obst verzehrt werden sollen. Schon in Tabelle IV wurden die Früchte etwas reichlicher zugemessen als eigentlich dem Kohlenhydratgehalt entspricht; dies geschah mit Rücksicht auf den Lävulosegehalt der Früchte. Wir lassen aber weiter unten (S. 60), wie schon auf S. 20 angekündigt wurde, eine zweite Tabelle über Rohobst folgen, in welcher die Mengen nach unseren in den letzten 2 Jahren auf diese Fragen stark Rücksicht nehmenden praktischen Erfahrungen verzeichnet sind, und die auch für den unmittelbaren Gebrauch praktischer ist, als die analytische Tabelle auf S. 21. Wegen der wertvollen, im Obst enthaltenen aber nicht in jeder Obstart gleichmäßig sich findenden Ergänzungs-Nährstoffe sei der Zuckerkranke mehr als der Gesunde auf Abwechslung bedacht. Das gilt auch für Kochobst!

Keineswegs alle Obstfrüchte sind für Zuckerkranke geeignet. Manche sind so zuckerreich, daß die erlaubbare Menge zu gering ausfallen würde. Nicht nur ihres meist sehr hohen Zuckergehaltes wegen möchten wir raten, unter den bei uns meistverbreiteten Obstarten Süßkirschen und alle Arten Pflaumen (Rundpflaume, Reineclaude, Mirabelle, Zwetschge) gänzlich auszuschalten; denn ihr Zuckergehalt schwankt weitest gehenden Maßes und unberechenbar. Gleiches ist über Weintrauben zu sagen.

Die Warnung vor Süßkirschen und Pflaumen bezieht sich nicht nur auf Rohobst, sondern auch auf häuslich gekochtes und eingemachtes Obst. Dagegen gibt es unter den nach besonderen Verfahren hergestellten käuflichen Konserven für Diabetiker auch Waren aus diesen Gruppen, die unter den später erwähnten Bedingungen durchaus brauchbar und sehr schmackhaft sind.

Über die sehr wohlschmeckende, erfrischende Grape-Fruit (Pampelmuse, besser „Pompelmuse" Frucht des subtropischen Pompelmusbaums, einer Citrus-Art), die man bei den meisten Kostformen ohne Anrechnung auf Kohlenhydrat gestatten kann, vgl. S. 7.

Einige eigne Analysen frischen Obstes seien hier noch eingeschaltet (s. auch S. 60 und S. 51 oben).

Melone, spanische, importiert 1926. Außen grün, innen rot. Eßbarer Teil enthält 4,4% Kh.; 1 WBE = rund 300 g Fruchtfleisch.

Melone, spanische, 1926. Außen grün, innen weiß. Im eßbaren Teil = 4,2% Kh.; 1 WBE = rund 300 g.

Pfirsich „Arkansas". Reife Ende Juli 1926 in Frankfurt a./M. Mittelwerte: Gewicht der Schale = 2,8 g, des Kernes = 4,7 g; des eßbaren Fleisches = 60 g mit 4,4% Kh. Eine Pfirsich genannter Größe enthält also ca. 2,6 g. Kh. — 1 WBE = rund 300 g Fruchtfleisch = 5 Stück solcher Pfirsiche. Die Früchte wogen im Mittel nur 67,5 g; bei großen Früchten (ca. 110 g) wären nur 3 Stück erlaubt.

Quitte, Marke Lescovac, Frankfurt a./M., Ernte 1926, vollreif. Gewicht der Frucht = 162 g, derselben ohne Schale und Kern = 132 g. Kh. im Fruchtfleisch = 5,3%, im gesamten eßbaren Teile = 7 g. — 1 WBE = 210 g Fruchtfleisch.

Schwarze Johannisbeere. 135—140 g Trauben tragen 100 g vollreife Früchte; sie enthalten 6 g Kh = ½ WBE.

Sauerkirsche „Podbielski", schwarz. 20 vollreife Kirschen wiegen 100 g; dieselben ohne Steine = 90 g. Im Fruchtfleisch 7,5% Kh. In 100 g Früchten mit Steinen = 6,75 g Kh. — 18 bis 20 Früchte = 1 WBE.

Pfirsich, große blutfleischige, 1926 Frankfurt a./M. 1 Frucht = 95,6 im Mittel, wovon 13 g Schale und Kernabfall. Im Fruchtfleisch = 6,9%

Kh. 1 WBE = 175 g Fruchtfleisch. 1 ganze Frucht von ca. 90 g Gewicht
enthält ca. 7 g Kh. = ca. $^1/_2$ WBE.

Zu gekochtem Obst greife man nur im Notfalle (s. oben
bei Rohobst) oder wenn geschmackliche Gründe bzw. Wünsche
der Patienten es erfordern. Unbedingt sollte der Diabetiker
gekochtes Obst jeder Art in fremden Häusern und in Gasthäusern vermeiden.

b) **Kochobst:** Beim Kochen des Obstes ist selbstverständlich der Zusatz von Zucker streng verboten. An seine
Stelle treten auf Wunsch besondere Süßstoffe, von denen
auf S. 92ff. die Rede sein wird. Früher stand dafür nur Saccharin zur Verfügung. Doch werde nur gerade so viel davon
zugesetzt, um den faden Geschmack des zuckerlosen Obstes
zu heben. Jedes Zuviel ist vom Übel, da es den Geschmack
verdirbt und den Genuß des Kochobstes verleidet. Weit
besser ist Sionon. Die meisten Zuckerkranken gewöhnen
sich schnell an ungesüßtes Kochobst. Solange die Jahreszeit es erlaubt, stellt sich die Küche des Diabetikers das
Obstgericht am besten aus frischen Früchten dar. Die zum
Gebrauche des Zuckerkranken bestimmten Früchte brauchen
ihre volle Reife noch nicht erlangt zu haben. Alle Früchte,
insbesondere das Steinobst, enthalten einige Tage vor der
völligen Reife um mehrere Prozent Zucker weniger als in
ausgereiftem Zustande; zum Kochen und Einmachen sind
sie trotzdem sehr geeignet. Obstgerichte aus nicht völlig
reifen Früchten bedürfen nur etwas mehr Süßstoffe; ihr Geschmack ist dann ebensogut wie bei Gerichten aus völlig reifen
Früchten. Beim Genuß der Obstgerichte fischen die Patienten
am besten die Früchte heraus und lassen den Saft zurück,
denn dieser enthält einen ansehnlichen Teil des Zuckers. Das
Beiseitelassen des Saftes ist schon deswegen zweckmäßig, —
und zwar sowohl bei frisch gekochten wie bei eingemachten
Obstfrüchten —, weil dann viel mehr Obstmasse genommen
werden darf. Das Obst mit seinem Fruchtfleischgewebe ist mit
Rücksicht auf die Darmtätigkeit viel wichtiger als der Saft.

Entzuckerung um etwa $^1/_3$ des ursprünglichen
Bestandes erreicht man durch folgendes Verfahren, das wir
zumindest bei den zuckerreichen Süßkirschen, bei Quitten, bei
allen Pflaumen- und Zwetschgenarten im Bedarfsfalle anzuwenden raten. Vgl. Warnung S. 52, 56.

Die Früchte werden von Kerngehäuse bzw. Steinen befreit, dann halbiert oder geviertelt. Man kocht sie nach Zusatz von Wasser ($^1/_4$ des Gewichts der Früchte) so weit ein, daß das zugesetzte Wasser verdampft und das ursprüngliche Gewicht bzw. Volum wieder hergestellt ist. Nach Garwerden bringt man sie auf ein Haarsieb oder in einen Leinenbeutel, läßt den Saft abtropfen. Mit dem Saft fließt rund $^1/_3$ des ursprünglich in den Früchten enthaltenen Zuckers ab. Bei Quitten, denen man Schalen und Kerne beimische, verhält es sich ebenso; auch bei kleinen Früchten wie Kirschen und Pflaumen aller Art; diese letzteren beiden müssen mindestens durch einen breiten Schnitt geöffnet werden, was mit dem Entsteinen verbunden wird. Manche lieben es, wenn dem zum Kochen angesetzten Obst-Wasser-Gemisch etwas Gewürz, wie Citronensaft, Citronenschale, nach Wunsch auch Zimt, Anis, Nelken od. dgl. zugesetzt wird, weil das geschilderte Verfahren zwar wenig, für Feinschmecker immerhin merkbaren Grades das Eigenaroma des Obstes abschwächt. Süßen mit Sionon, nicht mit Saccharin, ist dringend anzuraten. Über Berechnung des Zuckerwertes derartig bereiteten Kompotts S. 61, 62.

Alle den Zucker des Obstes weitergehend mindernden, das Obst aber auch sonstiger wertvoller Bestandteile (Vitamine) beraubenden Verfahren sind nur dann nötig, wenn auf möglichste Kohlenhydratfreiheit der Kost Gewicht gelegt werden muß. Unter Umständen, z. B. an „Obsttagen" (S. 165), bei gewissen „Kohlenhydratkuren" (S. 156ff), bei protein-eiweiß- und kohlenhydratreicher Magerkost (S. 151) würde das Entzuckern geradezu dem Zweck der Kost entgegen-arbeiten. Der Zuckerkranke hat sich nach entsprechenden Weisungen des Arztes zu richten.

Es gibt Fälle, wo wir sogar ausdrücklich den Zusatz von Lävulose (S. 94) anraten. Auf 100 g des fertigen Gerichts genügen 4 g = 1 halb-gehäufter Teelöffel. Aber wirklich nur in besonderen, genau durch-geprüften Fällen! Den Zusatz allgemeiner zu empfehlen, hüte sich der Arzt. Mißbrauch liegt nahe!

Äußerst kohlenhydratarm ist das Rohmaterial bei Kürbis, jungen Rhabarberstengeln, unreifen Stachelbeeren, Grape Fruit, so daß wir hieraus bereitetes mit Saccharin, Dulcin oder Sionon (S. 98) gesüßtes Kompott in der Regel unbedenklich gestatten. Es ist daher in Tabelle I verzeichnet. Vgl. S. 6.

c) **Dörrobst** enthält sehr bedeutende Mengen von Zucker, und es läßt sich daher bei gewöhnlicher Zubereitung im allgemeinen kein Gebrauch davon machen. Wir vermeiden es, wenn irgend möglich. Immerhin muß man es doch manchmal zur Abwechslung heranziehen, wenn es an frischem Obste mangelt. Praktisch genommen kommen als Dörrobst nur in Betracht: Aprikosen, Pfirsich, Zwetschgen, da frische Kochäpfel im Winter und Frühjahre stets zu haben sind und Dörrobst von Birnen ein sehr fades Gericht gibt.

Man hilft sich durch Auswässern, wogegen die erwähnten 3 Fruchtarten sich verschieden verhalten.

Für Aprikosen und namentlich Pfirsiche genügt einfaches Auswässern. Man übergießt die halbierten, gedörrten Früchte mit 3 Gewichtsteilen kaltem Wasser auf 1 Gewichtsteil Dörrfrucht und läßt sie so stehen. Für Pfirsiche genügen 4 Stunden, für Aprikosen 6 Stunden wässern. Es ist ratsam, das Wasser in der Zwischenzeit öfters umzurühren, damit sich der ausgezogene Zucker leichter in der Gesamtmasse des Wassers verteilt. Dies muß schonend geschehen, damit die Früchte nicht zertrümmert und unansehnlich gemacht werden.

Für die meist gebräuchlichen Dörrzwetschen ist zweimaliges Wässern nötig. Man schüttet nach 3 Stunden das erste Wasser ab und ersetzt es durch gleiche Menge frischen Wassers, das gleichfalls 3 Stunden einwirken soll. Öfteres Durchrühren!

Nach beendigtem Auswässern werden die Früchte aus dem Wasser gefischt und nach schwachem Süßen mit Sionon, je nach Geschmack, mit Zimt, Citronenschale, Citronensaft gewürzt und dann gargedünstet.

3 gehäufte Eßlöffel derartig vorbehandelten und zubereiteten Dörrobstes entsprechen einer WBE (S. 16).

d) **Eingemachtes Obst:** Falls man überhaupt gekochtes Obst verwenden will, spielt eingemachtes Obst in der Diabetikerkost eine ansehnliche Rolle, da es reichliche Abwechslung ermöglicht. Die meisten ziehen es dem Dörrobst vor.

Häusliches Einmachen ist im allgemeinen bei weitem nicht mehr so üblich wie früher, was eine Abkehr von altbewährter häuslicher Kochkunst bedeutet. In bezug auf Versorgung von Zuckerkranken hat aber das häusliche Einmachen von Obst eher zugenommen, nachdem das Weckverfahren und seine Abarten das Einmachen von Früchten „im eignen Safte, ohne Zuckerzusatz" sehr bequem gemacht hat.

Die häusliche Küche muß sich aber für die Versorgung Zuckerkranker an ganz bestimmte Vorschriften halten. Diese Mahnung können wir auf Grund eigner Erfahrung begründen. Denn von Früchten, die für Zuckerkranke im eignen Haushalt ohne jeden Zuckerzusatz eingemacht wurden, brachten uns Hausfrauen im Laufe der Jahre viele Dutzende von Proben zur Analyse. Leider mußten wir das Vertrauen auf deren Harmlosigkeit sehr häufig erschüttern.

Die bei der Mehrzahl der Proben angetroffenen sehr hohen Zuckerwerte hängen teils mit Eindicken des Saftes beim Einkochen, teils mit dem in manchen Jahren ungewöhnlich starken Zuckergehalte der reifen Früchte zusammen; z. B. enthielt die bei uns verbreitetste Sauerkirsche (Ostheimer Weichsel) im Jahre 1915 vollreif 11,5% Zucker, im Jahre 1924 (vom gleichen Baume, ebenfalls vollreif) nur 4,6%. J. Koenig verzeichnet 2 Analysen: 7,6 und 9,1%. Von den Weintrauben sind solche Unterschiede der Jahrgänge allbekannt.

Von den im Haushalte ohne Zucker eingemachten Früchten hielten sich nur unreife Stachelbeeren stets und Himbeeren (Früchte, Mark und sofort nach dem Garkochen sterilisierter Himbeersaft) fast immer unter 5% Zucker. Reife Stachelbeeren, Johannisbeeren, Erdbeeren, Heidelbeeren enthielten nie unter 6,5%, meist 7—8%, einige Male 10—12% Zucker (offenbar durch Eindicken!). Preiselbeeren fast immer etwas unter oder über 8%, Pfirsiche und Aprikosen nie unter 8%, meist 9 bis 11%; Sauerkirschen nie unter 7%, gewöhnlich 7—10%, nicht selten bis 12%; Pflaumenarten (Zwetschgen, Reineclauden, Mirabellen) zwischen 8 und 12%.

Zum Einmachen im Haushalte eignen sich am besten:

Gruppe 1. Pfirsiche, besser die Herbst- als die Sommerpfirsiche, sowohl die weißfleischige (sog. Weinberg-Pfirsich) wie die sehr schmackhafte blutfleischige. Man wähle Früchte von etwa 65—70 g Gesamtgewicht, da die größeren oft viel zuckerreicher sind. Man macht sie am besten ungeschält, nach Entfernung des Kerns und halbiert, ein. Sie müssen vollreif sein.

Aprikosen (Marillen). Man wähle die mittelfrühen Sorten. Die frühen sind zu aromarm, die späten zu zuckerreich. Die Marktware zum Einmachen ist fast ausnahmslos nicht vollreif, enthält aber schon genügend Arom. Sie ist aber zuckerärmer als die vollreife, vollsaftige Frucht. Vergleichsweise enthielten Früchte vom gleichen Baume in dem zum Einmachen für Zuckerkranke empfohlenen Reifungszustande 4,8%, und 10 Tage später im Zustande der Vollreife 6,5% zuckerbildende Substanz. Auch hier wähle man Früchte von höchstens 70 g Gesamtgewicht. Im übrigen wie bei Pfirsich.

Gruppe 2. Sauerkirschen (Weichsel-) sind zuckerreicher, als der Geschmack verrät, da die Säure den Zucker übertönt. Man macht sie gewöhnlich mit Kernen ein, da die Masse nach Entsteinen durch das Kochen unansehnlich wird. Bei vollreifen Früchten muß man auf 7—8% zucker-liefernder Substanz im Fruchtfleisch gefaßt sein (je nach Jahrgang und Sorte), bei der üblichen Marktware zum Einmachen auf 6—7%.

Gruppe 3. Rote und schwarze Johannisbeeren (Ribisel), Wald- und Gartenerdbeeren, Preiselbeeren, Heidelbeeren sind sehr bequem einzumachen und bringen in die winterliche Obstkost des Diabetikers willkommene Abwechslung. Himbeeren sind zum Einmachen als Kompott wenig geeignet; um so wichtiger ist ausgepreßter und sterilisierter Himbeersaft. Am wertvollsten ist der Himbeersaft, wenn auf kaltem Wege, d. h. nur durch Filtration sterilisiert. Solche Ware ist jetzt im Handel. Leider konnten wir uns kein Material zur Analyse verschaffen.

Die bisher erwähnten 3 Gruppen liefern eingemachte Früchte, die nicht in beliebiger Menge freigegeben werden können. Sie sind vielmehr nach ihrem Weißbrotwerte zu

berechnen. Weiter unten folgen Angaben, wieviel genußfertigen Materiales einer WBE (S. 16) entspricht.

Es kommt dazu nun noch als 4. Gruppe eingemachtes Obst
aus Material, das überaus wenig Zucker enthält, so daß die
üblichen Mengen, d. h. etwa 200 g des genußfertigen Gerichtes im Sinne der Tabelle I, ohne Anrechnung des
Kohlenhydrates, als Tagesportion genossen werden dürfen.
Dahin gehören

Gruppe 4. Unreife Stachelbeeren, Rhabarberstengel, Kürbis
(letztere = 1¹/₂ bis 2% verzuckerbare Substanz). Vgl. dazu die Rezepte
Nr. 165, 245, 246.

Es kommen für das Einmachen 2 Verfahren in Betracht:
das „Einmachen im eigenen Safte" und das Einmachen nach
vorhergehendem mäßigem Entzuckern. Vgl. Kochvorschriften für häusliches Einmachen S. 55.

Nach unserer Erfahrung sind jetzt die Obstkonserven des
Handels zuverlässiger zuckerarm oder doch mindestens
mit größerer Sicherheit auf einen bestimmten und bekannten Zuckerwert eingestellt als häuslich eingemachte.

Handelsware von Fruchtkonserven, die als „Diabetikerkompott" angeboten werden, sind oft nichts anderes als
„Früchte im eigenen Safte", d. h. ohne Zuckerzusatz, eingemacht (über deren Zuckerwert S. 63). Zumeist aber sind die
neuzeitlichen Fruchtkonserven des Handels auf diese oder
jene Weise eines Teiles des ursprünglich vorhandenen Zuckers
beraubt. Keine Frage, daß Zuverlässigkeit und Schmackhaftigkeit der Fruchtkonserven des Handels in den letzten
Jahren bedeutende Fortschritte gemacht haben. Ware aus
Früchten, deren Zuckergehalt künstlich vermindert war, be-
friedigte früher keineswegs; jetzt sind Einwände nicht mehr
berechtigt. Sie eignet sich viel besser für Zuckerkranke als die
vorstehend erwähnten „Früchte im eigenen Safte". Es gibt
Ware, die ohne jeglichen Zusatz von Süßstoff geliefert wird.
Bei ihnen bleibt es dem Verzehrer überlassen, sie nach Wunsch
beim Anrichten mit Saccharin oder Sionon süßen zu lassen.
Dies ist nicht ganz einfach, weil zum gründlichen Vermischen
mit den Süßstoffen kurzes Aufkochen nötig, was bei Sionon
nichts schadet, bei Saccharin aber, das nur kurzes Aufwallen
verträgt, die Schmackhaftigkeit stark beeinträchtigen kann.
Andere Waren sind genußfertig mit Saccharin oder Sionon

gesüßt. Sionon hat die Herstellung schmackhaftester Ware sehr erleichtert (Zuckerwerte S. 99), und wenn Süßen überhaupt gewünscht wird, verdienen sionongesüßte Konserven unbedingt den Vorzug.

Nach eigener analytischer Kontrolle der bald hier, bald dort eingekauften Handelsware „für Diabetiker" oder dgl. hat es aber früher oft an der nötigen Gewissenhaftigkeit oder an dem nötigen Verständnis gefehlt. Die Analysen ergaben teilweise Zuckerwerte, welche die Ware als ganz ungeeignet für Zuckerkranke erscheinen ließen. Dies hat sich in erfreulicher Weise geändert, seitdem die Fabrikanten genau den Prozentgehalt der Ware an Zucker (Zucker der Früchte) auf der Etikette angeben. Man kann sich darauf verlassen. Es werden jetzt an so zahlreichen Stellen kontrollierende Analysen ausgeführt, daß unrichtige Angaben die ganze Ware alsbald in Mißkredit bringen würden. Zu beanstanden ist es, wenn der Zuckergehalt nur in den Preislisten angegeben ist; denn solche Angaben entsprechen meist nur Durchschnittswerten.

Man sollte sich zur Regel machen, keine eingemachte Handelsware aus Obstfrüchten zu kaufen, auf deren Etikette die Angabe des prozentigen Zuckergehaltes fehlt. In der Regel sollen Kompott und Fruchtsäfte für Diabetiker nicht mehr als 6% Zucker enthalten; Marmeladen, von denen weit weniger gegessen wird, nicht mehr als 8%. Bei Beachtung der Zahlenreihe auf S. 63 wären grundsätzlich auch Obstgerichte mit höherem Zuckerwert zulässig. Davon Gebrauch zu machen, ist aber praktisch genommen unzweckmäßig, weil die zulässige Menge des Gerichtes um so kleiner wird, je höher sein Zuckerwert liegt. In der folgenden Aufstellung findet man die Angabe, welche Gewichtsmenge der eingemachten Ware einer WBE (S. 16) entspricht. Über Weglassen des Saftes S. 53.

e) **Marmeladen** eignen sich nicht gut zum häuslichen Einmachen. Es findet bei ihrer Herstellung stets eine starke Konzentration (Wasserverarmung) statt, aber so verschiedenen Maßes, daß es kaum möglich ist, den Zuckerwert einer Gewichtseinheit der genußfertigen Marmelade zu berechnen oder auch nur annähernd richtig zu schätzen.

Dagegen gibt es käufliche Marmeladen für Diabetiker mit richtig eingestelltem Zuckerwerte (u. a. Theinhardt's

Nährmittelwerke, S. 250). Gleichgültig woher bezogen, soll man nur Ware kaufen, bei denen der Gehalt an zuckerlieferndem Kohlenhydrat verantwortlich angegeben ist (vgl. oben). Dieser Gehalt schwankt bei der Handelsware für Diabetiker zwischen 5 und 10%. Zweckmäßigst sind **6%**. (Normalware enthält: 30—50%!) Natürlich sind jene Marmeladen nach ihrem Äquivalentenwert zu berechnen, aber wegen des Reichtums an Lävulose etwas höher (vgl. die übersichtliche Zusammenstellung S. 63. Siehe auch: S. 145.

Des weiteren gibt es sehr schmackhafte fast **zuckerfreie Marmeladen** (hauptsächlich von Callard u. Co. und von Keiller). Sie enthalten aber außerordentlich viel **Glycerin** als Süßstoff und als Träger mundiger Konsistenz. Zu ge**legentlichem** Gebrauche sind glycerinisierte Marmeladen ohne Nachteil gut geeignet und dürfen ohne Anrechnung auf Kohlenhydratgehalt in mäßigen Mengen (1—2 Eßlöffel) genommen werden. Bei häufigem oder gar regelmäßigem Gebrauche macht sich aber das Glycerin als schädlich geltend (S. 98).

Anhang: Äquivalententabellen für Obst.

Es ward schon früher hervorgehoben, daß der durch chemische Analyse ermittelte Gehalt für Gesamtkohlenhydrat gerade bei Obstfrüchten nicht maßgebend ist für die Verwendungsfähigkeit bei Zuckerkranken (S. 20, 51). Es darf mehr Obst verwendet werden, als die Analysen vermuten lassen, weil ein ansehnlicher Teil der Kohlenhydrate in Früchten aus Lävulose besteht, die besser als andere Zuckerarten und als Stärkemehl vom Zuckerkranken vertragen werden. Dasselbe gilt für Obstsäfte. Bei gekochtem Obst bedingt des weiteren die Zubereitungsart wesentlichen Einfluß auf die Bekömmlichkeit für den Zuckerhaushalt (S. 53).

Unseren praktischen Erfahrungen entspricht folgende Aufstellung, bei der — wenn nichts anderes bemerkt ist — angegeben wird, wieviel **Substanz einer WBE (20 g Weißbrötchen, S. 16) entspricht.** Der größeren Sicherheit wegen geben wir die **Gewichtsmengen** an, auch bei solchem Material, das bequemer nach **Volum** abgemessen wird. Insbesondere können gerade bei Früchten (Beeren, Kompott usw.) durch Bezugnahme auf **Eßlöffel** als Maß beträchtliche Fehler entstehen, weil sowohl Größe der benutzten Eßlöffel wie auch die Häufung derselben sehr verschieden sein kann. Wir müssen verlangen, daß der Zuckerkranke sich die Mühe gibt, selbst festzustellen, welchem Gewichte die auf einen Eßlöffel gehäufte Masse entspricht. Bei rohem Beerenobst ist dies ganz anders als bei gekochtem Obst. Nach einigen wenigen orientierenden Wägungen wird der Zuckerkranke lernen, den Eßlöffel als hinreichend genaue Maßeinheit zu gebrauchen. Auf kleine Abweichungen kommt es ja nicht an.

1. Rohobst.

Angegeben wird die Bruttomenge, also Abfall wie Schale, Steine, Kerne eingeschlossen (Ausnahme bei Banane!). Nur die gebräuchlichsten und empfehlenswertesten Obstsorten werden angegeben. Für sonstiges Obst gilt die Tabelle auf S. 21. Die Pflaumen und Süßkirschen-Gruppe ist hier absichtlich beiseite gelassen (S. 52). Gewichte und Stückzahl = 1 WBE.

Äpfel, mittelgroß von 200 g Gesamtgewicht. — Von Reinetten und Parmänen nur 175 g.

Birnen im Sommer und Herbst bis etwa Weihnachten: 175 g.

Birnen späterer Reife (genußreif nach Ablagern von etwa Weihnachten an): 250 g.

Pfirsiche, kleinere: 3 Stück. Gesamtgewicht = 200—225 g.

Pfirsiche, große: 2 Stück. Gesamtgewicht bis 225 g.

Aprikosen (Marillen), kleinere: 3 Stück. Gesamtgewicht bis 180 g. Die viel zuckerreicheren großen Aprikosen sollen vermieden werden (S. 56).

Orangen, gelbfleischige: 2 Stück, mittelgroß. Gesamtgewicht bis 250 g. Die blutfleischigen und die große Jaffa-Orange sind zuckerreicher und sollen vermieden werden.

Johannisbeeren (Ribisel), Himbeeren, Waldbrombeeren: 1 Normalportion von 200—220 g.

Erdbeeren (Garten- oder Ananaserdbeere) = 200 g.

Walderdbeeren = 250 g.

Stachelbeeren, reif = 150 g.

Sauerkirschen (Weichsel-) = 180 g.

Ananas = eine Scheibe von 180 g (Schale eingerechnet).

Wassermelone (außen grün, innen rot). vollsaftig = 400 g. Dieses Gewicht bezieht sich auf ein herausgeschnittenes Keilstück, dessen breiter Rücken die Außenhaut bildet und dessen Schneide in der Mitte der Frucht liegt. Der Abfall beträgt ungefähr 35%, so daß als eßbarer Teil etwa 250 g verbleiben. — Kürbis = 600 g (mit Schale).

Zuckermelone, Ungarn = ein Keilstück von 300 g Gewicht. Bei den süßeren Melonen der Mittelmeerküste und Türkei 250 g. — Bei der spanischen Melone mit fast knorpelharter Schale, die sich im Kühlraum bis in den März hinein trefflich hält, Keilstück von 400 g (Abfall etwa 100 g).

Banane = eine mittelgroße Frucht von etwa 70 g Reingewicht (Schale hier nicht mitberechnet).

2. Kompott aus Frischobst.

Bei dem im Haushalte nach üblicher Weise gedünsteten Frischobst bleibt die Konzentration (= Verhältnis von Wasser zu fester Substanz, insbesondere Früchtezucker) annähernd die gleiche wie beim Rohobst, Früchte + umgebenden Saft als Ganzes gerechnet. Die Saftmenge beträgt ungefähr $1/_3$ der Gesamtmasse. Stärkeres Konzentrieren durch Eindicken, wobei die Saftmenge abnimmt, ist zu vermeiden, weil damit auch der prozentige Gehalt an Zucker steigt und die Berechnung des Zuckerwertes unmöglich wird. Warnende Beispiele dafür wurden erwähnt (S. 56).

Wenn der Zuckerkranke den bereits erteilten Rat befolgt, den Saft beiseite zu lassen (S. 53), darf er auf 1 WBE 30% mehr nehmen, als in obiger Tabelle bei den einzelnen Früchten verzeichnet ist, z. B. von Erdbeeren statt 200 g = 200 + 30% = etwa 260 g. Das Entfernen des Saftes erfolgt am besten vor dem Anrichten durch Abseihen.

Für Kern- und Steinobst, wo vor dem Kochen der Abfall beseitigt ward, gestalten sich dann die einer WBE entsprechenden Gewichtsmengen des genußfertigen Kompotts:

Kompott von:

säuerlichen Äpfeln	225 g
Reinetten, Parmänen	200 g
säuerlichen Äpfeln als Mus (hierbei bleibt der Saft in der Masse).	180 g
Sommer- und Herbstbirnen.	180 g
Winterbirnen . . . . etwa	300 g
entsteinten Pfirsichen	250 g
entsteinten Aprikosen	200 g
entsteinten Sauerkirschen	200 g
nicht entsteinten Sauerkirschen	240 g
reifen Stachelbeeren	200 g
Garten- und Walderdbeeren	260 g

Voraussetzung für die Eignung dieser Zahlenangaben ist, daß das Obst entweder ohne jeden Zusatz von Süßstoff gekocht wird, oder daß das Saccharin kurz vor Ende des Kochens beigefügt wurde, oder daß das Obst mit etwa 8—10% Sionon zum Kochen angesetzt wurde.

Ähnliche Werte gelten für eingemachtes Obst nach Vorschriften von Rezepten Nr. 173. Dort genaueres!

Wenn die Früchte nach dem auf S. 54 geschilderten Verfahren vor dem Kochen teilweise entzuckert werden, nehmen sie durch den Diffusionsprozeß Wasser auf. Beim Dünsten geben sie noch reichlicher als nichtentzuckertes Obst dünnen Saft ab. Man kocht sie zur normalen Konsistenz von Kompotten ein. Bei Nichtverzehr des restlichen Saftes darf auf 1 WBE 20% mehr Gewicht gerechnet werden, als den soeben angegebenen Werten entspricht, also z. B. statt 260 g Erdbeerkompott die Menge von etwa 300—310 g oder von entsteinten Aprikosen statt 200 g die Menge von 240 g. Im allgemeinen empfehlen wir dies Verfahren aber nicht, weil der Anstieg der Menge unbeträchtlich ist im Vergleich mit der Schädigung des Geschmackswertes (S. 54), und zwar ist die geschmackliche Schädigung größer bei frisch gekochtem Obst als bei Einmacheobst.

3. Kompotte von gedörrten Früchten.

Wenn das auf S. 54 bezeichnete Dörrobst nach dem dort angegebenen Verfahren vorbereitet und gedünstet ist, entsprechen 3 gehäufte Eßlöffel zu 50 g (also Gesamtgewicht der Masse ohne Saft = 150 g) einer WBE.

4. Handelsware von Fruchtkonserven für Diabetiker.

Fruchtkonserven für Zuckerkranke sollten immer in Gläsern, nicht in Büchsen, geliefert werden. Man beachte, daß sowohl ungesüßte wie mit Saccharin und mit Sionon gesüßte Konserven vorkommen. Technische und geschmackliche Gründe machen es wahrscheinlich, daß die mit Sionon bzw. einem Sorbit (S. 98) anderen Namens gesüßten Fruchtkonserven sich immer mehr in den Vordergrund schieben werden. Wenn die Früchte von reichlich Saft umspült sind, sollte der Saft nicht mitverzehrt werden (S. 53).

Wir verlangen, daß der Zuckerwert der Früchte verantwortlich angegeben ist (S. 58), und raten dringend, Ware abzulehnen, bei der dies nicht der Fall ist.

Dann ist es, bei Berücksichtigung folgender Aufstellung, gleichgültig, um welche Früchte es sich handelt und ob Ware aus losen Früchten, aus Marmelade, Mark oder Saft besteht. Zweckmäßig ist, wenn auch der Sionongehalt angegeben ist (schwache Süßung bei 8—15%, starke Süßung bei 15% Sionongehalt und mehr).

Unter der Voraussetzung, daß etwaiger Saft nicht mitverzehrt wird und im Hinblick darauf, daß ein Teil des Früchtezuckers Lävulose ist, setzen wir für 1 WBE die zulässige Menge käuflicher Obstkonserven um 30% höher an, als dem analytischen Zuckerwerte entspricht (S. 21). Im allgemeinen beziehen sich die Werte auf Gramm, bei Säften auf Kubikzentimeter. Es ergibt sich:

bei 3% Zuckerwert	400 + 30% = 520 g	(bzw. ccm) der Konserve				
„ 4% „	300 + 30% = 390 g	„	„	„	„
„ 5% „	250 + 30% = 325 g	„	„	„	„
„ 6% „	200 + 30% = 260 g	„	„	„	„
„ 7% „	175 + 30% = 230 g	„	„	„	„
„ 8% „	150 + 30% = 200 g	„	„	„	„
„ 9% „	135 + 30% = 175 g	„	„	„	„
„ 10% „	120 + 30% = 155 g	„	„	„	„

Fruchtkonserven verschiedenster Art (Kompott, Marmeladen, Säfte, Fruchteismark, Gallerten u. a.) mit genau angegebenem Zuckerwerte (amtlich und meist von Zeit zu Zeit von uns selbst kontrolliert) liefern in Deutschland u. a. die Nährwerke Dr. Theinhardt, in Wien die Firmen Aug. Fritz, G. u. W. Heller, Julius Meinl A. G., Nemogenwerke (S. 248 ff.). Wir führen die Art der erhältlichen Waren und ihren Zuckerwert hier nicht im einzelnen an, da dies aus den Prospekten und den Aufschriften ersichtlich ist. Zur Wertung benütze man die vorstehende Tabelle. Von Fruchtsäften sind solche aus Himbeeren, Erdbeeren, Preiselbeeren, Johannisbeeren (Ribisel) und Sauerkirschen am gebräuchlichsten.

L. Käse.

Wegen hohen Eiweißgehaltes der Käse, der nur von wenigen anderen genußfertigen Nahrungsmitteln übertroffen wird, ferner wegen des meist hohen Fettgehaltes (s. unten) bedarf der Käseverzehr ärztlicher Vorschrift. Man ist in Gewährung von Käse jetzt zurückhaltender geworden als früher. Bei völliger Freigabe von Käse verzehren Zuckerkranke oft ganz erstaunliche Mengen davon. Der geringe Milchzuckergehalt mancher Käsesorten kommt in seiner Einwirkung auf den Zuckerhaushalt weit weniger als Eiweiß und Fett in Betracht. Käse nach Schweizer, Edamer, Münsterer, Mainzer, Tilsiter Art, Roquefort-, Camembert-, Chester-, Gorgonzolakäse u. dgl., überhaupt alle verbreiteteren Dauer-

käse sind entweder völlig oder so gut wie zuckerfrei. Die
Süßrahmkäse (Neufchâtel u. ähnl.) enthalten frisch 2,5 bis
3% Milchzucker; ältere Ware etwa die Hälfte; dem entsprechende, unfermentierte Ware wird unter sehr verschiedenen,
ortsüblichen Namen überall hergestellt.

Es kommen hier und dort auch Fälschungen vor. Namentlich
teure Sorten werden öfters mit Weißbrot oder Kartoffelmehl gestreckt,
was dem Geschmack nicht abträglich ist. Dies bezieht sich namentlich
auf „Käse nach Roquefortart"; in Deutschland und Österreich freilich ist
uns solche Ware bisher nicht begegnet.

In der Regel wird der Käse von den Zuckerkranken als
Nachtisch genossen oder als Belag bei einem zwischen-
geschobenen zweiten Frühstück. Als Unterlage dient Luftbrötchen oder auch Brot, insoweit letzteres gestattet ist.
Man gewöhnt sich schnell daran, den Käse auch ohne Brot-
unterlage, mit oder ohne Butter, zu verzehren; namentlich
bei Käse etwas derber Konsistenz. Von den meist gebräuchlichen Dauerwaren rechne man als durchschnittlichen
Tagesverzehr nicht mehr als 50 g, von Frischkäse (Topfen,
Quark u. dgl.) bis 100 g.

Sehr beliebt und empfehlenswert ist der frische, nicht-
fermentierte Sauermilchkäse (Quark, Topfen, Siebkäse).
Bei gewöhnlicher Zubereitung enthält er allerdings oft bis
zu 3% Milchzucker. Bei sorgsamem Auswaschen mit sehr
kaltem Wasser gibt er $^3/_4$ und mehr davon ab. Es lassen
sich aus ihm viele wertvolle und schmackhafte Gerichte für
Zuckerkranke herstellen. U. a. Rezept Nr. 154, 155.

Der Fettgehalt des Käses bedarf mit Rücksicht auf
bestimmte Kostformen starker Beachtung. Leider ist die
Auswahl der wahrhaft fettarmen Käse nur gering. Die meist
gebräuchlichen Tafelkäse sind sehr fettreich. Die folgenden
Käsenamen bezeichnen Art und Charakter des Käses,
nur selten den Ursprungsort, da nur wenige Namen gesetzlich
geschützt sind, und da jetzt in vielen Ländern, namentlich
in Österreich und Deutschland, die verschiedensten Käse,
welche nach ihrer Urart bezeichnet werden, in trefflichster
Beschaffenheit und meist erheblich billiger als die importierte
Ware hergestellt werden. Es hat daher sowohl für die All-
gemeinheit wie für den Diabetiker gar keinen Sinn mehr, in
Deutschland und Österreich Käse berühmten Namens aus dem

Ausland zu beziehen. Das sind auch dort längst, trotz gleicher Artbezeichnung, keine Waren einheitlichen Ursprungs und örtlicher Gebundenheit mehr. Sondern jede Einzelart wird auch dort an verschiedensten und voneinander ganz unabhängigen Stellen fabriziert, nicht besser und nicht schlechter als bei uns. Eine gewisse örtliche Gebundenheit haben in bezug auf Qualität der Roquefortkäse und die englischen Chester- und Stiltonkäse.

Die hier folgende Einteilung der Käse nach Fettgehalt bezieht sich auf die käufliche genußfertige Ware. Die Zahlen sind zumeist den Schall-Heislerschen Tabellen entnommen. Die Gruppennamen, wie Rahmkäse usw., entsprechen den üblichen Handelsbezeichnungen.

Die international festgelegte Einteilung in Überfettkäse, Fettkäse usw. bezieht sich auf die Trockensubstanz des Käses und ist nur für den Nahrungsmittelchemiker und die Marktkontrolle von Belang. Für unsere Zwecke ist sie unbrauchbar.

Rahmkäse (Überfettkäse) im Durchschnitt = 37% Fett (bis 50% und mehr). Arten: Englischer Rahmkäse, Brie, Roquefort, Gervais, Neufchateller, Stilton, Stracchino, Mascarpone.

Fettkäse im Durchschnitt = 30% Fett. Arten: Camembert, Emmentaler Weichkäse, Cheddar, Chester, Edamer, gewöhnlicher Emmentaler, Gorgonzola, Gauda, Münster, Tilsiter, Salzburger.

Halbfettkäse im Durchschnitt = 14%. Arten: Camembert, Parmesan, Romadour, Limburger Backstein. Als „halbfett" im Handel gangbare Sorten von Edamer, Gouda, Camembert, Tilsiter, Brinsen (dieser unvermischt: 23—25% Fett; und etwa 1,7% Kochsalz), Mondsee.

Einviertelfettkäse im Durchschnitt = 9,5% Fett. Arten: Dänischer Exportkäse, Schwedischer Kümmelkäse, Oberengadiner Käse. Entsprechend bezeichnete Sorten von Limburger Käse.

Magermilchkäse im Durchschnitt = 3—2% Fett. Hier absteigend geordnet von etwa 6—1%: Magere Laibkäse, Mainzer Handkäse, Ziger, Kräuterkäse, Reib-Topfen, Kochkäse, gewöhnlicher, frischer Quark (Topfen), Olmützer Quargel, Harzer Handkäse.

Die Einordnung in Fettkäse bis ¼ Fettkäse erfolgte unter Bezugnahme auf die meist gebräuchliche Handelsware. Die meisten gangbaren Käsearten dieser 3 Gruppen werden jetzt auch als Fett-, Halbfett- und Viertelfettkäse hergestellt und sind in diesen Formen in größeren Käsegeschäften erhältlich. Für Magerkost sind nur die Einviertelfettkäse und die ausgesprochenen Magerkäse empfehlenswert.

Der Kochsalzgehalt des Käses ist im allgemeinen nur bei einigen wenigen bestimmten Kostformen Zuckerkranker in Betracht zu ziehen. Von starker Bedeutung ist er bei etwa erforderlichen Entfettungskuren, die recht häufig wünschenswert sind, und vor allem bei entzündlichen Vorkommnissen aller Art, unter denen Furunkulose und Gangrän die häufigsten sind. (Darüber allgemeine Bemerkungen S. 188). Wahrhaft kochsalzarm ist nur der frische Topfen, dessen Salzgehalt man durch Auswaschen und Auspressen in kaltem Wasser auf ein Minimum herabdrücken kann. Unter 1% Kochsalz enthalten die reinen Rahmkäse (Gervais-Typus) und der italienische Mascarpone; zwischen 2 und 1% der englische Rahmkäse, Cheddarkäse, fettreicher Imperialkäse, einzelne Sorten Parmesankäse (dieser meist kochsalzreich!). Gleiche Werte trafen wir an bei bester Ware des echten Tilsiter Käses. Die weitaus meisten gangbaren Käse enthalten zwischen 2 und 4% Kochsalz, viele bis 5%. Abgesehen von ganz wenigen Arten ist daher Käse im kochsalzarmer Kost nur in sehr bescheidenen Mengen, d. h. etwa bis 20 g täglich verwendbar. **Käsegerichte S. 81ff.**

Von den in Österreich hergestellten Käsearten sind nach Mitteilung von Prof. W. Winkler (Hochschule für Bodenkultur) ungesalzen nur der „ungesalzene Quark" und der Gervaiskäse. Schwach gesalzen: Halb-Emmentaler und Grojer, die Käse nach Bel-Paese-Art (Landkäse, Tiroler Gold. die Mondseer- und die Trappistenkäse), die Imperialkäse und einige Sorten „Frühstückskäse", z. B. von Gebr. Wild & Sohn, Wien, Neuer Markt, ferner unvermischter Brinsen. Sehr salzarm Yoghurtkäse von C. Hauert, Wien, Tuchlauben 15.

Im übrigen ist der Kochsalzgehalt weitgehend von dem Gutdünken des Käsers und den Anforderungen seiner Abnehmer abhängig.

M. Mehl, Mehlersatz, Teigwaren.

Von gewöhnlichem Mehl kann nur in sehr leichten Fällen von Diabetes beim Backen, Kochen, Anrichten von Tunken usw. Gebrauch gemacht werden. In welchem Umfange, ist für jeden Einzelfall vom Arzt zu bestimmen. Das verbrauchte Mehl ist dann auf die erlaubte Tagesmenge der Kohlenhydrate anzurechnen, und zwar nach dem Maßstabe 16 g Mehl = 20 g Weißbrötchen = 1 WBE (S. 16). Zum Binden („Einbrenn") für 1 Portion Gemüse genügt ca. $^{1}/_{2}$ WBE Normalmehl; also etwa 8—9 g Mittelfeinmehl.

Zum Binden von Tunken, Suppen, Gemüsen dienen statt Mehl als kohlenhydratfreie oder nahezu freie Ware am besten: frisch hergestellter, ausgewaschener (s. oben), fein zerriebener Siebkäse (Quark, Reib-Topfen); ferner Parmesankäse und von pflanzlichen Eiweißpräparaten Dr.Klopfer's Lecithineiweiß, auch Agar-Agar (hiervon 0,2% für warme Gerichte). Weiteres über Bindemittel S. 33, 37. Die Eiweißpräparate müssen vor Verwendung mit wenig kaltem Wasser zum Aufquellen angesetzt werden (S. 4).

Von den sog. Diabetikermehlen sind einige tatsächlich völlig oder nahezu kohlenhydratfrei, z. B. Callard's Casoid Flour (London), Cereo Co.'s Soy Bean Gruel Flour (Tappan N. Y.), Barker's Gluten Flour (Sommerville, Mass.), Health Food Co.'s Almond Meal (New York), Lister's Casein Diabetic Flour (Lister Bros. Inc., New York), Allenbury's Diabetic Flour (London, Allen-Hanburys Ltd.). Aber alle diese Mehle sind wohl für die Nahrungsmitteltechnik, aber kaum für den häuslichen Gebrauch geeignet. Ihr beherrschender Bestandteil sind Eiweißkörper. Für die häusliche Küchentechnik bieten sie keinen Vorteil vor den vorher erwähnten Ersatzstoffen, die viel billiger sind.

Diabetikermehle mit verringertem Stärkegehalt.

Die hierher gehörigen „Diabetikermehle" sind fast alle sog. „gestreckte Mehle", d. h. Gemische von echtem Mehl und vegetabilischen oder Milch-Eiweißpräparaten. Mit ihnen sei man äußerst vorsichtig, da vielfach ein sehr verwerflicher Unfug mit jener Bezeichnung getrieben wurde (in allen Ländern!). Der Name verführt zu dem Glauben, das Präparat sei kohlenhydratfrei oder mindestens höchst kohlenhydratarm. In überaus zahlreichen Fällen ist es aber nur um 8—12% ärmer daran als die gewöhnlichen Mehle des Handels.

Man kann sich ein „gestrecktes Mehl" im eigenen Haushalt bereiten durch Mischung von 1 Teil gutem Weizenmehl (ca. 70% Stärkegehalt) und 1 Teil Klopfers Lecithineiweiß (Weizenkleber). Diese Mischung enthält ca. 36% Stärke. Etwa 33 g davon haben den Wert = 1 WBE (= 20 g Weißbrötchen). Zum Binden und „Einbrenn" ist das Gemisch sehr gut geeignet. $\frac{1}{2}$ WBE = 16 g der Mischung genügt für 1 Portion Gemüse und wird meist geschmacklich dem Normalmehl für diese Zwecke gleich gewertet. Ein schmackhaftes Brot läßt sich schwer daraus backen, wohl aber leidlich schmeckendes, flach ausgerolltes, fladenartiges Dauergebäck. Unter Zusatz von Wasser, Ei, Butter und Salz entsteht aus dieser Mehlmenge (33 g) eine genußfertige Fladenmasse von

50—60 g Gewicht. Man hat aber das Quantum des eßbaren Gebäcks wesentlich vermehrt, d. h. im Verhältnis von 20 auf 50—60 g. Mit Käse lassen sich auch „Käsestangen" daraus bereiten; ebenso Pfannkuchen und Gebäcke oder andere Gerichte aus Rührteig, in welchen zum Lockern und Aufgehen Eierklar-Schnee untergezogen ist.

Immerhin stellt das durch solche Eiweiße gestreckte Weizenmehl beim Herstellen von Mehlspeisen hohe Anforderung an die Küchentechnik. Es ist ein recht sprödes Material, und daher haben sich diese einfachen gestreckten Mehle häuslicher Mischung zum Herstellen von Mehlspeisen und Gebäcken niemals recht einbürgern können.

Gebrauchsfertig hergestellte Mehle mit verringertem Stärkegehalt für Diabetiker werden im allgemeinen jetzt vorgezogen und sind in allen Geschäften, die Spezialwaren für Diabetiker feilbieten, erhältlich. Für solche Mehle ist unseres Erachtens die Bezeichnung „Diabetikermehl" nur zulässig, wenn ihr Gehalt an zuckerbildendem Kohlenhydrat (fast ausschließlich „Stärke") 40% nicht übersteigt. Das ist etwa die Hälfte des Gehaltes in normalem Feinmehl. Für den Gebrauch im Haushalte liegt die untere Grenze der Backfähigkeit und sonstigen küchentechnischen Verwendbarkeit bei 30% Gehalt an zuckerbildendem Kohlenhydrat, während in geschulten Betrieben auch bei etwas geringerem Gehalte (30—25%) schmackhafte Ware herstellbar ist. Im Hinblick auf die eingangs (Kleindruck) erwähnten Mißstände kaufe man nur solche „Diabetikermehle", deren Gehalt an zuckerbildendem Kohlenhydrat verantwortlich angegeben ist (S. 62).

Bei ihrer Verwendung ist natürlich der Kohlenhydratgehalt in Anschlag zu bringen und darnach die zulässige Menge zu berechnen.

Die folgende kleine Tabelle lehrt, welche Gewichtsmenge Diabetikermehl und Diabetikergebäck bei bestimmten Kohlenhydratgehalte einer Weißbroteinheit (S. 16) entspricht:

Bei Gehalt von 40% entsprechen einer WBE 30 g Mehl oder Gebäck
„   „   „   35%   „   „   „   33 g   „   „   „
„   „   „   30%   „   „   „   40 g   „   „   „
„   „   „   25%   „   „   „   50 g   „   „   „
„   „   „   20%   „   „   „   60 g   „   „   „
„   „   „   15%   „   „   „   80 g   „   „   „
„   „   „   12%   „   „   „   100 g   „   „   „

Bei Gehalt von 10% entsprechen einer WBE 120 g Mehl oder Gebäck
„   „   „   8%   „   „   „   150 g „   „   „
„   „   „   5%   „   „   „   240 g „   „   „

Aus diesen Zahlen ist unschwer zu berechnen, wieviel WBE einem Gebäck oder Gericht (bzw. Teilen eines solchen) entsprechen, zu dessen Bereitung eine abgewogene Menge des Diabetikermehles verwendet wurde.

Es gibt jetzt so zahlreiche „Diabetikermehle" verschiedener Herkunft, daß es unmöglich ist, sie auch annähernd vollständig aufzuführen. Jeder Arzt wird gern diejenigen Marken empfehlen, mit denen er vertraut ist. Wir erwähnen hier einige bewährte Marken, mit denen wir zu arbeiten gewohnt sind (Quellenangaben S. 248):

Dr. Theinhardt'sche Nährmittelwerke: „Diabetikermehl I" mit 36% Stärkegehalt. Paniermehl mit 25% Stärkegehalt.

Aug. Fritz (Wien): „Diabetiker-Eiweißmehl" mit 40% Stärkegehalt, „Backfähiges Aleuronatmehl" mit 33% Stärkegehalt; „Diabetiker-Teigwaren" mit 35% Stärkegehalt; „Diabetiker-Brösel zum Panieren; mit 15% Stärkegehalt (sehr gelobt zu genanntem Zwecke).

„Primärmehl" der Diätei (Berlin) mit 27% Kohlenhydratgehalt.

Den Diabetikermehlen pflegen Rezepte für Herstellung von Gebäcken und Gerichten beigefügt zu sein.

Teigwaren aus gestreckten Mehlen, wie käufliche nudel- und makkaroniartige Fabrikate, lassen sich technisch zwar leicht herstellen, haben sich aber nicht recht durchsetzen können, da sie bei starker Streckung des Mehles geschmacklich nicht befriedigen, bei geringer Streckung nur in kleinen, kaum lohnenden Mengen zulässig sind. Immerhin führen die Sondergeschäfte für Diabetikernahrung solche gestreckte Teigwaren, da sie doch gelegentlich gern genommen werden. Im allgemeinen verwende man sie nur, wenn der Arzt mehr als 10 WBE am Tage erlaubt. Die zulässige Menge ergibt sich aus der Angabe des Stärkegehaltes und aus der kleinen Tabelle auf S. 68. Der Stärkegehalt der Aug. Fritzschen Teigwaren ward oben angegeben.

Beliebter sind im allgemeinen bei den Zuckerkranken die im Haushalt hergestellten frischen Nudeln. Rezept und Wertberechnung Nr. 147, 149.

Paniermehle bzw. Brösel mit mehr oder weniger niedrigem Stärkegehalt sind gleichfalls in entsprechenden Sondergeschäften mit Angabe ihres Stärkegehaltes käuflich

(s. oben). Über ein im Haushalt leicht herstellbares stärke-
freies Paniermehl vgl. Rezept Nr. 96. Vgl. auch die Ratschläge auf S. 12.

Wir weisen ferner hin auf das Getreidekeimlings-Präparat
Materna und auf Nährhefe (S. 4). Beide sind äußerst
reich an Vitaminen. Da die Tagesmenge ca. 10—15 g nicht
übersteigt, kommt der Kohlenhydratgehalt so wenig in Betracht, daß wir selbst bei strengen Kostformen die sehr wertvolle, auch den allgemeinen Kräftezustand begünstigende
Materna ohne Anrechnung auf Weißbrot gestatten und
empfehlen. (Einrühren in fertige Suppen und Gemüse; nicht
kochen!). Zu Backzwecken nicht geeignet.

N. Brot und Brotersatz.

Brot, brotähnliche Gebäcke, Kuchen, Zwieback, Biskuits
u. dgl. werden auf die Dauer mehr als fast alle anderen Nahrungsmittel vom Zuckerkranken schmerzlich entbehrt. Man
gab sich daher seit langem Mühe, mehlfreie und mehlarme
Gebäcke herzustellen. Eine voll befriedigende Lösung der
Aufgabe ist aber noch nicht gefunden. Man kann drei brauch-
bare Gruppen unterscheiden.

1. Gebäcke ohne Mehl.

Hierunter verstehen wir Gebäcke, die völlig oder nahezu
kohlenhydratfrei sind. Als Ausgangsmaterial pflegen Mandeln,
Weizenkleber, Casein und Caseinpräparate zu dienen; alles
in allem sog. „Eiweißmehle", zum Teil gleichzeitig fettreich.

Mandelbrot ist das älteste unter ihnen. Die Mandeln
lassen sich auch durch Haselnüsse und (Brasil-) Paranüsse
ersetzen. Um das aus dem fein zermörserten Brei gewonnene
Mandelmehl wirklich so kohlenhydratfrei zu machen, daß
der Stärke- und Zuckergehalt unbedingt vernachlässigt werden
kann, bedarf es einer gewissen Vorbereitung (beschrieben bei
Rezept Nr. 113). Die aus nicht entsprechend vorbereitetem
Mandel- und Nußmehl hergestellten Weich- und Hartgebäcke
(sowohl häusliche Gebäcke wie käufliche Ware) gehören der
nächsten Gruppe (2) an.

Windgebäck aus Eierschnee (Rezept Nr. 108), füllbar
mit Schlagsahne oder Fruchtgallerte (Rezept Nr. 108), ist als
Nachtisch oder zum Tee sehr beliebt.

Ein höchst mehlarmes **Klebergebäck** aus Dr. **Klopfer's** Lecithineiweiß läßt sich im Haushalte herstellen (Rezept Nr. 147); ebenso aus dem Allenbury-Mehl (S. 67), dessen Packungen verschiedene Rezepte beigegeben sind.

Von **käuflicher Ware** — es ist viel kaum genießbare Ware im Handel — befriedigten am meisten:

Ch. **Singer** (Basel): Biskuits mit 57,6% Eiweiß, 32% Butterfett, 1,6% Kohlenhydrat.

Huntley und **Palmers'** (**London**) „**Akoll**"-**Biskuits** mit 1,5% Kohlenhydrat.

Callard & Co.'s (London, Regentstreet 74) Casoid Bread (27%), Prolacto Bread (37%), Casoid Rusks (66%) ohne nachweisbaren Mehlgehalt; Casoid Biscuits (59%), mit 2,3%, Prolacto Biscuits (57%) mit 2% Kohlenhydrat. Die eingeklammerten Zahlen geben den **Eiweißgehalt** an.

Pokorny (Konditorei in Teplitz): Feuchte, gut haltbare braune Brotlaibchen mit 0,8% Kohlenhydrat.

Auch das unten erwähnte Diabetikerbrot nach Dr. **Plaschkes** könnte man dieser Gruppe noch zurechnen.

2. Gebäcke mit verhältnismäßig wenig Mehl.

Wir schicken voraus die Durchschnittswerte für verschiedene **Normalgebäcke**, wie sie der Gesunde aus den gewöhnlichen Bäckereien entnimmt. Es enthalten an Stärkemehl und anderen unmittelbar in Zucker übergehenden Kohlenhydraten:

Feinstes Weizenbrot	58—60%	
Durchschnitts-Weißbrot	48—52%	
Weizen - Vollkornbrot, Schrotbrot,		
Grahambrot	ca. 50%	
Feines Roggenbrot	ca. 50%	Weichgebäcke
Roggen-Weizen-Gemischbrot (Typus		
Kommißbrot)	ca. 47%	
Roggen-Vollkornbrot	ca. 46%	
Weizenzwieback	70—75%	Hartgebäcke.
Knäckebrot	ca. 56%	

Die weitaus meisten als „Diabetikergebäcke" angepriesenen Brote, Zwiebäcke u. dgl. enthalten **nur 10—20%** weniger Stärkemehl usw. als Ware des allgemeinen Handels, welche sie nachahmen.

Der Vorteil solcher Sonderware steht nicht im richtigen Verhältnis zu ihren meist recht hohen Preisen. Will man sich mit so geringer Erniedrigung des Kohlenhydratgehaltes begnügen, so greift man besser zum Weizen-

Vollkornbrot (Grahambrot) oder zu dem sehr schmackhaften groben Rheinischen und Westfälischen Schwarzbrot (sog. Kölner Schwarzbrot grober Art usw.). Beim Verzehr der groben Roggenbrote, die bekanntlich die Darmtätigkeit sehr begünstigen, wird ein gewisser Teil der Mehlstoffe im Darm vergoren, so daß etwa nur 42% verdaulicher, zur Zuckerbildung geeigneter Kohlenhydrate dem Brote eigen sind und daß etwa 28 g des Gebäcks einer WBE (= 20 g feinem Weizenbrot) entsprechen.

a) **Im Haushalt** lassen sich Gebäcke, die etwa halb soviel mehlige Stoffe enthalten wie Normalgebäcke, nach üblichen Backrezepten herstellen, wenn man gewöhnliches Mehl mit gleichen Teilen Lezithineiweiß (Dr. Klopfer) mischt. Ohne weitere Mischung sind dazu auch geeignet die auf S. 68 erwähnten „Diabetikermehle" mit einem Gehalte zwischen 40 und 30% Kohlenhydrate. Sie alle eignen sich weit besser zum Herstellen von Brotlaiben als von Brötchen. 200 g der käuflichen „Diabetikermehle" ergeben etwa 300 g Weichgebäck.

Da stärkearme Mehle schwer ausreichend vergären, setze man sowohl beim Herstellen von Brot wie auch anderer Hefeteige auf je 100 g fertigen Teiges 1 g käuflichen Traubenzuckers zu. Die Hefe wird dadurch stark wirksam gemacht, der Traubenzucker vergärt restlos. Man muß nur den Teig etwas länger gären lassen, als bei Normalmehl üblich ist.

Im allgemeinen wird vom Selbstbacken von Brot usw. aus den in diesem Abschnitt (2) erwähnten Mehlen in Haushaltungen jetzt viel weniger Gebrauch gemacht als früher, da es doch ziemlich schwierig ist, gleichmäßig gute Gebäcke herzustellen, und da entsprechende Handelsware jetzt nicht nur in Großstädten, sondern auch in den meisten kleinen Städten erhältlich oder leicht zu besorgen ist.

b) **Käufliche Gebäcke.** Abgesehen von sog. Luftbrot (s. unten), sollten nur solche Gebäcke unter der Bezeichnung „für Zuckerkranke" oder unter gleichsinniger anderer Benennung im Handel zugelassen werden, deren Gehalt an Mehl usw. nicht mehr als halb so groß ist wie der Gehalt gewöhnlicher Handelsware gleicher oder ähnlicher Art. Dies müßte gesetzlich verfügt werden; dann würde die Irreführung von Zuckerkranken und mangelhaft unterrichteten Ärzten durch willkürliche Anpreisung ungeeigneter Ware aufhören. Wer sich darüber unterrichten will, wie irreführend die Anpreisungen oft sind, sei auf die amtlichen Untersuchungen von W. Stüber verwiesen (Medizinische Welt 1927, Nr. 33 und 1928 Nr. 47).

Von allen Backwaren des Handels muß verlangt werden (wie bei eingemachten Früchten, S. 58), daß der Gehalt an zuckerbildenden Kohlenhydraten auf jeder Packung verbindlich angegeben ist. Ihr Äquivalentenwert ist aus der Tabelle auf S. 17 ersichtlich. Darüber hinaus muß sich der Handel aber auch dazu bequemen, neuzeitlichen Ernährungsformen entsprechend, den Gehalt an Fett und Kochsalz verantwortlich anzugeben. Ferner wird mit Recht auch Angabe des Proteingehaltes zu verlangen sein. Dies alles nicht nur bei Gebäcken für Zuckerkranke, sondern — in Anbetracht der überragenden Wichtigkeit aller Backwaren — auch bei sämtlichen Gebäcken, die unter der Fahne „diabetisches Gebäck u. dgl." gehen und für die Krankenbehandlung bestimmt sind. Die Werte brauchen durchaus nicht auf Dezimalprozente genau angegeben werden, das würde trügerischer Pharisäismus der Exaktheit sein. Es genügen Grenzwerte, z. B. für „Weichgebäck für Zuckerkranke": 25 bis 28% Kohlenhydrat oder 30—34%.

Für alle Gebäcke dieser Gruppe gilt die Forderung, daß ihr Kohlenhydratgehalt, ihrem Weißbrotwert entsprechend, in Anschlag gebracht wird. Die weitaus meisten zu dieser Gruppe gehörigen Weichgebäcke des Handels enthalten zwischen 20 und 40% Stärke; einige sind kohlenhydratärmer. Äquivalentberechnung wie bei Diabetikermehl, worauf verwiesen sei. Der Diabetikergebäcke dieser Gruppe gibt es noch sehr viel mehr als der Diabetikermehle, so daß wir für die folgende kleine Tabelle nur einige uns wohlbekannte Waren herausgreifen können und im übrigen auf die verbindlichen Angaben der Fabrikanten verweisen müssen.

Die käuflichen „Weichgebäcke für Diabetiker" sollten nicht mehr als 30% zuckerbildenden Kohlenhydrats enthalten. Dies ist halb so viel wie in dem besten Normalweißgebäck aus feinem Weizenmehl.

Hier muß dem weitverbreiteten Irrtum entgegengetreten werden, daß das sog. Grahambrot (aus Vollkornweizen bereitet) dem Diabetiker zur freien Verfügung stehen dürfe. Wie aus der kleinen Tabelle auf S. 17 ersichtlich, enthält dieses Gebäck nur 10% weniger Kohlenhydrat als feines Weizenbrot. Im Gegensatze zu grobem Roggenschrotbrot kommt sein Kohlenhydrat im Körper zu voller Auswirkung.

Diätei-Primärbrot (Simon-Apotheke, Berlin).	mit 24,6%	Stärke,
Conglutin-Wenikobrot von Fromm in Kötzschenbroda	„ 28,7%	„
Diabetikerbrot von F. W. Gumpert in Berlin, Fabrikmarke Nr. 200a	„ 26,3%	„
Diabetikerbrot von Ch. Singer in Basel	„ 25,0%	„

Wiener Waren.

Aug. Fritz:

Litonbrot . . . . 25% Zucker lieferndes Kohlenhydrat
Dunkelbrot . . . . 16% „   „   „
Plaschkes Diabetikerbrot . . . 5% „   „   „

Die beiden ersten sind altbekannt und beliebt. Das an 3. Stelle genannte Brot ist neuerdings dazugekommen. Trotz seines überaus niedrigen
Zuckerwertes ist es schmackhaft und wurde wegen seines hohen Sättigungswertes auf der Diabetikerabteilung des Krankenhauses der Stadt Wien
schnell beliebt. Darin: Eiweiß = 37%, Fett = 8—9%, Gesamtkohlenhydrat
einschließlich Zellulose = 14%, darunter 4,5—5% zuckerbildendes Kohlenhydrat; etwa 290 Kalorien in 100 g Brot.
    Ant. Waldheim: Primärbrötchen 15% Zucker lieferndes Kohlen-
hydrat. Ein Brötchen von etwa 60 g Gewicht hat den ungefähren Wert von
$^3/_4$ WBE. Eine WBE = 80 g des Gebäckes.
Das Gebäck ist schmackhaft und beliebt.

Bei Dauergebäcken (Hartgebäcken) halten wir die Bezeichnung „für Diabetiker" nur dann für zulässig, wenn
ihr Gehalt an zuckerbildendem Kohlenhydrat 35% nicht
wesentlich übersteigt (vgl. Luftbrot!). Wir erwähnen aus
dieser Gruppe:

Theinhardt (Cannstatt): Soyapan-Teegebäck = 25% Stärke, 50 g 1 WBE
Singer's Diabetikerzwieback . . . . = 18%   „   65 g   „
    „   Diabetikerzwieback . . . . = 32%   „   35 g   „
    „   Mandelmakronen . . . . = 7%   „   170 g   „
Gumpert's Diabetikerzwieback . . . . = 31%   „   40 g   „
    „   Teekuchen . . . . = 31%   „   40 g   „
G. Fritz' Kleberzwieback . . . . = 28%   „   42 g   „
    „   Diabetikerzwieback . . . . = 31%   „   40 g   „
    „   Longuets. . . . . = 27%   „   45 g   „

Auf das Soyapangebäck sei auf Grund unserer Erfahrung
besonders hingewiesen. Noch beliebter sind die Mandel-
makronen der gleichen Firma. Sie enthalten etwa 7%
verzuckerbares Kohlenhydrat. Von besonderen Fällen und
besonderen Kostformen abgesehen geben wir nicht selten
3—4 Stück dieser Makronen ohne Anrechnung auf WBW
frei; als am besten als Teegebäck.
    Über Mandelgebäcke verschiedene Rezepte: Nr. 112 ff.
bis 126. Über verwendbare Mengen vgl. S. 227/28.

Es ist vom Arzte nicht zu übersehen, daß alle Brote mit vermindertem
Stärkegehalt stark mit Eiweiß (meist Pflanzeneiweiß oder Casein) und manch-
mal auch mit Fett angereichert sind. Dies ist es, was den Gehalt an
Kohlenhydraten herabdrückt.

3. Luftbrote.

Die sog. Luftbrote wurden zuerst in Frankfurt a. M. auf C. v. Noorden's Veranlassung hergestellt, anfangs in sehr unvollkommener Beschaffenheit. Zumeist sind sie aus einem Gemisch von Weizenkleber und -mehl hergestellt und enthalten gewichtsprozentisch zwischen 25 und 50% Kohlenhydrat. Infolge besonderer Backart haben sie aber vielporige Struktur und großes Volumen angenommen und sind im Verhältnis zu ihrer Größe federleicht. Trocken aufbewahrt halten sie sich viele Wochen lang in gutem Zustande. Dies setzt fettarme Ware voraus. Der Tagesverzehr liegt bei zweckmäßigem Aufbau der Gesamtkost in der Regel zwischen 20 und 25 g; über 30 g sollte er in der Regel steigen. Bei sehr starkem Reichtum an pflanzlichem Eiweiß schwankt der Kohlenhydratgehalt der bestbewährten Luftbrote zwischen 15 und 30%. Höhere Kohlenhydratwerte sind unnötig und unzweckmäßig und sollten abgelehnt werden; solche mit geringerem Kohlenhydratwert sind allzu unschmackhaft. Wie bei anderen Sonderwaren für Zuckerkranke müssen die Käufer darauf bestehen, daß der Kohlenhydratgehalt der Luftbrötchen verantwortlich angegeben ist (S. 58, 62 u. a. O.) Der Gehalt an Eiweiß (Kleber) pflegt bei Luftbroten meist zwischen 50 und 55% zu liegen.

Von seltenen Ausnahmen abgesehen, gestatten wir Luftbrot auch bei Kostformen, die sonstigen Genuß von Kohlenhydratträgern ausschließen. Dies ist fast überall üblich geworden, obwohl es begrifflich zu beanstanden ist. Wir treiben ja aber keine Logik, sondern praktische Medizin. Alles dies hat aber nur dann Berechtigung, wenn der Stärkegehalt nicht höher als 30% ist, und wenn die Tagesmenge des Gebäckes 30 g nicht übersteigt. Ausnahmen S. 77, 145.

Man bedenke, daß bei maximaler Bewilligung, d. h. 30 g Luftbrot mit 30% Kohlenhydrat, nur 9 g Stärke $= {}^3/_4$ WBE zugeführt werden; bei mittleren Werten, d. h. 25 g Luftbrot mit 25% Kohlenhydrat etwa 6 g Stärke $= {}^1/_2$ WBE; bei mittlerem Verzehr (25 g) eines Luftbrotes mit nur 15% Kohlenhydrat etwa $4^1/_4$ g Stärke $=$ etwa $^1/_3$ WBE. Die Unterschiede zwischen den berechneten maximalen und minimalen Mengen sind so gering, daß wir es den Patienten überlassen, innerhalb der bezeichneten Grenzwerte für Luftbrotmenge und seines prozentigen Gehaltes an Kohlenhydrat die besondere Art des Luftbrotes nach seinem Geschmacke zu wählen.

Wir haben die Grenzen genau bezeichnet, die wir für die richtigen halten, weil wir bei unseren eigenen Analysen auf Luftbrote des In- und Auslandes stießen, die ungebührlich reich an Kohlenhydraten waren (40—50%!). Man darf also nicht alles was Luftbrot ist, als gleichwertig hinnehmen. Des weiteren kommt es oft genug vor, daß Patienten wähnen, sie dürften Luftbrot in jeder beliebigen Menge verzehren. Sie gelangen dann in gutem Glauben manchmal bis zu 100 g am Tage, besonders von den wohlschmeckenden mit sehr hohem Kohlenhydratgehalte, und zu einem Stärkeverzehr von 40—50 g. Sie hätten statt dessen auch 100 g grobes Bauernroggenbrot essen können. Durch derartige Irrtümer und Überschreitungen sind schon gar manche überraschende Verschlimmerungen der diabetischen Stoffwechsellage vorgekommen.

Der Arzt muß natürlich über den Kohlenhydratwert der von ihm verordneten Luftbrötchen unterrichtet sein und anordnen, welches Gewicht im Einzelfalle und bei bestimmter Kostform zulässig ist. Bei Kostformen mit reichem Kohlenhydratgehalt sind Luftbrote gänzlich unnötig.

Luftbrote sind teils in Form kleiner Brötchen, teils in Form mannigfach gestalteter Brote im Handel. Ihr Zweck ist im wesentlichen, als Unterlage für Butter und sonstigen Belag zu dienen. Man muß sie mit sehr scharfem, dünnem Messer in Scheiben schneiden; sonst zerbröckeln sie. Der Geschmack wird wesentlich gebessert und gehoben, wenn man die in Scheiben zerlegte Ware hellbraun röstet.

Luftbrot hat natürlich einen gewissen Nährwert. Mit durchschnittlich etwa 300—310 Calorien auf 100 g Luftbrot ist er sogar größer als der des Normalweißbrotes, dem nur 265—275 Calorien auf 100 g Gewicht eignen. Luftbrot hat auch einen ansehnlichen Sättigungswert, der sogar — wie wir mehrfach bei Gesunden und auch an uns selbst ausprobten — sogar beträchtlich größer ist, als bei gleichen Gewichtsmengen Weißbrot; dies hängt mit seinem hohen Eiweißgehalte zusammen. Durch das Anrösten steigt der von dem subjektiven Empfinden stark beeinflußte Sättigungswert, was mit Beurteilung nichtgerösteten und gerösteten normalen Weizen- und Roggenbrotes durch den Gesunden übereinstimmt.

Aber nicht seines Nährwertes wegen ist das Luftbrot für die Kost Zuckerkranker erdacht und verwendet worden, sondern wegen seines großen Volums im Verhältnis zu seinem Gewicht und zu seinem Gehalte an Stärkemehl. Ohne wesentliche Anreicherung der Kost mit Mehl zu bedingen, soll Luftbrot die Vorstellung des Brotessens vermitteln und, wie schon erwähnt, anderen Nahrungsmitteln, wie Butter, Fleischwaren, Käse, zuckerarmen Marmeladen usw., als Unterlage dienen. Dazu muß es möglichst brotähnlichen Geschmackes sein, was an eine gewisse Menge von Mehlgehalt gebunden ist und durch das Rösten für die Empfindung Vieler (keineswegs Aller) verstärkt wird. Diese Belange des Luftbrotes forderten das aus praktischer Erfahrung abgeleitete Begrenzen seines Kohlenhydratgehaltes und seines zulässigen Verzehrs (s. oben).

Sein verhältnismäßig hoher Sättigungswert gab uns Anlaß, Luftbrot wegen seines höchst geringen oder gänzlich fehlenden Fettgehaltes bei hohem Gehalte an Pflanzeneiweiß und verhältnismäßig wenig Kohlenhydrat in erhöhter Menge (bis 40 und 50 g täglich) heranzuziehen, wenn Magerkost verordnet wird (S. 145).

Der Luftbrote gibt es jetzt zahlreiche Arten. Die Auswahl muß sich nach dem als Grenze bezeichneten Kohlenhydratgehalte und nach persönlichem Geschmacke richten. Abwechslung zwischen verschiedenen Arten ist manchem erwünscht und ist leicht möglich. Wir erwähnen die bei uns beliebtesten Marken, deren Mehlgehalt im Rahmen des als zweckmäßig bezeichneten liegt:

Unter ihnen hebt sich als etwas Eigenartiges und in Deutschland schnell beliebt geworden, das Theinhardt'sche Luftbrot hervor. Im Gegensatz zu den sonstigen völlig vitaminfreien Luftbrötchen ist das Backmehl mit dem vitaminreichen Weizen- und Roggenkeimlingspräparat „Materna" (S. 4) angereichert. Der würzige Geschmack des Gebäckes scheint darauf hinzuweisen, daß dem Anmischen des Teiges ein leichtes Anrösten vorausging. Das Brot wird in ansehnlichen Laiben von Brikettform geliefert und eignet sich, in Scheiben geschnitten, besonders gut zum Rösten.

In Wien wurden die in verschiedenen Formen erhältlichen Luftgebäcke von der Bäckerei von Aug. Fritz am beliebtesten; namentlich die „Dessertluftbrötchen" mit 20% Kohlenhydrat. Ein Beutel enthält 11 kleine Brötchen etwas verschiedener Größe mit Durchschnittsgewicht = 4,5 g per Stück. Der Gesamtinhalt (50 g) deckt den angemessenen, mittleren Verzehr für 2 Tage. Die „Luftbrote" und „Luftbrotstangerln" enthalten 15% Kohlenhydrat. In den Dessertluftbrötchen fanden wir 0,73% Kochsalz, in den Luftbroten und Stangerln (ungesalzen) 0,35% Kochsalz.

Der gleichen Wiener Bäckerei entstammen die schon erwähnten und sehr beliebten „Diabetikerbrösel aus Luftbrot" (S. 69) zum Panieren mit 15% Kohlenhydrat, (nahezu kochsalzfrei).

Wie ersichtlich, darf man nicht alles, was als Luftbrötchen bezeichnet wird, als gleichwertig hinnehmen.

Im allgemeinen halten wir es, auf Grund langer Erfahrung, für zweckmäßig, daß jeder Zuckerkranke, dessen täglicher Kohlenhydratverzehr sehr stark, d. h. unter 70—80 g WBW beschränkt werden muß, sich möglichst an Luftbrot und andere sehr kohlenhydratarme Gebäcke gewöhnt, auf das Normalgebäck aber möglichst ganz verzichtet. Bei der neuerdings wesentlich verbesserten Beschaffenheit des Luftbrotes macht dies kaum noch Schwierigkeit. Der Patient wird sich dann eine viel größere Menge anderer kohlenhydrathaltiger Nahrungsmittel gestatten dürfen, welche nicht wie Brot durch annehmbaren Ersatz vertretbar sind; er wird sich eine viel abwechslungsreichere Kost errichten können und namentlich in seiner Kost auch reichlicher Platz für das sehr wichtige Obst gewinnen. Nur da, wo man mindestens den Kohlenhydratwert von 80—100 g Weißbrötchen erlauben darf und will, ist es dringend ratsam, 30 bzw. 50 g davon in Normalbrot (am besten Schrotbrot bzw. Grahambrot) oder Gebäck aus „gestreckten Mehlen" (S. 67) anzulegen und erst bei darüber hinausgehendem Bedarf Luftbrot heranzuziehen. Solcher Bedarf wird allerdings meistens vorliegen, wenn das erlaubte Tagesquantum an Weißbrotwert (S. 16) nicht mindestens 150 g erreicht. Mit zunehmender Häufigkeit begegnen wir wieder Diätvorschriften (namentlich ausländischer Ärzte), wonach die Patienten angewiesen werden, unter den Kohlenhydratträgern sich ganz oder fast ganz auf Normalbrot (Grahambrot) zu beschränken, nur ausnahmsweise etwas andere Zerealien oder wenig Obst zu dieser oder jener Mahlzeit statt des Brotes einzustellen, auf Luftbrot aber völlig zu verzichten.

Als warnendes und lehrreiches Beispiel sei erwähnt, daß erst wenige Wochen vor Abschluß dieses Buches dem einen von uns ein Zuckerkranker zugesandt wurde mit dem Bericht des Arztes: „Der Patient wurde sofort nach Entdeckung des Zuckers (etwa 1 Monat zuvor) auf strengste Diät gesetzt. Der Zucker hat sich aber nicht vermindert." Die beigefügte diätetische Verordnung führte aber Grahambrot unter den erlaubten Nahrungsmitteln auf. Tatsächlich hatte der Patient davon täglich zwischen 200 und 250 g verzehrt, was ungefähr 175—210 g Weißbrot entspricht!

Natürlich ist es erwünscht, den Zuckerkranken der Umwelt gegenüber möglichst wenig in eine diätetische Ausnahmestellung zu bringen. Daher soll er, wenn die zugewiesene Kostform infolge reichlicheren Kohlenhydratgehaltes es erlaubt, stets auch eine gewisse Menge echten Brotes essen und nicht nur Sondergebäcke. Aber darüber hinaus ist es ungleich wichtiger für ihn, durch Verzicht auf weitere Mengen echten Brotes und durch Heranziehen von Luftbrot sich unter den Kohlenhydratträgern reichliche Abwechslung verschaffen zu können; immer wieder müssen wir Obst (roh oder gekocht) als wichtigsten Tauschartikel für Brot bezeichnen.

O. Kartoffeln, Topinambur, Stachys.

1. **Kartoffeln** sind verhältnismäßig arm an Kohlenhydraten; sie enthalten in frischem Zustande nur 16—18% Kohlenhydrat (Sommerkartoffel), nach längerem Aufbewahren 18—22% (Winterkartoffel).

Die Kartoffel verdient in nachdrücklicher Weise als Vertreterin für einen Teil des erlaubten Brotes empfohlen zu werden. Mit den Kartoffeln soll im Bedarfsfalle möglichst viel Fett einverleibt werden. Es ist erstaunlich, wieviel Fett beim Zubereiten von Kartoffelmus und Bratkartoffeln unterzubringen ist, und wieviel Butter und fette Tunken man den abgekochten Kartoffeln noch auf dem Teller zusetzen kann.

Anderseits eignen sie sich auch zum Genuß mit wenig Fett; dann am besten in der Schale gebacken (Asche, Ofen, Rost) oder in der Schale gekocht, auch als „Bouillonkartoffeln" in fettarmer Fleischbrühe gesotten.

Bei Kartoffeln, die im Dampfkochtopf (sehr empfehlenswert!) mit oder ohne Schale in Salzwasser oder Fleischbrühe abgekocht werden, ferner bei Kartoffeln, die in großen Stücken nach vorhergehendem Abkochen in Fett gebraten werden, bei Kartoffelsalat kann das Abwägen der zulässigen Menge sowohl in rohem wie in fertigem Zustande erfolgen; denn die Kartoffeln verändern bei diesen Zubereitungen ihr Gewicht und ihren Kohlenhydratgehalt sehr wenig. Bei allen anderen Zubereitungsweisen (Brei, Bratkartoffeln) erfolge das Abwiegen nach Entfernen der Schale lieber in rohem Zustande, weil sich sonst große Fehler in die Berechnung des Brotwertes einschleichen können; oder — was bequemer ist — es werden die fertigen Kartoffelgerichte nach ärztlicher Anordnung eßlöffelweise abgemessen (S. 25 und Rezept Nr. 152, 150). Die immerhin kleinen Kartoffelmengen wirken als Gericht am ausgiebigsten, wenn in dünne Scheiben geschnitten und dann gebraten.

Durch einfaches Auswaschverfahren kann man den Kartoffeln den größten Teil der Stärke entziehen.

Verfahren nach F. Wolfner: Die geschälten rohen zerriebenen Kartoffeln werden in ungestärkte Leinwand eingeschlagen und unter kaltem Wasser so lange wiederholt ausgepreßt, bis kein Mehl mehr auszuringen ist. Nach wenigen Minuten bereits besteht der Brei im Leinwandbeutel fast nur aus Kartoffelfaser und enthält nur noch 1—2% Stärkemehl. Aus diesem Faserbrei lassen sich aber schmackhafte Speisen nicht bereiten. Man muß einen Teil des ausgewaschenen Mehles wieder hinzufügen. Zu diesem Zwecke gießt man das Wasser von dem zu Boden gesunkenen Mehlbreie größtenteils ab, bringt den Rest des Wassers mit dem Mehlbrei im Trichter auf ein Filter, oder schüttet ihn auf eine mehrfache Schicht gut aufsaugender Leintücher, von denen das oberste möglichst engmaschig sei. Nach Ablaufen des Wassers preßt man den Mehlbrei zwischen ungestärkten Leintüchern mäßig scharf aus und mischt nunmehr 1 Gewichtsteil Mehlbrei mit zwei Gewichtsteilen Faserbrei. Man erhält so ein Gemisch von ca. 6% Stärkegehalt, von dem 200 g gleichwertig sind mit 1 WBE = 20 g Weißbrötchen. Hieraus lassen sich verschiedene sehr schmackhafte Gerichte bereiten, namentlich Kartoffelpfannkuchen, Kartoffelschmarren, Kartoffelklöße. Doch wird dieser entmahlte Kartoffelbrei praktisch nur wenig benützt.

Ein anderes weniger eingreifendes und viel einfacheres Verfahren zur Herstellung von Kartoffelgerichten für Diabetiker gibt Rezept Nr. 156 an.

Der Ausfall bzw. die starke Beschränkung der Kartoffel hat zur Folge, daß die Diabetikerkost sehr kaliarm wird; dies ist unter Umständen durch Gebrauch künstlichen kalireichen Mineralwässers auszugleichen (S. 9). Immerhin liefern in der Regel Fleisch, Gemüse, Obst genügend Kali.

Man schreibt seit alters und teilweise auch jetzt noch bei Zuckerkranken den Kartoffeln ungünstigeren Einfluß als dem Brot zu. Grundsätzlich ist dies zweifellos falsch. Man kann sagen, daß 3 Gewichtsteile Kartoffeln den Zuckerhaushalt sicher nicht stärker, eher weniger belasten als 1 Teil Weißbrot (S. 18). Praktisch genommen liegen aber die Dinge so, daß die verzehrte Menge Kartoffeln viel schwerer gewichtsmäßig zu erfassen ist und daher viel häufiger und stärker, als Arzt und Patient selbst glauben, überschritten wird. Noch wichtiger aber ist ein anderer Umstand: Kartoffeln werden in der Regel zu starken und vor allem auch eiweiß- und fettreichen Mahlzeiten genommen, also gerade unter besonders ungünstigen Bedingungen; Brot wird hauptsächlich bei kleineren und anspruchsloseren Mahlzeiten genommen und damit unter viel günstigeren Umständen.

2. Inulinhaltige Knollen. In Verwendung übereinstimmend mit Kartoffel, im Aussehen ihnen ähnelnd, sind hier die inulinhaltigen Knollen zu erwähnen: Helianthus- und Dahlienknollen und Topinambur (Erdartischocke). Von ihnen kommt praktisch nur die letztere in Betracht. Ihre Empfehlung verdanken sie dem Umstande, daß sie Inulin statt Stärke enthalten, und daß das mehlartige Inulin auf die Zuckerproduktion höchstens halb so stark einwirkt wie Stärke. Dies hängt wahrscheinlich damit zusammen, daß der menschliche Darm das Inulin schlecht verdaut und resorbiert. Dennoch sind die Topinamburspeisen gut bekömmlich. Die Zusammensetzung ist: 2% Eiweiß, 16% Kohlenhydrat. Für den Zuckerhaushalt des Diabetikers sind 125 g geschälte Topinamburknollen 1 WBE = 20 g Weißbrötchen gleichzusetzen. Wer den eigenartigen Geschmack liebt, kann davon öfters Gebrauch machen. Man darf die Knollen nicht zu lange kochen, weil sie sonst zu weich werden und an Schmackhaftigkeit einbüßen. Über die Verwendungsform in der Küche berichtet jedes Kochbuch.

3. Stachysknollen, sehr wohlschmeckend, enthalten auch vorwiegend Inulin. Ihre Zusammensetzung ist fast die gleiche wie die der Topinamburknollen. Es scheint, daß auch hier der verhältnismäßig geringe Einfluß auf die Zuckerproduktion

auf schlechter Resorption beruht, trotz trefflicher Bekömmlichkeit. Stachys wirkt stuhlfördernd. 140 g Stachys (ungeschält; sehr schwer zu schälen!) sind als 1 WBE = 20 g
Weißbrötchen zu bewerten; wenn die Knöllchen nicht gedämpft, sondern in Salzwasser oder besser in Fleischbrühe
gekocht werden, ist fast die doppelte Menge (250 g) zu rechnen,
da sie beim Kochen sehr viel Kohlenhydrat abgeben. Über
Verwendung in der Küche vgl. die gewöhnlichen Kochbücher.

P. Milch und Rahm.

1. Milch. Wie aus den Zahlen der Tabelle IV hervorgeht,
ist es ein — freilich weitverbreiteter — Irrtum, daß saure
Milch (Dickmilch) und Ya-Urt wesentlich weniger Milchzucker
enthalten als frische Milch. Der eingedickte Ya-Urt, wie er
gewöhnlich nicht getrunken, sondern aus Schalen mit dem
Löffel verspeist wird, enthält prozentual sogar sehr viel mehr
Zucker als die ursprüngliche Milch. Ob und in welchem Maße
Milch und ihre Abarten zugelassen werden sollen, muß in
jedem Falle vom Arzte erwogen und bestimmt werden. In
manche Kostformen paßt Milch gut hinein, in andere nicht.
Wenn nicht ausdrücklich anders bestimmt, sollen Milch und
ihre Abarten nur als Äquivalente für Weißbrot genommen
werden (Tabelle IV). Wie oben (S. 5) bemerkt, gestatten wir
im Rahmen mancher Kostformen (S. 107 ff.) täglich $^1/_8$ Liter
Milch oder Rahm ohne Anrechnung auf die vorgeschriebene
Zahl der Weißbroteinheiten. Ob Milch oder Rahm hängt
davon ab, ob die Kost fettarm oder fettreich sein soll.

2. Kefir enthält nach 48 stündiger Gärung etwa 2,8% Milchzucker und 0,7% Alkohol, nach 72 stündiger Gärung 1,7 bis
1,9% Milchzucker und 1% Alkohol (600 ccm = 20 g Weißbrötchen). Von Kefir, der zu Hause leicht herstellbar ist,
könnte man beim Diabetiker mehr Gebrauch machen, als gewöhnlich geschieht. Der Geschmack sagt aber nicht jedem zu.
Der 3 tägige Kefir entwickelt bei manchen stopfende Eigenschaft. Dies läßt sich durch zweimalige Gabe von je 0,5 g
Magnesium Perhydrol ausgleichen (um 6 Uhr und um 10 Uhr
abends je 1 Tablette). Man beachte, daß der Kefir des Handels teils fettreich teils fettarm geliefert wird.

3. C. v. Noorden's Rahmgemenge. Man bedient sich hierzu
fettreichen Rahms, der etwa 30% Fett enthält. Der Geschmack

des Gemisches wird besser, wenn man den Rahm erst sauer werden läßt. Mangels zuverlässig guten und fettreichen Schlagrahms nimmt man am besten nicht gezuckerten sterilisierten Rahm. 1 Teil Rahm wird, nach vorherigem Anwärmen, mit 4 Teilen Wasser (gewöhnliches Wasser, Emser Wasser, Selterswasser) oder Tee oder Kaffee gemischt. Der Geschmack wird durch Zugabe von geschlagenem Eidotter wesentlich gehoben; auch ein wenig Plasmonpulver, ferner nach Belieben Salz oder Saccharin können zugesetzt werden. Die Zusammensetzung des natürlich stets fettreichen Rahm-Wassergemisches ist: 0,6% Milchzucker, 0,25% Eiweiß, 6% Fett; 1 WBE = 20 g Weißbrötchen entspricht an Kohlenhydratgehalt 2 Liter des eiweißarmen Gemisches.

4. Dr. Bouma's zuckerfreie Fettmilch für Diabetiker, aus den einzelnen Milchbestandteilen, mit Ausschluß des Milchzuckers, künstlich zusammengesetzt, ist völlig zuckerfrei (2,6% Eiweiß, 5,7% Fett; Nährwert in 100 ccm = 64 Calorien). Da man jetzt längere Perioden kohlenhydratfreier Kost nur selten verordnet, hat diese früher viel gebrauchte zuckerfreie Kunstmilch an Bedeutung eingebüßt. In Deutschland und Österreich ist diese Milch gänzlich vom Markte verschwunden.

5. Soyamamilch für Diabetiker, hergestellt aus Sojabohne unter Butterzusatz von den Soyamawerken in Frankfurt a. M., sehr wohlschmeckend, enthielt vor dem Kriege: 3,8% Eiweiß, 3,4% Fett, 1,2% Kohlenhydrat. 1 l hatte den Weißbrotwert von 20 g. Zur Zeit ist die Milch nicht erhältlich.

6. Milchtage und Milchkuren. Sowohl bei akuten Magenkatarrhen, bei fieberhaften Zuständen, bei anderen zwischentretenden Krankheiten, wie auch bei überfütterten Zuckerkranken, bei Kreislaufstörungen bewährt sich oft das Einschieben mehrerer reiner Milchtage, wobei man der Karellkur entsprechend, mit 600—800 ccm Milch beginnt und sehr allmählich höher steigt. Für diese Kur ist Bettruhe anzuraten. Besser als frische Milch ist für manche Fälle der weit zuckerärmere Kefir, von dem man die doppelte Menge reichen kann. Die knappe Milchkost entzuckert die Kranken oft, selbst in schweren Fällen. Auch einzelne Milch-Obst-Tage ca. $^3/_4$ l Milch + 600—800 g Äpfel (als Bratäpfel zu verzehren, ohne Schale als alleinige Kost) sind manchmal als Einschiebsel von Vorteil, aber nur auf Grund ärztlicher Verordnung. Rohobst mit Milchkur zusammen verursacht bei manchen Darmreizzustände. Näheres darüber in anderem Zusammenhang S. 163.

Des weiteren sei für den Fall schlechter Magen- und Darmbekömmlichkeit der Milch (bei Zuckerkranken nicht ganz selten!) auf die sog. homogenisierte Milch hingewiesen, die sich nur durch die Unfähigkeit, grobklumpig zu gerinnen, von steriler Milch unterscheidet.

7. Buttermilch ist zwar verhältnismäßig milchzuckerreich (3,5 bis 4,0%, S. 18), enthält auch ebensoviel Protein wie Vollmilch, ist aber arm an Fett (0,7 bis 0,9%). Letztere Eigenschaft stempelt sie zu einem sehr wertvollen Nahrungsmittel bei planmäßig fettarmer Kost. Aus der Diät Fettleibiger ist dies allbekannt. Buttermilchtage, an denen neben $1—1^1/_2$ l Buttermilch wir oft noch 2—3 Bratpäfel oder Bananen gestatten, gehören in die Reihe der sog. Kohlenhydrattage und -kuren (S. 167). Sie wirken stark entlastend auf den gesamten Stoffwechsel. Wir machen oft Gebrauch davon. Buttermilch ist sowohl ungesalzen wie gesalzen erhältlich.

8. Rahm. Der gewöhnliche Rahm, wie man ihn in Deutschland jetzt hier und da erhält, wie er aber früher als „Rahm" (oder „Sahne") überhaupt nicht feilgeboten werden durfte, enthält nicht mehr als 10% Fett und ebensoviel Milchzucker wie Frischmilch. Als Mittelwert eines guten Rahmes darf gelten der Gehalt von 20% Fett, 3,5% Eiweiß, 3,5% Milchzucker, mit einem Nährwert von 215 Calorien in 100 ccm. 300 ccm davon haben den Kohlenhydratwert von 20 g Weißbrötchen. Schlagsahne bedarf eines Fettgehaltes von mindestens 25%; sonst läßt sie sich nicht zu steifem Schnee schlagen. Der Normalgehalt guten, dicken Rahmes, zum Bereiten guter Schlagsahne geeignet, ist 30% Fett, 3% Eiweiß, 3% Milchzucker; Nährwert von 100 ccm = 305 Calorien. Hiervon haben 400 ccm den Kohlenhydratgehalt von 20 g Weißbrötchen (= 1 WBE). Für Zuckerkranke, die reichlich Fett genießen sollen, sollte, wenn irgend möglich, nur solcher Rahm verwendet werden. Wo aber Magerkost am Platze ist, wird man sich zum Schmackhaftmachen von Tee und Kaffee entweder kleiner Mengen von Milch oder höchstens 2—3 Eßlöffel der billigen fettarmen Sahne mit nur ca. 10% Fett bedienen.

Ein steriler Rahm in Büchsen mit 30% Fett (als Minimum) wird geliefert von der „Alpursa“ A.G. in Bissenhofen (Allgäu). Ein noch höherwertiger Rahm mit 35% Fett wird in Büchsen geliefert von Bosch & Co. in Waren (Mecklenburg). Wie Milch wird auch der Rahm mancherorts, z. B. in Frankfurt a. M., in besonders gut magenbekömmlicher, homogenisierter Form geliefert (Meierei Gottschalk).

In Ländern, wo Milch im Überflusse vorhanden, halte man sich natürlich an frischen Rahm, der mit verschiedenstem Fettgehalte (10—30%) am Markte ist. Zum Bereiten von saurem Rahm ist er viel besser geeignet als der sterilisierte. Über die küchentechnische Verwendung des Rahms geben im Anhange zahlreiche Rezepte Auskunft.

Die Rahmmenge ist stets vom Arzte zu regeln. Das früher übliche Trinken von viel Rahm, ohne ärztliche Kontrolle, kann sehr schädliche Folgen für den Zuckerhaushalt des Diabetikers haben. Eine Menge von Überfütterungsschäden beruhten darauf.

Im wesentlichen sind Verbot, Gewähr von wenig oder viel Rahm nur eine Fettfrage. Theoretisch gleichen Maßes wie andere, praktisch genommen häufiger als andere Fettträger, setzt reichlicher Rahmgenuß bei Zuckerkranken die Toleranz für Kohlenhydrate herab und begünstigt die Neigung zu Acetonbildung. Bei Magerkostformen (Kostform, S.143ff.) fällt reichlicher Rahmgenuß von vornherein aus.

Als äußerst schmackhaft und küchentechnisch (nicht nur zu Kaffee, Tee, Kakao, Erdbeeren usw.) breit verwendbar und wegen des starken Luftblasengehaltes doch nicht sehr fettreich ist Schlagrahm zu erwähnen. In 1 gehäuften Eßlöffel = 20 g Schlagrahm; kleinere Löffel, hochgehäuft, entsprechen 7—12 g Rahm. In bezug auf Fettgehalt entsprechen von gutem Rahm (mit ca. 28—33% Fettgehalt) je ca. 25 g 10 g guter Butter. Wo es auf genaue Regelung des Fettverzehrs ankommt, ist die Grammberechnung sicherer.

Q. Verschiedene Getränke.

1. Wasser, Mineralwässer. Man beachte, daß zwar für den Zuckerhaushalt die Menge des in irgendeiner Form aufgenommenen Wassers ziemlich gleichgültig ist, nicht aber für den Gesamtorganismus. Unter Umständen ist daher die Getränkmenge ärztlich zu regeln. Dasselbe gilt für die Auswahl von Mineral-Tafelwässern (vgl. S. 8). Unter Umständen ist es richtig, ihren Kochsalzgehalt zu berücksichtigen. Dessen Rückwirkung auf den Wasserhaushalt ist namentlich bei Insulinkuren zu beachten wichtig. In der Regel bevorzuge man alkalische Tafelwässer, wie Fachinger, Neuenahrer, Wildunger, Vichy-Celestin, in Österreich besonders das Preblauer Wasser. Bestimmenden Einfluß auf die die Zuckerkrankheit beherrschende Stoffwechselstörung selbst kann man heute keinem einzigen Mineralwasser mehr zuerkennen.

Kochsalzfrei und sehr schmackhaft, an Mineralstoffen fast so arm wie destilliertes Wasser, ist das als Tafelwasser sich von Jahr zu Jahr mehr einführende Gasteiner Quellwasser (mit wenig Kohlensäure angereichert).

2. Kaffee (echter Bohnenkaffee) und **Tee** sollen in der Regel nur in geringer oder mittlerer Konzentration genommen werden. Über Zulässigkeit starker, coffeinreicher Aufgüsse entscheide der Arzt. Reichliche Aufnahme der darin enthaltenen Alkaloide verstärkt manchmal die Störung des Zuckerhaushaltes. Wichtiger ist, daß bei zahlreichen Zuckerkranken das gesamte Nervensystem sich im Zustande erhöhter Erregbarkeit befindet, und deshalb bringen Kaffee und Tee hier leichter Störung des Schlafes, Übererregung des Herzens und unerwünschte Reaktion des Blutgefäßsystems. Die Ausschläge sind von Fall zu Fall verschieden.

Überempfindlichkeit des Nervensystems gegenüber Coffein (auch im echten Tee enthalten) macht es oft wünschenswert, zu coffeinfreiem Kaffee (dem trefflichen Kaffee-Hag) oder zu Ersatzpräparaten zu greifen (für Kaffee am besten gerösteter Spargelsamen; für Tee am besten getrocknete und ganz leicht angeröstete Hagebutten oder Blätter von Brombeeren unter Zusatz getrockneter Waldmeisterblätter oder auch Pfefferminztee).

3. Reiner Kakao ist so arm an zuckerbildender Substanz, daß 15 g bei den meisten Kostformen ohne weiteres statthaft sind. Reiner, gewöhnlicher Handelskakao enthält davon etwa 30%; sog. Diabetikerkakao und -schokolade oft zwischen 20 und 28%. Solch kleiner Unterschied rechtfertigt den

Namen „Diabetikerkakao" und den dafür verlangten sehr viel höheren Preis nicht. Die Bezeichnung „für Diabetiker" oder ähnliches halten wir nur für zulässig, wenn der garantierte Gehalt (S. 73) an zuckerbildendem Kohlenhydrat 15% nicht übersteigt. Derartige Ware ist im Handel.

Den fettärmsten Kakao, für Magerkost geeignet, liefert — soweit uns bekannt geworden — die Kakao-Kompagnie „Reichardt-Werk", G.m.b.H. in Wandsbek-Hamburg, Marke „Gral, 5 Wappen". Fettgehalt im Mittel = 12%.

Andererseits läßt sich bei erwünschtem Fettreichtum der Kost Kakaogetränk durch Einrühren von Eidotter und Schlagsahne mit viel Fett- und Nährwerten ausstatten. Dazu läßt sich auch die sog. „unentfettete Kakaomasse" benützen. Sie ist sehr würzigen Geschmackes. Sie enthält nur 10—12% Kohlenhydrat, so daß 35 g derselben 15 g Normalkakao entsprechen. Manchen verursacht sie kratzendes Gefühl im Hals; doch gibt es auch Ware ohne diese Eigenschaft. Solchem Material entstammen manche „Kakaopräparate für Diabetiker". Natürlich muß alles, was als Diabetikerkakao in den Handel kommt, mit verantwortlicher Angabe des Kohlenhydrat- und Fettgehaltes versehen sein, sonst abgewiesen werden (S. 68, 73). Aus den Angaben ist dann nach den kleinen Tabellen auf S. 18 und 20 leicht zu errechnen, welche Masse einer WBE entspricht.

15 g des gewöhnlichen Handelskakaos enthalten 4—5 g zuckerbildende Substanz. Von Diabetikerkakao mit 15% Kohlenhydrat würden 30 g dem gleichwertig sein. Wenn größere Mengen von Kakao als vorstehend erwähnt verwendet werden, sind sie auf Kosten der zustehenden Brotmenge zu verrechnen. Im allgemeinen ist reichlicher Gebrauch von Kakao nicht ratsam.

Zum Süßen von Kakaogetränken oder -speisen werde Saccharin oder Sionon benützt. Rezepte zu Kakaogerichten: Nr. 117, 118.

4. Schokolade des allgemeinen Handels ist natürlich für Diabetiker wegen ihres starken Zuckergehaltes verboten. Man hat aber die Herstellung schmackhafter Schokoladen mit geringem Gehalte an zuckerbildender Substanz wesentlich vervollkommt. Sie sind vorzugsweise zum Essen bestimmt, können aber auch zu Getränken und Speisen verwendet werden. Beim Einkaufe der jetzt sehr zahlreichen Marken achte man aber darauf, daß der Gehalt an zuckerbildendem Kohlenhydrat verbindlich angegeben ist. (Siehe oben bei Kakao.) Eine gewisse Süße verlangt man von Schokolade stets.

Das Süßen erfolgte früher fast ausschließlich mit Saccharin. Dann entstanden „Diabetiker-Schokoladen", die gesüßt waren mit Lävulose, Anhydrozuckern wie Salabrose und Saccharosan, oder mit Diasana (diese letztere Dextrine, Maltose und Lävulose enthaltend). Einige Schokoladenpräparate, z. B. öfters Pralinés und ähnliche, wurden auch mit Glycerin gesüßt. Dann trat vor wenigen Jahren das Sionon der I. G. Farbenwerke hinzu.

Saccharingesüßte Schokoladenware wird sich noch lange behaupten, da sie weitaus die billigste ist. Die Zulässigkeit glyceringesüßter Ware, bei der man unter Beibehaltung guter Schmackhaftigkeit aus technischen Gründen den Kohlenhydratgehalt besonders stark ermäßigen kann (bis auf 3% und weniger) ist an die Bedingung nur gelegentlichen geringen Verzehrs gebunden (S. 97). Lävulose, Anhydrozucker, Diasana, die alle für den Zuckerhaushalt keineswegs gleichgültig sind und vielfach in schädlichem Übermaß als Süßstoffe verwendetwurden, sind bereits großenteils und werden zweifellos zunehmend weiter verdrängt durch Sionon, mit dem sich Schokoladenwaren trefflichen Wohlgeschmackes und geringen Gehaltes an zuckerlieferndem Kohlenhydrat herstellen lassen.

Wie bei Kakao sollte bei Schokolade, die unter der Fahne „für Diabetiker od. ähnl." geht, der Gehalt an zuckerbildendem Kohlenhydrat 15% nicht übersteigen. Die jetzt überragend häufige Süßung mit Sionon erleichtert das Herstellen solcher Ware ungemein, und zahlreiche, neuerdings in den Handel gebrachte „Schokoladen für Diabetiker" bleiben erheblich unter dem oben bezeichneten Maximumgehalte (z. B. 10%).

Man halte daran fest, daß ohne Anrechnung auf die bewilligten Tagesmengen von WBE wie bei Kakao nicht mehr Schokolade freigegeben werde als 4—5 g zuckerbildendem Kohlenhydrat entspricht. Auch dieses hängt von ausdrücklicher Genehmigung des Arztes ab, der nicht nur nach Gesamtlage des Einzelfalles, sondern auch unter Berücksichtigung der jeweiligen Kostform entscheidet.

Vgl. zu „Schokolade" auch den Abschnitt T (Süßstoffe und Süßwaren), insbesondere die allgemeinen Bemerkungen über „Süßigkeiten" S. 91, 92.

5. Limonaden. Mischung von Citronensaft mit einfachem oder gewöhnlich kohlensaurem Tafelwasser. Süßung mit Saccharin oder Sionon. Süßen der Limonaden mit Glycerin, wozu wir früher beschränkten Maßes (maximale Tagesmenge = 15 ccm) geraten haben, möchten wir doch nur zu gelegentlichem Gebrauche empfehlen (S. 97). Hierzu gibt uns Anlaß, daß trotz Warnung damit doch recht häufig übertreibender und schädlicher Mißbrauch getrieben worden ist. Zugabe von etwas gebranntem Wasser (Kirschengeist usw.) nach Wunsch und Erlaubnis.

6. Weine. Zuckerfrei sind die vollkommen vergorenen, still gewordenen und geklärten leichten Faßweine, gleichgültig, ob aus Weintrauben oder aus Obstfrüchten bereitet. Auch die leichten weißen und roten Flaschentischweine sind zuckerfrei, wenn sie auf Faß völlig ausgereift sind; selbst für mittelschwere Weine gilt dies noch. Weißweine, selbst Rotweine werden jetzt, nachdem „spritzige Beschaffenheit" beliebt geworden ist, oft viel zu früh auf Flasche gefüllt und können dann noch 1% Zucker und mehr enthalten. Man verlange Weißweine, die längeres Faßlager hinter sich haben, und halte sich möglichst an zuverlässige Firmen. Unfertige Weine (Most, Rauscher, Heuriger und andere Bezeichnungen) sind grundsätzlich verboten.

Von allen Weinen, die ausdrücklich als „Weine für Diabetiker" angepriesen werden, muß man verlangen, daß der Zuckergehalt ausdrücklich und verantwortlich angegeben ist. Im allgemeinen liegt nur bei Südweinen und bei Schaumweinen Bedarf für Sonderware vor.

Hochgewächse und Südweine enthalten fast immer reichlich Zucker (vgl. S. 24). Der ganz herbe Tokayer Wein (magyarisch: Szamarodnu), weit edler im Geschmack als der süße (magyarisch: ászu), ist zuckerfrei; seine schwache Süße verdankt er natürlichem Glyceringehalte. Greifbarer und daher wichtiger ist der herbe Xeres (Sherry), dessen Gehalt an Kohlenhydrat freilich bekannt sein muß, da die Marke „herb" oder „trocken" ja auch für schwach zuckerhaltigen Wein gebraucht wird (Bezugsquellen S. 248). Ein herber Sherry dient auch dem von uns viel gebrauchten, mit Cola, Phosphaten u. a. ausgestatteten tonischen Wein „Restorvin" als Unterlage. Wir verwenden es bereits seit einigen Jahren. Bezugsquelle: S. 249.

Der unter den Namen „Extra dry" oder „brut" im Handel befindliche Schaumwein ist, wie die Erfahrung lehrt, keineswegs immer zuckerfrei. Es gibt zuckerärmste Marken (0,5 bis 0,8% Zucker), aber viele sog. „Trockenmarken" enthalten 3—5% Zucker!

Man wird aber dem Schaumweine immer rund 1—2% Zuckergehalt zubilligen müssen. Ganz zuckerfrei kaum genießbar! Es kommen vernünftigerweise ja nur kleine Mengen in Betracht. Wessen Stoffwechsel jene kleinen Zuckermengen nicht zuläßt, sollte lieber auf Schaumwein gänzlich verzichten, als wahrhaft zuckerfreie Schaumweine trinken, die wie verdünnter Essig mit eingepreßter Kohlensäure schmekken. Das Süßen mit Sionon, das dem Getränk zugleich „Körper" verleiht, hat das Herstellen wahrhaft schmackhafter Sehaumweine aus vollkommen durchgegorenem zuckerfreiem Trauben- und Apfelwein wesentlich erleichtert.

Es sei empfohlen, die ganz zuckerarmen bzw. zuckerfreien Schaumweine im Glase mit etwa $^1/_5$—$^1/_3$ ihres Volums gutem Rotwein (am besten Burgunder) zu versetzen. Sie munden dann weit besser. Bezugsquellen S. 249.

7. Branntweine. Die wahren Branntweine sind als Destillate zuckerfrei; ebenso Branntweine, die aus Alkohol, Wasser unter Zusatz von Essenzen oder Einlage von aromareichen Gewürzen oder Gewürzblättern hergestellt sind. Bei Kognak und Rum kommt öfters ein kleiner Zuckerzusatz vor, der dem Getränk mehr „Körper" geben soll (in Frankreich erlaubt, bei deutschem Weinbrand verboten). Für die kleinen Mengen, die genossen werden, fällt dies nicht ins Gewicht. Die Destillate aus Obstweinen (Kirsch, Zwetschen, Heidelbeeren, Aprikosen usw.) sind natürlich zuckerfrei, ebenso Kornbranntwein (S. 9).

Liköre enthalten sämtlich sehr viel Zucker.

8. Bier. Bier soll stets nur auf Kosten der zustehenden Brotmenge genossen werden, wenn nicht ausdrücklich ärztlicherseits anders bestimmt ist. Es ist also die Tabelle IV (S. 23) zu Rate zu ziehen. Man hüte sich vor schlecht ausgegorenen Bieren oder vor dem Genuß allzu kalten Bieres. Man halte sich an die leichten Lager- und Schankbiere. Bei den leichten Schankbieren braucht kein Unterschied zwischen hellen und dunklen gemacht zu werden. Daß das Pilsener Bier besonders arm an zuckerbildenden Stoffen sei, ist ein Vorurteil; das Pilsener Exportbier enthält mehr davon als die meisten deutschen und österreichischen leichten Schankbiere.

Für sämtliche alkoholischen Getränke gilt, daß Menge und Auswahl ärztlicher Vorschrift unterstellt sein sollen. Ohne Frage hat man früher, von einseitiger Betrachtung des Zuckerhaushaltes ausgehend, den Zuckerkranken viel zuviel alkoholisches Getränk gestattet oder gar empfohlen. Dies geschieht leider vielfach noch jetzt. Es ist aber zu bedenken, daß die Gewebe des Zuckerkranken, namentlich die hier in Frage kommenden Organe des Blutkreislaufes, zentrales und peripherisches Nervensystem, Leber, Nieren für Reizstoffe wie Alkohol empfindlicher sind als die Gewebe des Gesunden.

R. Tabak.

Sowohl Ärzte wie Kranke müssen berücksichtigen, daß zahlreiche Zuckerkranke, ebenso wie gegenüber Alkohol, auch für Nicotin überempfindlich sind. Wir begegnen bei Zuckerkranken außerordentlich oft Schäden am Herzen, am Gefäßapparat, am Nervensystem, an den Augen, die zweifellos auf Nicotinmißbrauch zurückgeführt werden müssen oder unter dem gemeinsamen und gleichgerichteten Einflusse der Zuckerkrankheit und des Nicotins entstanden sind. Dies wird oft übersehen, namentlich bei Neuralgien und rheumatismusähnlichen Leiden. Es werden dann oft ganz nutzlose Badekuren verordnet. Gut geleitete Diätkuren zur Regelung des Zuckerhaushaltes helfen. Viele Nicotinschäden gehen fälschlich unter dem Namen „Gicht".

S. Süßspeisen als Nachtisch und Süßgebäcke.

Süßspeisen als Nachtisch werden, namentlich von Kindern, von jungen Leuten und von Frauen ungern entbehrt. Aus dem Material der Tabelle I lassen sich ohne jegliche Verwendung von Mehl und Zucker zahlreiche Süßspeisen herstellen.

Bewährte Vorschriften finden sich im Anhang (S. 225 ff). Man soll sich aber nicht darüber täuschen, daß sie durchgängig besonders große Sorgfalt von der Küche verlangen; sonst mißraten sie leicht und munden nicht. Gar manche Süßgerichte erfordern auch ziemlich bedeutenden Kostenaufwand. Für die meisten freilich gilt dies nicht, um so weniger als jeweilig nur kleinere Mengen zum Verzehr in Betracht kommen.

Auch wenn die Süßspeisen nur aus Material der Tabelle I bereitet werden, spricht die Erfahrung dafür, daß sie doch mehr als angenehme Näscherei und nicht als sättigende Gerichte und ansehnliche Nährwertträger gelten dürfen. D. h. es sollen immer nur kleine Mengen davon verzehrt werden. Bei sehr vielen Süßgerichten ist auch ihr Fettgehalt zu berücksichtigen. Es ist bei vielen sehr bedeutend. Welche Süßgerichte und Gebäcke sich für Magerkost eignen, ist bei den Rezepten ausdrücklich bemerkt.

Man kann natürlich auch einen Teil der zustehenden Weißbrötchenwerte für Süßspeisen anlegen, und dies bietet Liebhabern derselben willkommene Abwechselung. Im allgemeinen ist Obst als Nachtisch empfehlenswerter. Einige Rezepte für Süßspeisen, die als „Weißbrotwert" angerechnet werden müssen, finden sich im Anhange (S. 237 ff). Über süßende Stoffe S. 9 und nächster Abschnitt.

T. Süßstoffe und Süßwaren für Diabetiker.

1. Zucker im üblichen Sinne des Wortes und dessen Abarten, ebenso mit Zucker gesüßte Gerichte und Waren aller Art soll man aus der Kost Zuckerkranker grundsätzlich streichen (gewisse Ausnahmen s. unten). Dies ist zu beachten, obwohl die Kost der weitaus meisten Diabetiker wahren Zucker enthält und sogar enthalten soll, oft in ansehnlichen Mengen. Träger dieses Zuckers ist weit überwiegenden Maßes das Obst. Wenn z. B. ein Diabetiker am Tage 600 g Äpfel verzehrt (Schale und Kerngehäuse nicht eingerechnet), so genießt er darin 60—70 g wahren Zucker, der sich nur in seiner chemischen Form, nicht in seinen chemischen Bestandteilen vom gewöhnlichen Zucker des Haushaltes unterscheidet.

Der Zucker des Haushaltes ist, gleichgültig, ob er vom Zuckerrohr oder von Zuckerrüben stammt, Rohrzucker (Saccharose), der eine chemische Verbindung von Traubenzucker (Dextrose, Glykose) und Fruchtzucker

(Lävulose) zu gleichen Teilen ist. Der Obstzucker besteht gleichfalls aus annähernd gleichen Teilen Dextrose und Lävulose und verschieden großen, meist geringen Mengen Rohrzucker. Daß die quantitativen Verhältnisse zwischen diesen 3 Zuckerarten in den verschiedenen Früchten nicht die gleichen sind, sei nur erwähnt, ist aber praktisch genommen im Rahmen dieser Betrachtung unwesentlich.

Praktisch genommen ist aber zuckerhaltiges Obst für den Diabetiker weit bekömmlicher als der Genuß entsprechender Mengen gewöhnlichen Zuckers. Dies hängt starken Maßes mit der langsamen Auslaugung des Zuckers aus dem Obst zusammen. Daher ist auch Rohobst (nicht Obstsäfte!) im allgemeinen von geringerem Einfluß auf den Zuckerhaushalt als das viel leichter im Magen und Darm auslaugbare gekochte Obst (S. 51). Bei Genuß von gewöhnlichem Zucker und mit solchem gesüßten Speisen wirkt sich der Zucker im Körper schneller und konzentrierter aus. Auch andere Gründe sind für die unterschiedliche Auswirkung auf den Stoffwechsel maßgebend, worauf wir hier nicht eingehen können.

Dazu kommt die erfahrungsmäßig große Gefahr, daß bei etwaiger Bewilligung gewisser Zuckermengen die Kontrolle über den wirklichen Verzehr schwierig ist und das zugestandene Maß häufig überschritten wird. Unter allen Umständen darf gewöhnlicher Zucker, in welcher Form auch immer, in der Diabetikerkost nur verwendet werden, wenn seine Menge auf die bewilligte Höhe des WBW der Gesamtkohlenhydrate in der Kost voll und ganz angerechnet wird (1 WBE = 12 g Zucker). Sonst geht jede Kontrollmöglichkeit verloren.

Dies betrifft vor allem die Verwendung von Zucker in der Küche. Geringer ist die Gefahr bei Verwendung von Stück- bzw. Würfelzucker zum Süßen von Kaffee und Tee, dessen Gewichtsmenge jeder, der Verständnis für Maß und Gewicht hat, nach orientierendem Abwägen der Stücke auf Briefwaage, mit hinlänglicher Genauigkeit leicht abschätzen kann. (6—12 g = $^1/_2$—1 WBE) genügen zum Süßen jener Getränke für einen ganzen Tag. Falls die Kost mehr als 150 g WBW (= $7^1/_2$ WBE, S. 16) gestattet, ist nichts dagegen einzuwenden, daß sorgsame und gewissenhafte Patienten einen kleinen Teil ($^1/_2$—1 WBE) in solcher Form verwenden. Dies ist berechtigt, da Kaffee und namentlich Tee beim Süßen mit wahrem Zucker einen höheren Genußwert erhalten als durch Süßen mit irgendeinem Ersatzmittel.

Kindern und Jugendlichen gestatten wir niemals wahren Zucker in irgendeiner Form. Sie müssen lernen und wissen, daß Zucker für sie schädlich ist. Jede Ausnahme verleitet zu unerlaubtem Verzehr. Selbst die sorgsamste Mutter kann dies nicht verhüten. Aber auch Erwachsenen wird Genuß gewöhnlichen Verbrauchszuckers oft zum Verführer.

2. Saccharin (vgl. hierzu S. 9) ist kein Zucker trotz seiner überaus starken Süßkraft. Das gebräuchliche leicht lösliche Natriumsalz des Saccharins ist etwa 400 mal so süß wie gewöhnlicher Zucker.

Über den Gebrauch der unter zahlreichen markengeschützten Namen verbreiteten Saccharintabletten gewinnt der Diabetiker selbst alsbald die nötige Erfahrung. In der Küche verwendet man am besten eine gesättigte Lösung von Krystallsaccharin Man bringt davon $3^1/_2$—4 g in ein Tropfglas von 50 ccm Rauminhalt, füllt dieses mit kaltem Wasser und schüttelt häufig durch; nach 1—2 Tagen ist das meiste gelöst. Zum Zeichen der Sättigung bleibt ein Rest ungelöst am Boden. 16 Tropfen hiervon haben die Süßkraft von 20—25 g Zucker. Erwärmen und, bei den meisten Gerichten, auch ganz kurzes Kochen („Aufwallen") verträgt das Saccharin, ebenso kurze Backhitze; längeres Kochen aber macht den Geschmack widerwärtig (S. 9).

3. Besondere Zuckerarten. Obwohl alle hier zu erwähnenden Zuckerarten sowohl den Blutzucker wie den Harnzucker des Diabetikers bemerkenswert weniger steigern als der gewöhnliche Gebrauchszucker und als Stärke, ist keine so harmlos, daß man sie den Zuckerkranken, ohne Rücksicht auf sonstige Kost, zu freier Verfügung stellen darf. Namentlich bei fortlaufendem Gebrauch treten Nachteile unliebsam hervor. Mit ihnen allen ist sehr viel Mißbrauch getrieben worden.

a) Lävulose (= Fruchtzucker) ist die ältest bekannte dieser Zuckerarten. Als sie vor etwa 30 Jahren zu verhältnismäßig billigem Preise greifbar wurde, hoffte man, großen Gewinn daraus ziehen zu können, daß sie durchschnittlich nur halb so stark auf den Zuckerhaushalt des Diabetikers einwirkt wie gewöhnlicher Zucker und wie Stärke, die beide annähernd gleich stark einwirken. Diese Hoffnungen wurden aber dadurch enttäuscht, daß die Größe des Ausschlages stark abhängt von der jeweiligen Stoffwechsellage und von Art sowie

Menge der sonstigen Kostbestandteile. Ferner zeigte sich, daß Lävulose — wenn regelmäßig in einigermaßen nennenswerter Menge der sonstigen Kost hinzugefügt — bald früher bald später an Bekömmlichkeit für den Zuckerkranken einbüßt, bald mehr bald weniger. Diese Unübersichtlichkeit und Unberechenbarkeit der Lävulosewirkung zwingt zur Vorsicht.

Im Haushalt ward Lävulose hauptsächlich zum Süßen von Limonaden verwendet. Dafür ist sie gut geeignet. Diabetikern, die beim täglichen Verzehr von etwa 150 g WBW (S. 16) oder mehr zuckerfrei bleiben, darf man freistellen, zweimal wöchentlich 20 g Lävulose als weitere Zulage hinzuzufügen, sei es in Form von Limonade, sei es zum Süßen von Kompott oder Mandelgebäck, auch in Form der Stollwerckschen Lävuloseschokolade, die 50% Lävulose enthält, von der also 40 g der angegebenen Menge von 20 g entsprechen.

Im übrigen aber ist Lävulose sowohl in reiner Substanz wie als Bestandteil häuslicher Gerichte und gekaufter Ware unbedingt auf den bewilligten WBW zu verrechnen, wie wir es auch für gewöhnlichen Zucker verlangten (s. oben). Aber die Menge darf etwas größer sein. Bei Zucker war das Verhältnis: 1 WBE = 12 g Zucker, bei Lävulose ist es: 1 WBE = 20 g Lävulose. Dies ward auch schon bei unserer Berechnung des WBW der lävulosereichen Obstfrüchte berücksichtigt.

Es sind mit der Zeit zahlreiche mit Lävulose gesüßte Produkte, wie eingemachte Früchte, Bäckergebäcke, Konditorwaren u. a. mit der Bezeichnung für „Diabetiker" in den Handel gekommen. Sie werden oft als harmlos gewertet, sind es aber nicht. Wie bei anderen Waren für Zuckerkranke muß ihr Gehalt an zuckerliefernder Substanz verantwortlich angegeben sein (S. 58), und zwar sowohl der Gehalt an Lävulose wie auch der Gehalt an gesamtem zuckerliefernden Kohlenhydrat. Sonst ist die Berechnung ihrer Bekömmlichkeit unmöglich.

Das Süßen mit Lävulose, unter Beachtung ihres WBW, beansprucht zwar größte Genauigkeit, ist aber ein gangbarer Weg. Er hat noch Berechtigung, da einstweilen der Preis der süßenden Kraft bei Lävulose noch geringer ist als bei dem harmlosen Sionon. Dies wird sich wohl bald ändern.

b) Diasana, im wesentlichen aus Zwischenstufen zwischen Stärke und einfachen Zuckern bestehend (Dextrine, Maltose), hat zu vielfachem Mißbrauch geführt. Wir empfehlen Diasana nicht. Durch Sionon gänzlich überflüssig geworden.

c) Salabrose und Saccharosan (sog. Anhydrozucker), schwächer den Blut- und Harnzucker steigernd als Lävulose und auch zum Herstellen von Schokolade u. a. benützt, haben sich nicht hinreichend als Süßmittel und in bezug auf ihre Bekömmlichkeit bewährt. Nachdem wir jetzt über das Sionon verfügen, sind sie gänzlich überflüssig geworden.

d) Oxanthin, eine von den Höchster Farbwerken auf Veranlassung S. Isaac's hergestellte Triose (Zucker mit 3 Kohlenstoffatomen), eignet sich nicht zu eigentlichem Zuckerersatz. Dagegen bewährte sich Oxanthin sehr gut als Zulage zu besonders strengen kohlenhydratfreien Diätformen, wenn man Grund hat, von denselben unerwünschten Anstieg des Acetons zu befürchten. Die geeignete Tagesmenge ist dann 50—80 g, die aber auf Einzelgaben von je 10 g zu verteilen ist; am besten gelöst in Wasser mit reichlich Citronensaft. Da Oxanthin wegen seines starken Reduktionsvermögens bei unmittelbarer Berührung die Haut bräunt, sei empfohlen, die Limonade durch ein Glas- oder Strohrohr zu schlürfen. Etwaige Bräunung der Finger oder Lippen bildet sich übrigens innerhalb 2—3 Tagen zurück. Wird Triose bei gleichzeitiger Insulinbehandlung gegeben, so muß das Insulin auf etwa $^2/_3$ der sonst benötigten Menge herabgesetzt werden. Zur Zeit wird Oxanthin nicht hergestellt.

e) Karamel. Bei Karamelisierung des gewöhnlichen Zukkers entsteht ein chemischer Körper, der nur geringen Einfluß auf Erhöhung des Blutzuckers hat. Den richtigen Grad der Karamelisierung im Haushalt zu treffen, ist nicht leicht. E. Grafe ließ ein entsprechendes Präparat unter dem Namen Karamose von der Firma E. Merck herstellen. Auch die Karamose möchten wir unter gleichen Umständen empfehlen wie das Oxanthin; sie beugt dann wie dieses, wenn auch nicht ganz so kräftig, dem Anstieg des Acetons vor. Tagesmenge 70—100 g, auf 4—5 mal verteilt. Gebrauchsanweisung liegt den Packungen bei. Bei manchen verursacht Karamose Durchfälle. — In Begleitung sonstiger, kohlenhydrathaltiger Kost sollten 15—20 g Karamose nicht überschritten werden.

Karamelisiertes Mehl und Brot: Von den neuerdings nach E. Grafe's Angaben durch die Dr. Theinhardt'-schen Nährmittelwerke hergestellten, karamelisierten. scharf gerösteten Brotscheiben (Toast), kann man dem Diabetiker — außer an strengst kohlenhydratfreien Tagen — 1—2 Scheiben einmal am Tage gestatten. Sie sind zwar sehr reich an Kohlenhydrat (bis 50%), aber arm an zuckerbildendem Kohlenhydrat. Nicht besonders schmackhaft!

f) Bienenhonig enthält ein Gemisch von Zuckerarten, das dem des Obstes ähnlich ist, aber in durchschnittlich etwa 8facher Konzentration. Grundsätzlich stände nichts im Wege, Honig gemäß seines WBW ebenso wie andere Kohlenhydratträger zu verwenden. Dies ist aber unzweckmäßig, da das Abwiegen oder Abmessen schwierig ist und wegen der hohen Zuckerkonzentration jeder Fehler stark ins Gewicht fiele. Verwendbar ist Bienenhonig nur bei extremer Magerkost mit wirklich sehr hoher Kohlenhydratzufuhr (mehr als 300 g WBW). Dann sind 15 g Bienenhonig zu berechnen als 1 WBE (S. 16). Dies aber nur auf ausdrückliche Weisung des Arztes hin!

Der in populären Schriften häufig betonte Vitamingehalt des Bienenhonigs ist äußerst gering und kommt praktisch genommen nicht in Betracht.

3. Glycerin ward schon mehrfach als Süßmittel erwähnt, aber nicht ohne Bedenken (S. 10, 59). Es dient unzweifelhaft im Körper als Zuckerquelle, wenn auch nicht ausschließlich diesem Zwecke. Sein Einfluß auf den Zuckerhaushalt des Diabetikers ist noch geringer als der der Lävulose, und daher ist es vollberechtigt, gelegentlichen Gebrauch bescheidener Tagesmengen (15 ccm) freizugeben. In diesem Sinne wurde es in der Kost des Zuckerkranken seit langem zum Süßen von Limonaden gestattet und verwendet (S. 89). Darüber hinaus hat es im Haushalt zur Bereitung von Gerichten kaum Verwendung gefunden. Es eignet sich aber auch zum Herstellen weicher Süßwaren (Pralinés und sonstige Konditorwaren), zum Süßen von Gebäcken und vor allem zum Süßen von eingemachten Früchten und von Marmeladen. Davon ist starker Gebrauch gemacht worden, namentlich bei Früchten und Marmeladen. Technisch und geschmacklich stehen solche Marmeladen usw. auf voller Höhe. Technisch ist es dabei möglich, den Zuckergehalt der Früchte weitestgehend zu entfernen bzw. — z. B. bei Marmeladen aus den zuckerfreien Orangenschalen — Zuckergehalt der Ware völlig zu vermeiden. Da solche Waren dann mit vollem Rechte als höchst zuckerarm (2—3%) oder zuckerfrei (Marmelade aus Orangen-, Zitronen- oder Grapefruitschalen) bezeichnet werden, sind sie mancherorts als völlig statthafte Genußmittel für Zuckerkranke betrachtet und erlaubt worden. Sie pflegen aber in 100 g mindestens 25—30 g Glycerin zu enthalten. Angesichts der Wertung als völlig unschädlich wird die schmackhafte Ware oft in Mengen von 150—200 g Tag um Tag verzehrt. Wir können die namentlich in England verbreitete Meinung der völligen Unschädlichkeit derartiger Glycerinmengen nicht teilen. Wir raten deshalb, den Genuß der zuckerfreien aber glycerinreichen Fruchtkonserven und Marmeladen auf 2 Eßlöffel täglich zu beschränken.

Von den glycerinreichen Konditorwaren (Bonbons u. a.), die überaus arm an sonstiger zuckerliefernden Substanz sind, sollten nur 30 bis höchstens 40 g zu beliebigem Gebrauche freigegeben werden.

Aber entweder Glycerinfruchtwaren oder Glycerinkonfekt oder Glycerin zu Limonaden; keinesfalls das eine und das andere, weil sonst die Glycerinmenge zu hoch wird.

Fortgesetzter Gebrauch größerer Glycerinmengen bleibt selten ohne schädlichen Einfluß auf den Zuckerhaushalt des Zuckerkranken. Des weiteren haben wir mehrfach nach solchem Mißbrauch des Glycerins Reizzustände der Nieren beobachtet, namentlich bei Zuckerkranken mit hohem Blutdruck und hohem Blutzucker, bei welchem meistens der Harnzucker verhältnismäßig gering ist oder sogar gänzlich fehlt.

Die Technik der „Waren für Zuckerkranke" wird wahrscheinlich sich bald gänzlich vom Glycerin loslösen und statt dessen sich des unschädlichen Sionons bedienen, was wir angelegentlichst empfehlen möchten. S. 59.

5. Sionon ward von der I. G. Farbenindustrie synthetisch dargestellt. Es ist kein Zucker, obwohl es einer besonderen Zuckerart (dem Ketonzucker „Sorbose") entstammt. Das feinpulverige Sionon ist leicht löslich. Seine Süßkraft beträgt

$^1/_5$ des gewöhnlichen Zuckers. Daraus folgt aber nicht, daß man zum Süßen stets 5 mal soviel Sionon gebrauchen soll und braucht wie von Zucker. Getränke aller Art (wie Kaffee, Tee, Kakao, Limonaden), Gefrorenes (insbesondere auch Fruchtgefrorenes), Gebäcke, Süßspeisen aller Art, Kompotte, Marmeladen haben eine angenehme, noch nicht aufdringliche Süße ohne störenden Bei- und Nachgeschmack, wenn die genußfertige Masse 10—15% Sionon enthält. Eßschokolade und kleine Konditorwaren, die in geringen Mengen verzehrt werden (etwa 30 g am Tage) und jedenfalls von keinem Zuckerkranken in größeren Tagesmengen verzehrt werden sollten, bedürfen eines Sionongehaltes von 25—35%. Sionon hat hohen Maßes die Eigenschaft, den Gerichten das zu verleihen, was die Nahrungsmittel- und Küchentechnik „Körper" nennt. Bei manchen Gerichten, z. B. Fruchtmus, Marmeladen, Gefrorenem, kann man diese Eigenschaft durch Beigabe kleiner Mengen von Agar-Agar nach Wunsch verstärken.

Zum Unterschied von allen anderen für Diabetiker gut geeigneten Süßstoffen besitzt Sionon ansehnlichen Nährwert (100 g = 390 Calorien! Fast soviel wie Zucker mit 420 Cal. in 100 g).

Was sich schon aus mehrjährigen Vorversuchen ergeben hatte, bestätigte die breitere Erfahrung, nachdem das Sionon seit 2 Jahren überall zugänglich geworden ist: Selbst bei fortgesetztem Gebrauche üben Tagesmengen von 40—60 g Sionon keinen nachteiligen Einfluß auf den Zuckerhaushalt des Diabetikers aus. Eine derartige Unschädlichkeit üblicher Mengen kommt unter allen Süßstoffen neben dem Sionon nur dem Saccharin zu. Geschmacklich und küchentechnisch ist Sionon dem Saccharin weit vorzuziehen. Das Saccharin zu verdrängen, hindert einstweilen nur der erheblich höhere Preis der' erforderlichen Siononmengen.

Bei Neigung zu Diarrhöen wird Sionon manchmal (keineswegs immer) schlecht vertragen.

Es gibt jetzt schon eine große Menge käuflicher mit Sionon gesüßter Waren verschiedenster Art, für den Gebrauch Zuckerkranker bestimmt. Es liegt nicht nur im Interesse der Ärzte und der Zuckerkranken, sondern auch in dem der Fabrikanten, wenn sowohl der Sionongehalt wie auch der Gehalt an zuckerlieferndem Kohlenhydrat auf Einzelpackungen verantwortlich angegeben ist. Sonst sind Mißverständnisse unvermeidlich.

Wir erhielten zum Beispiel von einem Patienten ein Glas eingekaufter, trefflich mundender Erdbeermarmelade, die mit 12% Sionon gesüßt war und die Bezeichnung „Für Zuckerkranke" trug. Wie bei allen Marmeladen war die Fruchtmasse durch das Einkochen eingedickt worden, und die Analyse ergab einen Gehalt von 10,8% Zuckergemisch, wie es in Erdbeeren vorkommt. Solche Ware ist natürlich nicht für Zuckerkranke geeignet (S. 58) und hatte auch bei jenem Patienten erheblichen Schaden angerichtet, da er sie für zuckerfrei hielt und davon neben zugebilligter Brot- und Obstmenge täglich 150—200 g verzehrt hatte.

Rezepte für Sionongerichte finden sich im letzten Abschnitt dieses Buches. Bezugsquellen für sionongesüßte Handelswaren S. 248 ff.

6. Süßigkeiten im allgemeinen. Wir möchten diesen Abschnitt über Süßstoffe mit einer Warnung beschließen. Die besprochenen Süßstoffe, Saccharin und Sionon, weit bescheideneren Umfanges auch Lävulose und Glycerin, ermöglichen es dem Diabetiker, Getränke und Obstgerichte in angenehm gesüßter Form zu genießen. Sie ermöglichen es ihm auch, mancherlei Süßgerichte, wie man sie als Nachtisch liebt, ferner auch angenehm gesüßtes Teegebäck in mäßigen Mengen ohne jegliche oder doch ohne wesentliche Kohlenhydratbelastung zu gebrauchen. In manchen Kostrahmen passen sie hinein, in andere Kostformen nicht. Der Arzt muß darüber entscheiden. Wir warnen aber die Zuckerkranken davor, in reichlicher Menge und gar fortlaufend zu den Konditorwaren im engeren Sinne des Wortes (Kanditen) zu greifen, auch wenn sie nicht nur als geeignet für Diabetiker bezeichnet werden, sondern auch wirklich so gut wie kohlenhydratfrei sind. Gelegentlicher Genuß kleiner Mengen ist nicht zu beanstanden. Regelmäßiger Gebrauch wirkt erfahrungsgemäß als Verführer und läßt gar manchen Zuckerkranken auch zu solchen Waren greifen, deren Unschädlichkeit keineswegs sichersteht; dies um so mehr, als derartige Süßigkeiten nur dann gut munden, wenn dem Gaumen reiche Abwechslung geboten wird. Bei manchen Nahrungs- und Genußmitteln, die in natürlicher Substanz diese oder jene wahre Zuckerart oder zuckerähnliche Substanz, jedenfalls aber unmittelbar zuckerbildendes Material enthalten, oder denen solches Material in kleinen Mengen beigefügt wurde, haben wir erwähnt, daß wir sie in gewissen Mengen unter Umständen, d. h. je nach Lage des Einzelfalles, ohne Anrechnung auf die zugebilligte Menge der Kohlenhydratträger **(WBE)** freigeben. Wir müssen für deren praktischen Gebrauch aber unbedingt 2 Gruppen unterscheiden:

Erste Gruppe. Hierhin gehören: a) Mandeln und Nüsse in den auf S. 7 bezeichneten Mengen (bei fettarmen Kostformen Vorsicht!); — b) Milch bis $^1/_8$ l (S. 82); — c) Rahm bis $^1/_8$ l, falls nicht das Erfordernis fettarmer Kost dagegen spricht (stets Milch oder Rahm, S. 5); — d) Kakao in den auf S. 9 und S. 86 bezeichneten Mengen; — e) Marmelade bei Innehalten der bezeichneten Menge und unter Voraussetzung, daß die Marmelade zuverlässig nicht mehr als 6% zuckerbildendes Kohlenhydrat enthält, wobei Süßung mit Saccharin oder Sionon ohne Belang ist.

Dies alles sind so wichtige Ergänzungsstoffe für die Diät der Zuckerkranken, daß wir sie trotz aller möglichen theoretischen Einwände und auf Grund praktischer Erfahrung bei sämtlichen reich ausgestatteten Kostformen einzeln oder nebeneinander freigeben, nicht aber bei den besonderen Zwecken dienenden knappen Kostformen, namentlich nicht, wenn dieselben als eingeschobene Einzeltage oder kurze Perioden dienen.

Zweite Gruppe. Hierhin gehören Süßwaren im engeren Sinne des Wortes, vor allem die für Diabetiker bestimmten Süßgebäcke (Makronen, Soyapan, S. 74), Lävulose in Substanz (S. 94), Schokoladen, Konfekt u. dgl.). Hier ist weise Beschränkung unbedingt nötig, auch wenn zum Süßen Saccharin oder Sionon benützt wurde (vgl. diesen Abschnitt Nr. 5, oben). Sie sollen nur freigegeben werden, wenn die Lage des Einzelfalles es unbedenklich erlaubt, also stets nur unter ausdrücklicher Zustimmung des Arztes, in der Regel für den Tag nicht in größerer Menge als einzeln oder insgesamt $^1/_2$ **WBE** entspricht, höchstens 1 **WBE**! Wir kennen selbst natürlich nur eine kleine Auswahl der käuflichen Waren. Arzt und Patient können sich auf Grund der kleinen Tabellen auf S. 63 und 68 leicht unterrichten, welche Mengen der Ware im Bereich einer halben bzw. ganzen **WBE** liegen, wenn der Gehalt an zuckerbildender Substanz verantwortlich angegeben ist (S. 58 u. a. O.).

III. Über die Anordnung der Mahlzeiten.

1. Die **Einteilung der Mahlzeiten** richtet sich teils nach Gewohnheit und allgemeiner Lebensweise, teils auch nach der jeweils gültigen Kostform. Z. B. vertragen die Patienten an Hafertagen, an Obst-Salat-Tagen u. dgl., an Gemüsetagen, oft auch an Gemüse-Mehl-Tagen (vgl. unten) keine langen Pausen zwischen den Einzelmahlzeiten. Bei gewöhnlicher strenger Diät, bei sog. halber Fleischkost, bei Mischkost und überhaupt bei allen eiweißreicheren Kostformen braucht man nur dann auf mehr als 3 Mahlzeiten zu bestehen, wenn durch reiche Fettgaben der Ernährungszustand gehoben werden soll. Abgesehen von Fällen, wo mindestens 200 g Weißbrot oder dem entsprechende Äquivalente in Form von sonstigen mehlhaltigen Stoffen (andere Brotsorten, Kartoffel, Mehlspeisen usw.) als Tagesverzehr erlaubt sind, sollte das gesamte mehlhaltige Material auf die 3 Hauptmahlzeiten (morgens, mittags und abends) verteilt werden. Zu Zwischenmahlzeiten ist außer kohlenhydratfreiem Material Obst viel geeigneter.

Mittagessen und Abendessen. Es ist bemerkenswert, daß manche Zuckerkranke die gleichen Nahrungsstoffe und -mengen besser vertragen, d. h. weniger leicht oder geringeren Maßes mit Zuckerausscheidung darauf zu reagieren, wenn sie sie zum Abendessen als wenn sie sie zum Mittagessen nehmen. Dann ist es ratsam, nach Sitte fast aller nichtdeutscher Länder die Abendmahlzeit auf Kosten des Mittagessens stärker auszubauen. In anderen Fällen ist es gerade umgekehrt. Es gehört zum Ausproben der im Einzelfalle bestbekömmlichen Kost, sich über den zweckmäßigsten Verteilungsplan klar zu werden.

Zweites Frühstück. Im allgemeinen machten wir die Erfahrung, daß das in Deutschland und Österreich leider noch weitverbreitete Einschalten einer Mahlzeit zwischen Frühstück und Mittagessen bei den meist üblichen Kostformen für den Diabetiker unzweckmäßig ist. Bei Verzicht darauf treten die Diabetiker mit verhältnismäßig niedrigem Blutzucker (oft niedriger als morgens nüchtern) an das Mittagessen heran, und letzteres kann dann reicher mit Kohlenhydratträgern ausgestattet werden. Diese günstige Einstellung wird durch eine

Zwischenmahlzeit gefährdet. Bei Heranziehen von Fleisch beim morgendlichen Frühstück, was wir bei allen fleischreichen Kostformen dringend empfehlen, liegt gar kein Bedürfnis für Zwischenmahlzeit vor. Im Bedarfsfalle raten wir zu einer Tasse kräftiger Fleischbrühe oder etwas Luftbrot mit Käse und Butter oder unter Umständen, aber nur bei verhältnismäßig niedriger Einstellung der Blutzuckerwerte — zu kleinen Mengen rohen Obstes (1 Apfel = 1 WBE), widerraten aber mehlreiche Speisen (Brot, Hafersuppe u. dgl.) und auch Milch. Die beiden letzteren bewirken allzu leicht Anstieg des Blutzuckers, der sich bis zum Mittagessen hinzieht.

Es sei aber ausdrücklich bemerkt, daß es Fälle gibt, wo das Einschieben einer kleinen kohlenhydrathaltigen Zwischenmahlzeit am Vormittage deutlich günstigen Einfluß auf die Tageszuckerkurve des Harns und vor allem des Blutes hat. Die Erfahrung am Einzelfalle muß also entscheiden.

Nachmittagsmahlzeit. Im allgemeinen hat eine Zwischenmahlzeit nachmittags (4 bzw. 5 Uhr) geringeren Einfluß auf die Bekömmlichkeit des später folgenden Abendessens als das II. Frühstück auf die des Mittagessens. Wenn aber das Abendessen reichlicher ist als das Mittagessen, was im geselligen Leben oft unvermeidbar ist, soll nachmittags zum Tee bzw. Kaffee unbedingt kein Brot genommen werden, sondern lieber Obst (1 WBE, S. 16). Auch kleine Mengen des höchst kohlenhydratarmen Diabetiker-Teegebäcks sind anwendbar. Auch Milch läßt sich häufig, namentlich in leichteren Fällen, nachmittags mit guter Bekömmlichkeit gut unterbringen. Das sind aber Fragen, die nur nach den Erfahrungen am Einzelfalle entschieden werden können.

Von Anordnung der Mahlzeiten bei bestimmten Kostformen wird an zuständiger Stelle die Rede sein.

Als allgemein wichtige Regel beachte der Zuckerkranke:

langsam essen, gut kauen.

Hastiges Essen überlastet nicht nur den Magen, sondern wirkt auch als schädlicher Reiz auf die Zuckerproduktion, gleichgültig um welches Nahrungsmaterial es sich handelt.

Nicht immer ist es ratsam, Kohlenhydratträger (Tab. IV), die ja Stärkemehl und in den Früchten auch Zucker enthalten, auf das I. Frühstück und überhaupt auf die Vormittagsstunden zu verlegen. Wenn wir zu dieser Tageszeit auf solche Nahrungsmittel verzichten, schaffen wir — täglich wiederkehrend — eine mindestens 18 stündige Pause in der Kohlenhydratzufuhr (vom Abend- bis zum Mittagessen), und dies dient in manchen Fällen, keineswegs immer, gewissermaßen zur Erholung des zuckerbildenden Apparates. Wir können uns aber auch die gleiche Pause verschaffen, wenn wir die Kohlenhydratträger auf Morgen-, Vormittags- und Mittagsstunden verteilen, die Nachmittags- und Abendmahlzeit aber damit nicht belasten. Diese letztere Anordnung ist namentlich bei solchen Zuckerkranken empfehlenswert, die gewohnt sind, abends stark zu essen. Bei reichlicher Abendmahlzeit entbehren sie die Kohlenhydratträger meist lieber als beim Frühstück.

Bei Insulinkuren treten andere Gesichtspunkte in den Vordergrund. Die Anordnung wechselt dann von Fall zu Fall nach ärztlicher Vorschrift (S. 174).

2. Den **Einfluß des Kostaufbaues auf Toleranz der Kohlenhydrate** zu kennen, ist von praktisch größtem Belange. Nur in sehr leichten Fällen ist die Bekömmlichkeit der Kohlenhydratträger so groß, daß die Zuckerausscheidung nicht deutlich von dem Verhältnis: Kohlenhydrat zu Eiweiß plus Fett beeinflußt wird. Dagegen macht sich dieser Einfluß am Verhalten des Blutzuckers in zahlreichen leichteren Diabetesfällen schon frühzeitig deutlich bemerkbar und mit der Zeit dann auch bei der Zuckerausscheidung. Die Nichtbeachtung der Erfahrungstatsachen ist häufig Ursache für die Verschlechterung der ganzen Stoffwechsellage. Daher ist es ratsam, auch in leichteren Fällen mit vorbeugender Vorsicht den Grundsätzen zu folgen, die in allen nicht ganz leichten Fällen unerläßlich sind:

1. Die Toleranz für Kohlenhydrate aller Art ist um so größer, je geringer der Gesamtnährwert (Calorienwert) der Kost ist. Mästende Überernährung verringert sie stark, abmagernde Unterernährung erhöht sie. Doch darf zugunsten der Toleranz die Unterernährung nie so weit getrieben werden, daß der Kräftezustand leidet. Immerhin ist es recht zweifelhaft, ob der nachteilige Einfluß calorienreicher, mästender Kost auf den Zuckerhaushalt an die Höhe der Calorienzufuhr gebunden ist, d. h. dieser parallel geht. Mästende Kost ist in der Regel fettreich, und vieles spricht dafür, daß nicht der hohe Caloriengehalt der fettreichen Kost, sondern daß Vorgänge, die mit der Assimilation und dem Ansatz von Fett verknüpft sind, der wahre Schädling sind. Vgl. S. 141.

2. **Bei fettreicher Kost** ist die Toleranz für Kohlenhydrate um so höher, **je eiweißärmer sie ist.** Namentlich reichlichere Mengen von Fleischeiweiß wirken nachteilig dabei; vegetabiles Eiweiß (Getreideeiweiß) deutlich weniger. Auf diesen Tatsachen beruht z. T. auch die Berechtigung der durch C. v. Noorden's Haferkuren eröffneten sog. Kohlenhydratkuren (S. Kostformen S. 156); weiterhin auch die Erfahrungen über „Wechselkost", Mehlfruchtkuren und vor allem die Petrén-Kuren (S. 130); ferner der seit langem erkannte Vorteil der sog. halben Fleischkost (S. 114) vor der strengen Vollkost (S. 111) als Hauptkost und die Zulässigkeit lakto - vegetabiler Entfettungskost (S. 168).

3. **Bei eiweißreicher Kost** ist die Toleranz für Kohlenhydrate um so größer, **je fettärmer die Gesamtkost ist.** Beispiele für solche Kostformen sind die „Proteinreiche Magerkost" und die „Diabetiker-Banting-Kost (Kostformen S. 146, 148), bei denen der Eiweißreichtum der Kost sehr hoch steigt. Die Fettarmut der Kost muß aber da eine Grenze finden, wo Behagen und Ernährungszustand darunter leiden. Gegen gleichzeitigen Eiweiß- und Fettreichtum der Kost liegen grundsätzlich keine schwerwiegenden Bedenken vor, wenn man auf Beigabe von Kohlenhydratträgern völlig oder nahezu völlig verzichtet. Es ist dies, wie man jetzt weiß, zwar bei weitem nicht das beste Verfahren für Dauerernährung der Zuckerkranken; aber es ist doch daran zu erinnern, daß es bis gegen Ende des vorigen Jahrhunderts allen anderen diätetischen Methoden weit überlegen war und ungezählten Diabetikern sich nützlich erwies.

4. Man erkennt durch Vergleich dieser Erfahrungstatsachen, daß für die Ernährung Zuckerkranker das diätetische **Zwei-Nährstoff-System** besondere Vorteile bietet:

a) Große oder mittlere Mengen von Eiweißträgern, viel Fett, wenig Kohlenhydrat oder: b) wenig Eiweiß, viel Fett und viel Kohlenhydrat oder: c) wenig oder sogar sehr wenig Fett, viel Eiweißträger und viel Kohlenhydrat. In der Regel darf hierbei die Fettmenge allmählich gesteigert werden.

Die Vorteile der geschilderten Kombinationen für die Bekömmlichkeit der Kohlenhydratträger wirken sich zumeist erst dann günstig aus, wenn sie eine gewisse Zeit hindurch (etwa 5—6 Tage oder etliche Wochen) planmäßig durchgeführt werden. Im Gegensatz zu weitverbreiteter Meinung (z. B. auch im Gegensatz zu den Falta'schen Mehlfruchtkuren) halten wir die Kombination von wenig Eiweiß, viel Fett und viel Kohlenhydrat auf längere Zeit hinaus für die am wenigsten mit dauerhafter Wahrung des Kräftezustandes geeignete Kost und bevorzugen, zumindest während der ersten Wochen planmäßiger diätetischer Behandlung, in steigendem Maße die Kombination c, bei der es am leichtesten gelingt, den Blutzucker herabzudrücken und das Aceton gänzlich fernzuhalten.

Nicht nur für geschlossene Perioden, sondern auch zu planmäßig schnell wechselndem Gebrauche verschiedener Kostformen sind die mitgeteilten Leitsätze verwertbar und nützlich. Vgl. hierzu den wichtigen Abschnitt „Verwendung der Kostformen" (S. 107).

3. Anleitung zur Verwendung von Kohlenhydratträgern. Wir verordnen die Kohlenhydratträger in Form von Weißbrötcheneinheiten (1 WBE = 20 g Weißbrötchen), in den folgenden Beispielen die Summe von 5 WBE als verordnet annehmend. Wir überlassen es dann, wenn rätlich, dem Patienten, anstatt der gesamten Menge oder eines Teiles derselben anderes Material aus den Tabellen IVa und IVb zu wählen. Gar nicht selten müssen wir freilich aus bestimmten Gründen die Auswahl beschränken (vgl. S. 1).

I. Beispiel. 5 WBE sollen in Brotform nur über Mittag- und Abendessen verteilt werden.

Mittagszulage: 50 g Weißbrötchen (2^1/$_2$ WBE)
 oder: 75 g Graham-Weizenbrot (Tab. IV, S. 17)
 oder: 60 g gewöhnliches Roggenbrot
Abendzulage: das gleiche wie mittags.

II. Beispiel. Da dem Patienten zur Unterlage für Butter und Belag das bei strenger Kost gestattete Luftbrot genügt, wünscht er mittags und abends statt des Brotes andere Gerichte zu genießen.

Er wählt als Mittagszulage: 120 g Kartoffeln = 2 WBE
  ^{1}/$_2$ WBE Obst (S. 20, 60)
 Abendzulage: 30 g Reis = 2 WBE
  ^{1}/$_2$ WBE Obst

III. Beispiel. Der Patient wünscht und erhält die Erlaubnis, die gestattete Weißbrotmenge in kleineren Portionen über den Tag zu verteilen, und zwar in möglichst verschiedener Form:

  I. Frühstück: 20 g Weißbrot = 1 WBE
  II. Frühstück: 1 Apfel, 200 g = 1 WBE
   Mittags: 60 g Kartoffeln = 1 WBE
  Nachmittags: 1 Orange = ^{1}/$_4$ WBE
   Abends: 22 g Reis = 1^1/$_2$ WBE
 oder: I. Frühstück: 30 g Schwarzbrot = 1 WBE
  II. Frühstück: 1 Apfel, 200 g = 1 WBE
   Mittags: 60 g Kartoffeln = 1 WBE
  Nachmittags: ^{1}/$_4$ L. Milch = 1 WBE
   Abends: 1 WBE Obst
 oder: I. Frühstück: 20 g Weißbrot = 1 WBE
  II. Frühstück: 1 WBE Obst (S. 20, 60)
   Mittags: 120 g Kartoffeln = 2 WBE
   Abends: 280 ccm Lagerbier = 1 WBE.

IV. Beispiel. Der Patient wünscht und erhält die Erlaubnis, die gestattete Weißbrotmenge in Form verschiedenen Materials auf die Morgen-, Vormittags- und Mittagsstunden zu verteilen (selten!):

I. Frühstück: 30 g Schwarzbrot = 1 WBE
II. Frühstück: 40 g Haferflocken = 2 WBE
Mittags: 60 g Kartoffeln = 1 WBE
150 g Äpfel = 1 WBE.

V. Beispiel. Falls die Abmessung der Zulagen nach Eßlöffelwerten (vgl. S. 25) erfolgen soll, könnte sich folgendes ergeben:

Frühstück: 20 g Weißbrot und 1 Apfel mittlerer Größe,
zusammen 2 WBE
Mittags: Zwei mäßig stark gehäufte Eßlöffel Kartoffel-
speise = 1 WBE
Nachmittags: 3 gehäufte Eßlöffel gekochtes Obst = 1 WBE
Abends: 5 mäßig gehäufte Eßlöffel Schwarzwurzel-
gemüse = 1 WBE.

IV. Über verschiedene Kostformen.

Wir geben im folgenden eine Übersicht über verschiedene Kostformen, die für die Behandlung von Zuckerkranken in Betracht kommen. Die Angaben sollen nur ihre Grund-form darlegen und Richtlinien vorzeichnen. Im einzelnen sind sie je nach Lage des Einzelfalles der Einschrän-kung oder Erweiterung fähig und bedürftig; ohne ihren Zweck zu verfehlen, gestatten sie mannigfachen Austausch einzelner Nahrungsmittel gegen andere, jeweiligem Bedarf und Wunsche entsprechend.

Bemerkungen über die Verwendung der Kostformen.

Selbstverständlich ist es Sache des Arztes, die für den Einzelkranken geeignete Kostform auszuwählen und je nach Verlauf einen Wechsel anzuordnen. Vor eigenmächtiger Aus-wahl unter den Kostformen seien die Zuckerkranken aus-drücklich gewarnt. So nützlich jede von ihnen unter Um-ständen sein kann, so schädlich kann sie unter anderen Um-ständen wirken.

1. Über einleitende Kost. Der Zuckerkranke muß sich darüber klar sein, daß er nicht ohne weiteres auf eine dauer-gültige Kost angewiesen werden kann, wenn er in eine plan-mäßige diätetische Heilkur eintritt. Fast immer ist zu dieser Zeit der Zuckerhaushalt in weit größerer Unordnung als es der wahren Stoffwechsellage tatsächlich entspricht. Wir pflegen die Patienten zunächst zwei Tage lang bei genau gleicher Kost zu lassen, die sie in letzter Zeit zu nehmen gewohnt waren, unter Beibehaltung etwaiger Insulingaben, an die die Patienten gewöhnt waren. Dann folgt eine Periode knapper Diät, in welcher die Fett- und Eiweißträger sehr stark zugunsten der Kohlenhydratträger zurücktreten. Daraufhin wird die Kost erst mit Eiweißträgern (vorzugsweise mageres Fleisch) und später erst mit Fetten angereichert, so daß eine der Lage angepaßte Gesamtkost aufgebaut wird. Es zeigt sich dann meist, daß die Bekömmlichkeit (Toleranz) für Kohlenhydrate höher, der Bedarf von Insulin bedeutend geringer ist als bisher angenommen war. Dieser einleitende Abbau und planmäßig tastender Wiederaufbau zur Dauerkost beansprucht, je nach Lage des Falles, zwischen 1 und 2 Wochen, in schwereren und namentlich veralteten Fällen freilich mehr.

2. Über klinische Behandlung. Für diesen wichtigsten Teil der Gesamtbehandlung hat sich immer mehr die früher (d. h. bis etwa vor 15 Jahren) stark unterwertete Anstaltsbehandlung als unersetzlich durchgerungen, so daß z. B. in Deutschland die Krankenkassen geradezu zwangsläufig ihre Diabetiker zu solchem Zwecke klinischer Beobachtung und Behandlung überweisen. Es wurde zu einem Hauptstück der sozialen Fürsorge für Zuckerkranke. Die genaue Vertiefung in die Sonderverhältnisse des Einzelfalles und die daraus sich ergebende Einstellung der weiteren häuslichen diätetischen Behandlung, gleichgültig ob mit oder ohne Insulin („Diabetiker-Nachsorge"), hat ungeheuer viel zur Erhaltung der Leistungsfähigkeit, zum Vorbeugen von Verschlimmerung der Stoffwechsellage, zum Fernhalten von Komplikationen aller Art und zur Verlängerung der Lebensdauer beigetragen. Vor allem wird auch das Sicherheitsgefühl der Diabetiker durch solche Kuren wesentlich gestärkt. Von Zeit zu Zeit müssen kurze Kontrollperioden klinischer Behandlung später wieder eingeschaltet werden. Der hohe Rang, den man früher den Mineralwasser-Trinkkuren bei Diabetes zumaß, hat durch diese Form der Behandlung starke Einbuße erlitten. Vgl. 5.

3. Über Wechselkost (neuerdings von C. v. Noorden als Zickzackkost bezeichnet), seit ihren Anfängen schon mehrere Jahrzehnte zurückliegend, hat sich immer mehr bewährt. Sie spielt jetzt in der Dauerkost Zuckerkranker eine große Rolle. Man versteht darunter, daß die vorherrschende Kostform, z. B. die aus Eiweiß-, Fett- und Kohlenhydratträgern und aus Gemüsen in fallweise angemessener Menge und Verteilung zusammengesetzte Kost an Einzeltagen (oder seltener während kurzer 2—3 tägiger Perioden) durch ganz anders gerichtete Kost unterbrochen wird, z. B.

durch ausschließliches Heranziehen von Eiweißträgern, Fetten und Gemüsen, unter weitestgehender Ausschaltung aller Kohlenhydrate;

durch Gemüse-Fett-Kost unter völliger Ausschaltung oder doch sehr weitgehender Einschränkung der Eiweißträger;

durch eiweiß- und fettärmste, aber kohlenhydratreiche Kost (meist Obst-Salat-Kost oder Haferkost);

durch einen Hungertag.

Solche Schalttage sind um so mehr berechtigt, als der Zickzackkurs der Ernährung sich nicht nur bei Diabetes und bei anderen chronischen Krankheitszuständen trefflichst bewährt hat, sondern weit darüber hinaus auch beim Gesunden. Das Zickzacksystem ist nur eine auf die Ernährung übertragene Erfahrung von der günstigsten Auswirkung des Betätigungswechsels auf Leib und Seele, die zur gesetzmäßigen Einschaltung der Sonn- und Feiertage und des Zwangsurlaubes in das Alltagsleben führte. S. 154.

4. Zuckerkrankheit und Fettleibigkeit. Die Gefahren der Fettleibigkeit für den Zuckerkranken sind früher stark unterschätzt worden. Man denkt heute anders darüber, wozu nicht nur klinische Erfahrung, sondern auch unwiderlegliche großzügige statistische Erhebungen führten. Man hatte früher mehr die größere Veranlagung fettleibiger Diabetiker zu Herz-, Arterien-, Nieren- und Hautkrankheiten im Auge, weiß aber schon seit langem, daß der ganze Zuckerhaushalt des Diabetikers sich günstiger einstellt und weit sicherer auf dem günstigen Stande verweilt, wenn man etwaige Fettleibigkeit bekämpft. Früher galt es als beachtenswertes Verdienst ärztlicher Kunst, wenn es gelang, hohes Körpergewicht des Diabetikers zu erhalten bzw. magere und abgemagerte Diabetiker auf ein Körpergewicht oberhalb des normalen Durchschnittes zu bringen. Abmagerung war das gefürchtete

Gespenst. Nur für einen sehr kleinen Prozentsatz der Fälle hat letzteres heute noch Berechtigung.

Wie empfehlen dringend, etwaige Fettleibigkeit des Zuckerkranken zu bekämpfen und ein annähernd normales, d. h. der Körpergröße und dem Körperbau angemessenes Durchschnittsgewicht anzustreben, was keineswegs immer leicht ist und was langsam und vorsichtig geschehen muß. Nur die Gestaltung der Diät und der muskulären Betätigung stehen zur Verfügung. Anwendung von Schilddrüsenpräparaten ist bei Diabetes bedenklich und nur ganz ausnahmsweise zulässig.

Es sei an dieser Stelle auch vor der immer mehr um sich greifenden kritiklosen Anwendung von Hormonpräparaten verschiedenster Art bei Zuckerkranken gewarnt. Daß solche Tabletten, Pulver usw. meist mit Zucker oder Mehl vermischt sind, ward schon erwähnt (S. 4). Darüber hinaus haben Hormonpräparate verschiedenster Organe oft unberechenbaren, unliebsamen Einfluß auf den Zuckerhaushalt des Diabetikers. Unter anderem stellten wir dies mehrfach beim Gebrauch der jetzt so beliebten Eierstockspräparate fest. Man übersehe nicht, daß die Wirkkräfte der meisten Hormone noch vielseitig unbekannt sind.

Wir empfehlen dringend, magere Zuckerkranke niemals derart aufzumästen, weder schnell noch langsam, daß sie über knappes Durchschnittsgewicht hinaus zunehmen. Wir erwähnen dies um so nachdrücklicher, als unter Einfluß von Insulin beträchtlicher Fettansatz oft mühelos zu erreichen ist (ganz abgesehen von den trügerischen Gewichtsanstiegen, die bei kunstwidrig durchgeführten Insulinkuren durch übermäßige, unnütze und sogar schädliche Wasserstauung bedingt werden).

Die erwähnten Anforderungen sind bei eiweißreicher Magerkost leicht zu erfüllen. Die Kost gewinnt bei ihnen ähnlichen Charakter wie bei der altbewährten Entfettungskur nach der Banting-Harvey-Methode, die allerdings einer Anreicherung mit Kohlenhydrat bedarf (S. 145ff.).

Wir gingen auf diese Fragen etwas näher ein, weil Zuckerkranke noch vielfach der Meinung sind, daß jedes Kilogramm Gewichtsverlust für sie bedrohlich sei.

5. Zuckerkrankheit und Gicht. Für reichliche Versorgung der Diabetiker mit Eiweißträgern, u. a. auch mit Fleisch, sind wir stets eingetreten. Nachdem etwa zwei Jahrzehnte hindurch eine Gegenströmung sich dem widersetzt hatte, wird jetzt wieder die Berechtigung jenes altbewährten Grundsatzes von Jahr zu Jahr mehr anerkannt. Die namhaften Erfolge der proteinreichen, mit relativ viel Kohlenhydrat ausgestatteten Magerkost forderten und bedingten diesen Umschwung. Zuckerkranke äußern oft starke Bedenken dagegen, weil sie sich einbilden, dadurch gichtkrank zu werden. Die Bedenken verstärken sich bis zu schwer überwindbarem Widerstand, wenn Gelenkleiden, Gliederschmerzen, Neuralgien vorliegen, was für „Gicht" gehalten wird. Man darf sagen, daß dies in 99% der Fälle falsch ist und daß entweder selbständige rheumatische Leiden vorliegen oder daß die Schmerzen auf toxische Schädigung der Nerven durch diabetische Stoffwechselstörung und Blutmischung zurückgeführt werden müssen. Beides ist diätetischer Behandlung zugänglich. Aber des Fleischverbotes bedarf es dabei nicht. Noch unsinniger ist es für den Diabetiker, weißes Fleisch zu genießen und dunkles Fleisch zu vermeiden. In Wien ist dieser Unsinn weit verbreitet. Wir haben in 40 Jahren bei Zehntausenden von Zuckerkranken nicht einen einzigen Fall gesehen, wo ein Diabetiker durch durchschnittlichen oder auch überdurchschnittlichen Fleischverzehr gichtkrank geworden wäre. Freilich kommt es vor — freilich selten (verschieden je nach hereditärer Veranlagung) —, daß die beiden Stoffwechselkrankheiten, wahre Gicht und Diabetes, sich auf Grund der Konstitution bei ein und derselben Persönlichkeit finden.

A. Die Eiweiß-Fett-Gemüse-Vollkost.

Diese Kost deckt sich mit dem, was in früheren Auflagen des Buches als „Hauptkost" bezeichnet war. Sie ist charakterisiert durch möglichste Kohlenhydratarmut bei gleichzeitig hohem Eiweiß- und Fettgehalte und entspricht in dieser Hinsicht der alten, in der Geschichte der Diabetesbehandlung hochbedeutsamen „Strengen Diät für Zuckerkranke". Die starken Erfolge, womit die Diätetik als beherrschende Methode für die Behandlung Zuckerkranker vom letzten Viertel des vorigen Jahrhunderts an Aufstieg und Achtung erlangte, knüpfen sich im wesentlichen an diese Kostform. Als Dauerkost für Zuckerkranke hat sie sich längst überlebt und ist durch besseres ersetzt.

Die Nahrungsmittel, aus welchen diese Kost sich aufbaut, sind verzeichnet in den Tabellen I und III. Auf S. 1
finden sich Bemerkungen über den Begriff kohlenhydratfreier
Nahrungsmittel. Ein Tages-Speisezettel, der sich auf diese
Kostform bezieht, findet sich bei „Probekost“ auf S. 172
(Gerichte, die dort mit gewöhnlichem Kleindruck aufgeführt
werden).

I. Frühstück. Das erste Frühstück sei reichlich und führe dem
Körper viel Nahrungsstoff zu. Daher wird es mit Eiern und Speck
oder mit Schinken oder mehlfreien Wurstwaren ausgestattet. Dem
Kaffee bzw. Tee dürfen (je nach Verordnung) im ganzen 2—3 Eßlöffel
guten, fettreichen Rahmes beigefügt werden. — Luftbrot, Butter.

II. Frühstück. Das zweite Frühstück als Zwischenmahlzeit (etwa
$10^{1}/_{2}$ Uhr) ist nur bei einem Teil der Patienten notwendig (S. 102). Gerade
bei dieser Kost, deren Frühstück reich ausgestattet ist, kann leicht darauf
verzichtet werden.

Wenn doch auf zweites Frühstück bestanden wird, genügt eine Tasse
kräftiger Fleischbrühe mit Mus oder fein gehackten Stückchen von Gemüsen
aus Tabelle I (S. 6), oder statt dessen Gemüsebouillon (Rezept Nr. 6/7).
Nur ausnahmsweise daneben Luftbrot mit Butter und 1 Sardine oder einige
Kieler Sprotten oder Kaviar u. dgl. — Außerhalb des Hauses beschränkt
man sich meist auf ein gekochtes Ei (evtl. hart gesotten mitgenommen)
oder auf geröstete Luftbrotschnitten mit Butter und Wurst- oder Pastetenbestrich (S. 30) oder Käsebelag. Das Luftbrot ist aber so zu verpacken,
daß sein widerstandsloses Gewebe nicht zusammengedrückt wird.

Mittagessen. Hier richten wir uns aber nach den in Deutschland
üblichen Gewohnheiten. Gegebenenfalls läßt sich die Anordnung der
Mittagsmahlzeit mit der der Abendmahlzeit vertauschen.

Das N o r m a l m i t t a g e s s e n bei strenger Kost setzt sich zusammen
aus: Fleischbrühe, Knochenbrühe, Gemüsebouillon (S. 33) ohne oder mit
Einlagen von Material aus Tabelle I. Einige besondere Rezepte für
solche Einlagen finden sich im Anhang Nr. 1—18.

(Vorspeise aus Material der Tabelle I; je nach Art derselben mit Luftbrot u. Butter. Eine größere Zahl von Vorspeisengerichten im Anhang.

Fisch- oder Fleischgericht mit Tunken aus Material von Tabelle I
(s. auch entsprechende Rezepte S. 201 ff.) und anderen Beilagen aus der
gleichen Tabelle. — Dazu reichliches Gericht von Gemüse aus Tabelle I
(s. Bemerkungen auf S. 36) und von Salat (S. 49).

Luftbrot, Butter, Käse oder äußerst zuckerarmes Kompott (S. 54)
oder einige Nüsse (S. 7) oder mehl- und zuckerfreie Diabetiker-Süßspeise (Rezepte S. 100 ff.).

Eine kleine Tasse Kaffee nach Wunsch.

Nachmittags. Die meisten Zuckerkranken beschränken sich nachmittags auf 1—2 Tassen mittelstarken Kaffees oder Tees mit 1—2
Eßlöffel guten fetten Rahmes bzw. Schlagrahmes. Dazu Luftbrot oder
äußerst mehlarmes Hartgebäck (S. 70) mit Butter oder in früher erwähnten
Mengen auch „Teegebäck für Diabetiker“ (S. 74). Statt Tee und Kaffee
ist auch Kakao oder Getränk aus Siononschokolade manchmal erlaubt
(S. 99).

Abendessen. (Vorspeise wie Mittags.) Gekochte Eier, Eierspeise ohne Mehl, oder warmes oder kaltes Fleisch- oder Fischgericht. Nur eines dieser Gerichte ist statthaft.

Gemüse oder Salat wie mittags.

Luftbrot, Butter, ein wenig Käse (20—30 g).

Sehr zweckmäßig ist auch zur Abwechslung ein Abendessen aus ca. 200 g gut ausgewaschenem Siebkäse (Topfen), mit einigen Eßlöffeln fettreichem Rahm angemischt. Dazu Luftbrot mit Butter, welcher anregenderen Geschmackes wegen Sardellen- oder Anschovispaste zugesetzt werden kann.

Von Gebäcken gestattet diese Kost nur „Luftbrot" der früher (S. 75) empfohlenen Art, dessen Menge aber 30 g am Tage nicht übersteigen soll.

Die Erfahrung lehrt, daß bei dieser Kost die hauptsächlichsten Eiweißträger wie Fleisch, Fisch, Käse, Eier oft in übertriebener Menge verzehrt werden; von Männern hauptsächlich Fleisch und Käse, von Frauen hauptsächlich Eier. Daraus können Nachteile sowohl für den Zuckerhaushalt wie für manche Organe entstehen. Daher empfiehlt es sich, daß auch bei dieser Kost der Arzt für den Verzehr jener starken Eiweißträger die obere Grenze festlegt. Wenn keine Gegengründe vorliegen, erachte man bei dieser Kost auf ein Körpergewicht von 70 kg 120 g Eiweiß als oberste zulässige Grenze für den Tagesverzehr.

Für den Arzt ist es fast unmöglich, aus den Angaben der Patienten den wahren Eiweißverzehr zu berechnen. Guten Anhalt gibt aber der Stickstoffgehalt des Urins. Gewöhnlich entfallen auf 1 g Nahrungseiweiß 0,145 g Harnstickstoff. Bei Verzehr von 120 g Eiweiß dürfen also nicht mehr als 16—18 g Stickstoff im 24stündigen Harn erscheinen.

Beispiel: Körpergewicht = 80 kg.
Im Urin = 25 g Stickstoff in 24 Stunden,
„   „   = 31 cg Stickstoff pro 1 kg, daraus berechnet:
verzehrtes Eiweiß pro 1 kg = $0{,}145 : 1 = 0{,}31 : x$; $x = 2{,}14$ g,
umgerechnet auf 70 kg Gewicht $x = \mathbf{1{,}87}$ g pro 1 kg,
verzehrtes Eiweiß insgesamt   = ca. 172 g,
umgerechnet auf 70 kg Gewicht   = ca. **150 g.**

Es ergibt sich also ein ungewöhnlich und auf die Dauer unerträglich hoher Eiweißverzehr.

Die auf diese Weise gewonnenen Zahlen haben keine wissenschaftliche, wohl aber eine praktisch zureichende Genauigkeit. Um letztere zu gewährleisten, darf man sich allerdings nicht auf die Analyse von einem einzelnen herausgegriffenen Tage stützen, sondern man sollte über den Durchschnittswert mindestens zweier einander folgenden Tage verfügen.

Kritik dieser Kost. Trotz weitestgehender Ausschaltung der Kohlenhydratträger (als solchen kann man nur das Luftbrot gelten lassen) bezeichneten wir diese Kost als **Vollkost**, weil sie eine sehr ausgiebige, auf breiter Grundlage fußende und reichlichste Abwechslung ermöglichende Kost darstellt. Starke Gewichtszunahme läßt sich mit ihr erzielen und ist in überaus zahlreichen Fällen auch erreicht worden. Sie stellt den Typus des auf S. 105 erwähnten Zweinährstoffsystems „Eiweiß und Fett" dar. Diesen Vorteilen gegenüber stehen aber bedeutsame Nachteile:

1. Wegen ihres Reichtums an Fett und ihres Mangels an Kohlenhydrat begünstigt sie das Entstehen und Bestehen von Acetonkörpern.

2. Die Kost führt sehr leicht zu Überfütterung.

3. Sie verträgt schlecht Anreicherung mit Kohlenhydratträgern jeglicher Art. Die Toleranz für letztere ist geringer als bei jeder anderen Kostform.

Sie wird daher jetzt, und zwar ohne Beigabe von Kohlenhydratträgern, nur noch als Einschiebsel in Form von Einzeltagen oder kurzer Perioden von 3—5 Tagen verwendet; aber auch nur in Fällen, wo nicht die geringste Neigung zu Acetonbildung besteht. Dafür ist sie sehr geeignet und den Patienten zumeist sehr willkommen.

B. Halbe Fleischkost mit reichlich Fett und Gemüse.

Diese Kost unterscheidet sich von der vorausgehenden nur durch eine gewisse Eiweißbeschränkung, die aber nicht sehr weit geht und in einem Rahmen bleibt, der ungemein häufig auch von Gesunden gewohnheitsgemäß innegehalten wird. Der Begriff dieser Kost ist nicht an eine ganz bestimmte Höhe des Eiweißverzehrs gebunden. Er liegt aber praktisch genommen in der Regel bei etwa 70 g. Dabei erscheinen im 24 stündigen Urin durchschnittlich etwa 10 g Stickstoff. Keine Frage, daß die Kost an Nährstoffen genügend bieten kann. Die Höhe des erreichten Nährwertes ist hier im wesentlichen eine Fettfrage; es lassen sich beträchtliche Gewichtszunahmen damit erzielen. Trotz verringerten Eiweißgehaltes gehört die Kost noch voll und ganz in den Bereich des „Zwei-Nährstoff-Systems" (S. 105, Nr. 4a), und zwar mit starkem Überwiegen des Fettfaktors.

Um den gebotenen Rahmen nicht zu überschreiten, muß vor allem dem Verzehr der drei hauptsächlichen Eiweißträger: Fleisch (bzw. Fisch und entsprechende Waren), Eier, Käse eine obere Grenze gesteckt werden. Als eiweißreiche Masse kommt dann nur noch das Luftbrot in Betracht (S. 75), dessen Menge 25—30 g nicht übersteigen darf. Natürlich gibt es Einzelfälle, wo es ratsam ist, bestimmte Eiweißträger ganz zu unterdrücken, z. B. Fleisch bei gichtischem oder sonstigem harnsaurem Einschlage und gewissen Darmstörungen, Eier oder Käse bei gewissen Überempfindlichkeitszuständen.

Dem Sinn der ganzen Kostform trägt folgende einfache Tagesvorschrift ausreichend Rechnung (Fleisch und Fisch zubereitet gewogen):

Entweder
125 g mageres Fleisch, oder
160 g fettes Fleisch, oder
160 g fette Würste oder Schinken oder Pasteten (S. 30), oder
175 g magerer Fisch, oder
200 g fetter Fisch (darunter auch Räucherfische, Fische in Öl, Matjes-
    heringe, Aal.
  2 Eier in beliebiger Form, ohne Mehl bereitet.
  40 g magerer oder 50 g fetter Käse.
$^2/_{10}$ Liter Rahm.
25—30 g Luftbrot.
Dazu nach Belieben Auswahl unter den Gemüsen und vegetabilen Salaten der Tabelle I.

Fette wie Butter, Speck, Öl u. a. nach Belieben, wenn nicht Beschränkung auferlegt wird.

Süßspeise, mehlfrei, einmal am Tage 125 g (Rezepte Nr. 100—146).
Kaffee, Tee, Fleischbrühe oder Gemüsebouillon.

Unter Zurechnung des in Gemüsen und Salaten enthaltenen Proteins ergibt sich aus dieser Vorschrift ein durchschnittlicher Verzehr von 70—75 g Eiweiß, und die maximalen Schwankungen des Tagesverzehrs liegen zwischen 65 und 80 g. Wünscht der Arzt den Eiweißverzehr im Rahmen dieser Kost etwas zu erhöhen oder zu senken, so ist dies durch Abänderung der Vorschriften über die zulässige Menge von Fleisch usw., Eiern, Käse ohne weiteres möglich. Unseres Erachtens genügen derartige einfache Vorschriften — praktisch genommen — in allen zuständigen Fällen. Doch gibt es Diabetikerärzte, die es für besonders verdienstlich halten, den Eiweißverzehr ihrer Zuckerkranken auf einzelne oder sogar halbe Gramme genau zu buchen (nach unserem Urteil ein Pharisäismus der Exaktheit). Dann sind natürlich recht quälende Berechnungen und Abwägungen nötig; nicht nur der Proteingehalt kleiner

Räucherfische (S. 31), sondern auch der Gehalt der Gemüse, des Gebäckes, überhaupt aller Speisen ist zu beachten.

Wir lassen hier noch einige Tagesspeisezettel folgen, die der Kostform B entsprechen.

1. Das folgende Beispiel ist auf etwa 70 g tierisches Eiweiß berechnet. Luftbrot nicht mitberechnet (S. 75). Fette sind reichlich eingestellt. Im Einzelfalle muß sich der Fettverzehr natürlich nach Gesamtlage richten; wenn kein Grund für mästende oder abmagernde Wirkung der Kost vorliegt, den Bedarf des Körpers gerade deckend, das Gewicht erhaltend.

1. Frühstück: Tee oder Kaffee mit $^1/_{10}$ l Rahm, Butter, gebratener Speck, 10—12 g Luftbrot
　　　　　1 Ei = 6 g Eiweiß.

2. Frühstück: Bouillon oder Gemüsesuppe mit Suppenfett, Knochenmark oder Butter.

Mittags: Suppe wie bei 2. Frühstück,
　　reichlich Gemüse und Salate aus Tabelle I.
　　125 g Fleisch oder 175 g Fisch (zubereitet gewogen)
　　　　　= 35 g Eiweiß.
　　30 g Käse mit Butter
　　　　　= 10 g Eiweiß.
　　10—12 g Luftbrot.

Vesper: wie Frühstück ohne Ei.

Abends: nach Belieben Suppe wie bei 2. Frühstück. 1 Ei in irgendeiner Form oder 25 g Schinken
　　　　　= 6 g Eiweiß.
　　Gemüse, Salat (wie oben) mit Fett zubereitet, 10—12 g Luftbrot mit Butter, 30 g Käse = 10 g Eiweiß.

2. Soll neben dem Eiweiß auch eine Beschränkung der Fette und der Gemüse stattfinden, so kann man folgende Verordnung geben; sie entspricht der Joslin'schen Diätform PF 12 und hat bei einem Gehalt von 70 g Protein und 100 g Fett einen Nährwert von 1270 Calorien.

1. Frühstück: Tee oder Kaffee mit 25 g Butter und 10—12 g Luftbrot, 1 Ei.

2. Frühstück: Bouillon mit etwa 20 g Knochenmark.

Mittags: Bouillon,
　　300 g Gemüse mit 15 g Speck,
　　125 „ Fleisch.

Nachmittags: wie bei 1. Frühstück, aber ohne Ei.

Abends: 300 g Gemüse mit 15 g Speck, 1 Ei.

Letztere ist natürlich eine sehr knappe, unterernährende und über kurz oder lang zur Abmagerung führende Kost. Auf die Dauer ist sie auch wegen ihrer Einförmigkeit unzulänglich.

Um genauere Berechnung des Eiweißgehaltes zu erleichtern, verweisen wir einerseits auf S. 14 und 115; anderseits fügen wir noch eine kleine Aufstellung hier an. Im II. Teil derselben sind einige wichtige mehlhaltige Stoffe aufgenommen, auch die mit eingeklammerten Zahlen versehenen Angaben im I. Teile sind mehlhaltig. Wir taten dies, weil gerade diese Kostform sehr häufig mit Kohlenhydratträgern angereichert wird (s. unten).

100 g genußfertiges Fleisch mittleren Fettgehaltes, gekocht oder gebraten, enthält durchschnittlich 28% Eiweiß. Die kleinen Abweichungen gleichen sich bei wechselnder Auswahl des Materials und der Zubereitung aus.

140 g gekochtes oder gebratenes Fischfleisch (S. 30),
110 „ Hartwurst (Salami, Zervelat),
140 „ weiche Streichwurst (Mettwurst, Streichwurst),
200 „ fette Schinkenwurst,
220 „ Frankfurter Würstchen,
180 „ Leberwurst,
250 „ Gänseleberpastete (S. 30),
200 „ Geflügel- und Wildpasteten (S. 30),
300 „ durchwachsener Speck (schierer Speck ist fast eiweißfrei!),
120 „ roher Schinken und mittelfetter gekochter Schinken,
140 „ gekochtes Kalbsbries,
  6 Hühnereier normaler Größe (in Gewicht zusammen = 300 g),
 90 g magere Käsearten,
110 „ fettreiche Käsearten,
(130) „ Erbsen oder Linsen (Trockenware, roh),
(160) „ weiße Bohnen (Trockenware, roh).

In 100 Gramm bzw. 100 ccm	Eiweiß	Äquivalent dem Eiweißgehalte von (abgerundet)		
Milch	3,2 g	10 g zubereitetem Fleisch		
Rahm	3,5 „	10 „	„	„
Weizenbrot	7,0 „	25 „	„	„
Roggenbrot	6,0 „	20 „	„	„
Haferflocken	12,0 „	40 „	„	„
Kakao.	11,0 „	40 „	„	„
Erbsenbrei	12,5 „	45 „	„	„
Grüne Erbsen, gekocht	5,5 „	20 „	„	„
Kartoffelgerichte (Mittel) . . .	2,2 „	10 „	„	„
Kohl- und Blattgemüse (genußfertig), im Mittel	2,2 „	10 „	„	„
Linsen- und Erbsensuppe, dünn .	4,0 „	15 „	„	„
Gersten-, Reis-, Haferflockensuppe (dünn)	1,5 „	5 „	„	„
Kartoffelsuppe (mitteldick). .	1,2 „	5 „	„	„

Kritik dieser Kost. Die Kostform B hat seit mehr als zwei Jahrzehnten die Kostform A zurückgedrängt, und zwar wegen Verdächtigung des hohen Eiweißverzehrs (Kost A) als Schädlings. Diese Annahme ist nur teilweise berechtigt (vgl. „Proteinreiche Magerkost" S. 144).

1. In reiner Form, d. h. ohne Anreicherung mit Kohlenhydraten, hat Kost B kaum geringeren Grades, in ziemlich zahlreichen Fällen sogar höheren Maßes als die unbeschränkte „Eiweiß-Fett-Gemüse-Vollkost" (Form A) die Eigenschaft, der Acetonbildung Vorschub zu leisten, und zwar um so mehr, je fettreicher sie ist. Wir ziehen daher in reiner Form die Kost A der Kost B vor, abgesehen von ganz bestimmten Fällen, wo aus besonderen Gründen hoher Eiweißverzehr unangebracht ist.

Wir tun das, fast immer im Einklang mit den Wünschen der Patienten, um so lieber, als die reine Form der Kost B doch sehr beengend sich auswirkt, die reine Form der Kost A dagegen erfreuende Auswahl und Abwechslung gestattet.

2. Bei Verbindung mit Kohlenhydratträgern als Nebenkost gestattet Kostform B eine stärkere Anreicherung mit letzteren als Kostform A. Wenn man bei Kostform A ermittelt hat, wie hoch die Toleranzgrenze für Kohlenhydrate ist, wird man die Grenze bei Umstellung auf Kostform B um 10—20% höher finden. Wir machen aber darauf aufmerksam, daß recht häufig dies sich bereits nach 2—3 Wochen ändert, so daß die Toleranz für Kohlenhydrate bei Kostform A und B wieder annähernd die gleiche wird. Der Vorteil etwas höherer Belastungsfähigkeit mit Kohlenhydratträgern hat die Kostform B beliebt gemacht.

Wir selbst verwenden sie nicht viel, weil es sich uns bei weitaus den meisten Zuckerkranken für die Bekömmlichkeit der Kohlenhydrate als vorteilhafter erwies, das der Kostform B sinngemäß zukommende reichliche Fett stark zurückzudrängen und in Gewährung von Eiweißträgern freigiebiger zu sein.

C. Gemüse-Kostformen mit Eiern und Fett.

Wir vereinigen zu dieser Gruppe drei unter sich verwandte Kostformen, denen eine viel weiter gehende Einschränkung der Eiweißzufuhr gemeinsam ist, als es bei Kostform (Nr. B) der Fall war. Wir stellten das Wort „Gemüsekost" als bezeichnenden Ausdruck voran; denn von Form zu Form fortschreitend treten kohlenhydratarme Gemüse (aus Tabelle I) als Beherrscher der Masse und des Sättigungswertes in den Vordergrund. Um den Eiweißverzehr stark zu senken, scheiden Fleisch- und Fischgerichte sowie Käse aus. Je mehr Eier (Fett- und Eiweißträger), deren Eiweißsubstanz die Zuckerbildung weniger erregt als Fleisch, Fisch und Käse, zurücktreten (z. B. Form 2 und 3), desto mehr nähern wir uns der reinen „Gemüse-Fett-Kost", welche die Gemüse als Masse, als wesentlichen Nährwertträger aber die Fette beibehält. Kritik dieser Kostformen S. 125.

1. Unbeschränkte fettreiche Gemüsekost mit Eiern.

Diese freigebigste unter den hierher gehörigen Kostformen ist schon recht alt. Sie gestattet in fast beliebiger Menge freie Auswahl unter den Gemüsen und Fett-Trägern der Tabelle I, gewährt damit reichlichen Spielraum und Wechsel. Ob solche Freiheit erlaubt, hängt nicht nur von der Zuckerkrankheit, sondern auch vom Zustand der Verdauungsorgane u. a. ab, untersteht also ärztlichem Urteil.

Maximale Grenzwerte für

Eier = 5 Volleier und 4 Eidotter oder 6 Eier und 2 Dotter.

Luftbrot = 40 g (mit Rücksicht auf dessen Eiweiß- und Mehlgehalt (S. 75).

Rahm = 100—125 ccm.

Die Verzehrsmengen (abgesehen von Eiern und Luftbrot) stellten sich bei freigegebener Masse erfahrungsmäßig auf etwa 150 g Fett (in Form von Speck, Knochenmark, Butter, Salatöl, Rahm usw.), wozu noch etwa 30—40 g Eidotterfett kommen. Des weiteren auf etwa 500—600 g Gemüse und Salat (Gewicht im genußfertigen Zustand); bei reichlichem Genuß von Spargel auf etwa 200—250 g mehr. Die Gemüse sollen salzarm, nur bei ausdrücklichem Gebot salzfrei zubereitet werden; Beigabe von Gewürzen aus Tabelle I ist erlaubt. Essig zum Salat und Citronensaft nach Belieben. Über Genuß von Wein und Branntwein hat der Arzt zu bestimmen. Gewöhnlich gestatten wir beides in kleinen Mengen. Der Eiweißgehalt der mit 5 bzw. 6 Eiern und 4 bzw. 2 Eidottern ausgestatteten Kost, einschließlich der Proteine in Speck, Rahm, Gemüse und Luftbrot erreicht rund 60 g. Im Luftbrot findet sich etwa

10—12 g Kohlenhydrate. Der Gesamtnährwert der Kost beträgt bei oben angegebenem Fettverzehr 2000—2200 Calorien und überschreitet bei freigegebener Masse wegen größeren Fettverzehrs oftmals diesen Wert.

Wir lassen hier 2 Beispiele für den Aufbau dieser Kost folgen:

Beispiel a.

Frühstück: Tee oder Kaffee mit 50 ccm dickem Rahm. — Luftbrot (in natürlichem Zustande oder in Scheiben geschnitten und geröstet). Butter nach Belieben zum Luftbrot. — 1 Vollei und 2 Eidotter in der Pfanne mit etwa 50 g nichtdurchwachsenem Speck gebraten.

Zwischenmahlzeit (wenn gewünscht, S. 112): 1 Tasse Gemüsesuppe mit Gemüse aus Tabelle I, nach Angabe auf S. 33 bereitet oder statt dessen Fleischbrühe. — 30—40 g Knochenmark (in Scheiben geschnitten) der Suppe zufügen.

Mittags: Kräftige Fleischbrühe oder Gemüsebouillon (Rezept Nr. 7). Beides darf mit etwas Cenovisextrakt verstärkt werden. Zusatz von 1 Eidotter.

2 Eier in beliebiger Form, ohne Mehl bereitet (Spiegeleier, Rührei usw.). Zufügen von Würzkräutern aus Tabelle I nach Belieben.

Reichlich Gemüse und Salat aus Tabelle I, teils mit der Eierspeise, teils als besonderes Gericht.

Mindestens 50 g Butter oder nichtdurchwachsener Speck oder Öl, zu Gemüse, Salat, Eiern verwendbar.

Starker Kaffee ohne Zutat.

Nachmittags: Kaffee oder Tee mit 50 ccm dickem Rahm. Luftbrot und Butter.

Abends: Wie mittags. — Aber andere Arten von Gemüsen und Salaten und auch andere Zubereitungsform der Eier.

25 ccm dicker Rahm zu Gemüsen und Salat über den Tag verteilt.

Beispiel b.

Frühstück: Tee oder Kaffee mit dickem Rahm. — Luftbrot und Butter. — 2 Volleier mit Speck.

Zwischenmahlzeit: Starke Fleischbrühe mit Knochenmark.

Mittags: Fleischbrühe oder Gemüsebouillon oder Püree-Suppe von Tomaten, Blumenkohl oder Spinat, zu deren Herstellung die Fleischbrühe bzw. Gemüsebouillon mitverwendet wird.

Gemüse und Salate aus Tabelle I in beliebiger Menge, mit Speck, Butter, Öl.

2 Volleier in beliebiger Form, ohne Mehl bereitet.

Luftbrot und Butter.

Chaudeau (= warmer Eierwein) von 2 Eidottern, mit Wein geschlagen oder Cocktail aus 2 Eidotter mit Kirschgeist. Beides eignet sich zum Süßen mit Sionon.

Starker Kaffee ohne Zutat.

Nachmittags: Kaffee oder Tee mit Schlagobers (Schlagrahm). Luftbrot mit Butter. Es ist zweckmäßig, die Butter mit etwas Anchovis oder Sardellenpaste oder, wenn die Kost möglichst salzarm sein soll, mit sehr

feingehackter Petersilie, Kresse, Schnittlauch oder anderen feingehackten
Kräutern zu würzen.

Abends: Wie mittags, aber ohne die Eidottergerichte.

2. Abart der vorstehenden Kostform (Eidotter statt Vollei).

Es ist manchmal, wenn auch selten, wünschenswert, vorübergehend die vorstehende Kostform C 1 dadurch abzu-
ändern und gleichzeitig um ein geringes zu verschärfen, daß
die Volleier ganz oder teilweise durch Eidotter ersetzt werden. Wir statten die Kost, unter Aufrechterhaltung des sonstigen Aufbaues, mit insgesamt 8 Eidottern oder mit 2 Volleiern und 6 Extradottern aus. Die in Eierform gereichte Ei-
weißmenge verringert sich dann in beiden Fällen um rund 12 g.
Auf längere Zeit hinaus können wir eine derartige Minderung
des Eiweißverzehrs keineswegs empfehlen.

Im Rahmen der Gesamtkost C 1 wirkt sich die hier erwähnte Abart auf den Zuckerhaushalt nicht nennenswert aus.
Ganz anders ist dies bei der gleichfalls sehr dotterreichen, ver-
schärften Gemüse-Fett-Kost C 4 (S. 123).

3. Mäßig fettreiche Gemüse-Eierkost.

Über die bei Kost C 1 angegebenen Beschränkungen hinaus (Eier, Luftbrot, Rahm betreffend), wird bei dieser Kost
die Grenze für Eier und Luftbrot enger gezogen und eine
wesentliche Beschränkung der Fette hinzugefügt.

Eier   maximal = 4 Eier + 1 Eidotter.
Luftbrot   „   = 30 g.
Fette   „   = 100 g, in der Regel nur 50 g, in Form
                         von Butter und 10 ccm in Form von
                         Salatöl.

Hierbei ist das Fett in Eiern nicht mitberechnet. Die jeweils zulässige Fettmenge, die oft allmählich steigt, wird ausdrücklich vom Arzte vorgeschrieben. Da das Nichtüber-
schreiten der jeweils zulässigen Menge dem Sinne der Kost
entspricht und wesentlich ist, wird die gesamte Tagesmenge
am besten in eine Butterdose abgewogen, wovon ein Teil in
der Küche zu Gemüsen, ein anderer Teil als Bestrich für Luftbrot verwendet wird. Die Verteilung der Butter braucht sich
nicht an die Beispiele zu halten. Nur ihre Gesamtmenge ist
festgelegt.

Die mäßig fettreiche Gemüse-Eier-Kost wird von uns viel häufiger verwendet als Nr. C 1. Sie ist zuverlässiger bekömmlich, da sie unverständiges Überfüttern, was Nr. C 1 ziemlich oft nach sich zieht, sicher verhütet. Sie erfüllt auch besser die Aufgabe, die eingeschalteten Gemüse-Eier-Tagen zugedacht ist, nämlich nachdrücklich auf Niedrighalten des Blutzuckers hinzuwirken.

Die folgenden 3 Beispiele weichen zwar untereinander ab, gehören aber alle in diese Gruppe.

Beispiel a (mit 4 Eiern und 100 g Butter).

Frühstück: Kaffee oder Tee mit maximal 50 ccm dünnem Rahm oder Milch (s. Beispiel 1).

Luftbrot, 20 g Butter, 1 Ei.

Zwischenmahlzeit: 1 Tasse kräftige Fleischbrühe (abgefettet), oder Gemüsebouillon, oder statt dessen Gemüsepüreesuppe. Zu letzterer können 10 g Butter verwendet werden, wenn die Butter beim Frühstück auf 10 g ermäßigt wird.

Mittags: Gemüsebouillon (Rezept Nr. 6/7) oder klare Tomatensuppe aus Fleischbrühe.

2 Eier, gekocht oder als Spiegeleier oder Rühreier oder Omelette mit feinen Kräutern. — Wenn zu der Eierspeise 10 g Butter benützt wird, was völlig genügt, mindert sich der Butterzusatz zum Gemüse um den gleichen Wert.

Reichlich Gemüse und vegetabile Salate aus Tabelle I. Zu den Gemüsen 30 g Butter, zum Salat 3—5 ccm Öl.

Luftbrot, 10 g Butter.

Eine kleine Tasse starken, schwarzen Kaffee, wenn gewünscht.

Nachmittags: Kaffee oder Tee mit 50 ccm Milch.

Luftbrot, 10 g Butter.

Abends: Fleischbrühe (abgefettet) oder Gemüsebouillon.

1 Ei, am besten hartgekocht.

Gemüse und Salate wie mittags. Zum Gemüse 20 g Butter, zum Salat 5 g Öl.

Luftbrot, 10 g Butter.

Beispiel b (mit 4 Eiern, 1 Dotter, 60 g Fett).

Frühstück: Kaffee oder Tee mit maximal 50 ccm Milch. Luftbrot, Butter, 1 Ei.

Zwischenmahlzeit: 1 Tasse kräftige Fleischbrühe (abgefettet) mit 1 Eidotter.

Mittags: Klare Fleischsuppe (abgefettet) oder Gemüsebouillon oder Gemüsepüreesuppe (wie bei Beispiel a).

2 Eier, ohne Mehl, in beliebiger Form.

Reichlich Gemüse und vegetabile Salate aus Tabelle I.

Luftbrot mit Butter (letztere nach Wunsch etwas pikant zubereitet, z. B. mit Kresse, Petersilie, Kümmel usw.; Sardellen, Anchovispaste nur, wenn auf Salzarmut kein Gewicht gelegt wird).

Nachmittags: Kaffee oder Tee mit Milch (wie morgens) oder Tee mit Citronensaft, je nach Umständen auch etwas Rum.

Abends: Wie mittags.

Die Normalmenge von Fett (ca. 30 g in Butter, 5 g als Öl, 25 g in Eiern und 3—4 g in Milch) erreicht bei dieser Kost etwa 60 g. Je nach Lage des Falles kann sie mit der Zeit erhöht werden (vgl. unten: Besprechung von Kostform C 3).

Beispiel c (mit 4 Eiern, 50 g Fett).

Diese Kost erreicht wegen Ausfalles von 1 Eidotter und der Milch nur knapp 50 g Fett, was sie weniger sättigend macht. Dagegen lassen wir die Menge des Luftbrotes auf 40 g steigern. Es kommen also für den Tag in Betracht: Tee mit Citrone nach Belieben (eventuell mit Zusatz von etwas Rum), 4 Volleier, 40 g Luftbrot, 30 g Butter, 5 g Salatöl; reichlich Gemüse und vegetabile Salate aus Tabelle I (Salate mit Weinessig und sehr wenig Öl zubereitet); Gemüsebouillon (Rezept Nr. 6/7, ohne Fett!), klare Fleischbrühe; zweimal eine kleine Tasse starker, schwarzer Kaffee; Salz zu Gemüse und Salat in kleinen Mengen erlaubt, wenn nicht ausdrücklich verboten. 2—3 Glas roter Tischwein zweckmäßig, wenn nicht aus besonderen Gründen zu vermeiden. Über Stärke des Kaffees ärztliches Urteil!

Morgens: Tee mit Citrone, 1 Ei, Luftbrot, Butter.

Zwischenmahlzeit fällt aus (oder nur Gemüsebouillon).

Mittags: Klare Fleischbrühe (200—250 ccm), 2 Eier gekocht oder mit Butter gebraten oder mit etwas Butter und feinen Kräutern als Rührei. Gemüse und Salate wie oben bemerkt.

Luftbrot (am besten geröstet) mit Butter.

Kaffee.

Nachmittags: Tee mit Citrone oder schwarzer Kaffee; Luftbrot mit Butter.

Abends: Gemüsebouillon, 1 Ei (am besten hart gekocht); Gemüse und Salate wie oben bemerkt; Luftbrot mit Butter.

Eine kleine Tasse schwarzer Kaffee, wenn nicht nachmittags genommen, oder dünner Tee.

4. Scharfe Gemüse-Fett-Kost.

Mit dieser Form gelangen wir zu einer Kost, deren Nährwert so gut wie vollständig auf ihrem Fettgehalte fußt. Die in Eidotter und Gemüsen enthaltenen Eiweißkörper und die spärlichen zuckerbildenden Kohlenhydrate der Gemüse (S. 1, 38) fallen kaum ins Gewicht, so daß man, praktisch genommen, geradezu von „Ein-Nährstoff-Kost" (Fett) sprechen darf. Vgl. S. 105, Zwei-Nährstoff-System. Nachdem C. v. Noorden schon einige Jahre zuvor auf die Tragweite solcher Kost hingewiesen, teilte er 1904 und 1907 je ein Beispiel für ihren Kostaufbau mit, von denen das zweite eine Verschärfung des ersteren darstellt. Es folgt hier die Form, welche nach kleinen Abänderungen später beibehalten wurde:

Beispiel a.

Frühstück: Eine Tasse schwarzer Kaffee ohne Zutaten; 2 Eidotter mit 40 g undurchwachsenem Speck gebraten.

Zwischenmahlzeit: Eine reichliche Portion Gemüse (meist Spargel); dazu eine Tunke aus 2 harten zerriebenen Eidottern mit 40 g heißer Butter auf vorgewärmtem Teller gemischt.

Mittags: $^1/_4$ l kräftige Fleischbrühe mit Einlage von 30 g Knochenmark; Kohlgemüse (meist Sauerkraut) mit 80 g undurchwachsenem Speck gekocht. Eine reichliche Portion Kopfsalat oder Gurkensalat mit Weinessig und reichlich Öl angemacht. Eine Tasse schwarzer Kaffee.

Nachmittags: Tee mit Citrone, auf Wunsch auch etwas Rum, oder schwarzer Kaffee.

2 Eidotter, entweder so wie sie sind roh getrunken oder auf Wunsch mit ein wenig Kochsalz oder Saccharin in einem Becher verrührt oder hartgesotten.

Abends: Wie mittags (andere Arten von Blatt- oder Kohlgemüse; meist Wirsing oder Rotkohl oder Spinat mit 80 g Speck oder Butter gedämpft).

Vor dem Schlafen: 2 Eidotter mit Branntwein verrührt oder auch in einer kleinen Tasse Fleischbrühe (ca. $^1/_{10}$ l).

Wenn nicht bestimmte Gründe dagegen sprechen, ist es durchaus zweckmäßig, für solchen Tag 2—3 Glas kräftigen Rotweins und 1—2 kleine Gläschen Branntweins (guter Korn, Kirschengeist usw.) anzuordnen.

Gegen etwaigen Durst mehrfach 1 Tasse Pfefferminztee (kein Mineralwasser).

Andere Verteilung der angegebenen Gerichte über den Tag wird freigestellt. Die Kost führt etwa 250 g Gesamtfett zu.

Beispiel b.

Morgens: Eine Tasse schwarzer Kaffee ohne Zutat; 2 Eidotter.

Vormittags: Eine Tasse mäßig starke Fleischbrühe mit Gemüsepüree und 40 g Butter oder Knochenmark und 2 Eidotter.

Mittags: Eine Tasse kräftige Fleischbrühe mit 40 g Knochenmark; 4 Eidotter, mit Butter in der Pfanne gebraten. Sehr gründlich ausgewaschenes und abgepreßtes Sauerkraut mit reichlich Butter oder ausgelassenem Schmalz gedämpft. Kopfsalat oder Gurken- oder Tomatensalat mit Weinessig und reichlich Öl, ohne Salz, Salatkräuter dazu gestattet. Eine Tasse schwarzer Kaffee.

Vesper: Tee mit Citrone oder schwarzer Kaffee. 2 Eidotter wie in Beispiel a.

Abends: Wie mittags. Als Gemüse: meist Spargel, Wirsing, junge, grüne Bohnen mit erst beginnender Kernbildung.

Wein, Branntwein, Pfefferminztee wie in Beispiel a.

Es hat sich herausgestellt, daß die Bekömmlichkeit solchen Kostaufbaues besser ist, wenn sie möglichst kochsalzfrei ist. Daher wurde der ursprünglich empfohlene Speck durch andere Fett-Träger ersetzt. In den 14 Eidottern dieser Kost sind ca. 35 g Eiweiß und ca. 70 g Fett (einschließlich Lecithin). Der gesamte Fettverzehr, der absichtlich nicht genau festgelegt ist, bleibt bei dieser Kost selten unter 200 g, erreicht meist gegen 250 g. Gesamter Eiweißgehalt: 40—50 g. Vgl. Schlußbemerkung zu Petrén-Kost (S. 130).

Kritik und Verwendung der beiden Kostformen S. 129.

5. Kritik und Anwendungsbreite der Gemüse-Kostformen mit Eiern und Fett.

Die hier erwähnten Gemüsekostformen stammen sämtlich noch aus der Vor-Insulinzeit. Gemüse-Fett-Tage wurden von C. v. Noorden als Teilstücke der Diabetikerkost empfohlen (Monographie „Zuckerkrankheit", II. Auflage, S. 196. 1898) und anfangs meist nach Schema C 2 durchgeführt. Da eine so wenig angenehme Form nicht immer nötig war, wurden sie oftmals, aber immer nur entsprechend der jeweiligen Lage des Einzelfalles, durch Einsetzen von Volleiern erweitert und gemildert (Form C 1). Anderseits erwiesen sich recht oft auch, je nach Umständen, Verschärfungen als notwendig, wie sie unter Form C 3 und C 4 beschrieben sind. Alle diese Formen waren schon seit 25—30 Jahren, zum Teil mit unwesentlichen Abänderungen, im Gebrauch, so daß es sich lohnt, über die Erfahrungen in bezug auf ihre Zweckmäßigkeit und Anwendungsbreite im Zusammenhang zu berichten, obwohl einzelne der Formen, praktisch genommen, keine Rolle mehr spielen.

Sie kamen zunächst zur Anwendung, wenn es bei eiweißreicherer oder kohlenhydratfreier Kost nicht gelang, des Harnzuckers Herr zu werden. Wie schon frühzeitig berichtet ward, wurden solche Gemüse-Fett-Kostperioden in schweren Fällen manchmal bis zu 10—14tägigen Perioden ausgedehnt, mit dem erstrebten Erfolge, daß sich dadurch die Toleranz für Kohlenhydrate nachdrücklich und auf lange Zeit hinaus hob. Später, seit dem Eintritt der Haferkuren und ihrer Abarten in die Behandlung Zuckerkranker und namentlich seit Beginn der Insulinprobe, wurden diese Kostformen fast nur als vereinzelte oder kurzperiodische (2—3tägige) Einschiebsel zwischen andere Kostformen von uns benützt. Als solche haben sie starke Bedeutung bis heute bewahrt, die eine mehr, die andere weniger.

C 1 und C 2. Nur die breitangelegte **Kostform C 1** ist nach unserer langjährigen Erfahrung auf längere Dauer erträglich. Trotz der Ausschaltung von Fleisch, Fisch und Käse hat sie durchaus den Charakter des Zwei-Nährstoff-Systems (Eiweiß-Fett-Gruppe, S. 105). Zuckerkranken, die grundsätzlich oder aus Geschmacksgründen Fleisch ablehnen, ist sie sogar sehr willkommen, und wir haben in früherer Zeit eine stattliche Reihe von Zuckerkranken behandelt, die diese

Kost monate- und jahrelang ohne Nachteil, mit dauernd gutem Einfluß auf die diabetische Stoffwechsellage und bei gutem Kräfte- und Ernährungszustande durchführten. Abgesehen von ziemlicher Eintönigkeit (Eierspeisen!), war aber bei vielen Diabetikern eine durch den hohen Fettgehalt bedingte, immer wieder auftauchende und beunruhigende, zeitweilig dann wieder verschwindende Neigung zur Acetonbildung ein unüberbrückbares Hemmnis. Anfangs hat man ja recht oft mit etwas Aceton zu rechnen, aber oft verschwindet es nach einigen Tagen völlig und dauerhaft.

Leider verträgt nun — auch bei Heranziehen von Insulin — diese sehr fettreiche Kost nur vorübergehend, aber nicht bei längerer Anwendung Beigabe von Kohlenhydratträgern wesentlich besser, als die viel ausgiebigeren und abwechslungsreicheren Kostformen A und B. Man müßte, wenn der Blutzucker niedrig und der Harn zuckerfrei gehalten werden soll, was das Ziel jeder Diabetesbehandlung ist, bei Dauerkost in allen nicht ganz leichten Fällen bei sehr geringen Kohlenhydratzulagen (etwa 3 bis höchstens 4 WBE) verharren und muß auch dann auf allmählichen Anstieg des Blutzuckers gefaßt sein. Daher ist Form **C 1** jetzt, wo man mit Recht auf reichere Kohlenhydratgaben bei Dauerkost hinstrebt, für uns in den Hintergrund getreten. Die Bedenken sind die gleichen wie bei den Kostformen A und B.

Dazu kommt des weiteren noch die Gefahr calorischer Überfütterung bei Freigabe des Fettverzehrs.

Als Einschiebsel zwischen andere Kostformen ist C 1 unbrauchbar, weil sie den Zweck solcher Schaltung nur unvollkommen und unsicher erfüllt.

Das hier Gesagte gilt auch in allen wesentlichen Stücken für **Kostform C 2.**

C 3. Von den übrigen Kostformen dieser Reihe steht **Form C 3** der Form C 1 am nächsten. Sie ist um etliches eiweißärmer als letztere, enthält aber bei ihrem liberalsten Ausbau **(C 3a)** mit 100 g Butter nebst Eiern noch ansehnliche, aber immerhin quantitativ beschränkte Mengen von Fett (etwa 85 g in Butter, 10 g in Öl, 20 g in Eiern, zusammen etwa = 115 g). Für sich allein deckt sie bei der Mehrzahl erwachsener Zuckerkranker den Calorienbedarf nicht, so daß sie zu langsamem Gewichtsverlust führt. Dies und der geringe

Eiweißgehalt läßt zwar ihre Verwendung in reiner Form für einige Tage und sogar 2—3 Wochen, nicht aber auf die Dauer zu. Ihr dämpfender Einfluß auf die Zuckerbildung ist entschieden größer als bei Kostform C 1. Wie C 1 und C 2 kann sie auch vorübergehend zu Acetonausscheidung führen, doch pflegt sich dies zumeist nach 3—4 Tagen wieder auszugleichen.

Als Einschiebsel ist die Kost besser geeignet als Kostform C 1. Aber wenn man mit dem Einschalten von Kostformen aus dieser Gruppe beginnt, raten wir dringend, im Anfang sich einer der strengeren, mit weniger Fett ausgestatteten Formen zu bedienen (z. B. Kostform E; S. 131) und erst bei deren tadelloser Bekömmlichkeit und erwiesener guter Auswirkung auf den Blutzucker nach frühestens 1—2 Monaten das Einschiebsel allmählich auf eine der fettreicheren Kostformen C 3 anzureichern (erst nach Beispiel c, dann d, selten bis auf Beispiel a).

Kohlenhydratzulagen verträgt schon die Kost C 3a weit besser als Kost C 1 und C 2. Erst die starken Begrenzungen in bezug auf Eiweiß und Fett, die sie mit sich bringt, bewirken deutlich und mit einiger Zuverlässigkeit auch auf längere Dauer den günstigen Einfluß, den man mit Kostform B anstrebte (S. 118), so daß man — je nach Lage des Falles ohne oder mit Insulin — durch Beigabe von 5—6 und manchmal mehr WBE (S. 16) den Calorienwert bis zur Bedarfshöhe verstärken, niedrigen Stand des Blutzuckers, Fernbleiben von Harnzucker und von Aceton sicherstellen kann. Wir hatten mit jährlich mehrmaligen 2—3 wöchigen Perioden solcher Kost bemerkenswerte Erfolge, benützen diese Kombination nur dann noch für längere Perioden, wenn bestehende Nebenkrankheiten, z. B. Nierenleiden, sehr niedrigen Eiweißverzehr heischen. Denn für die Zuckerkrankheit selbst ziehen wir die Verbindung größerer Kohlenhydratmengen mit magerer Grundkost unbedingt vor (S. 141).

Während die C 3-Kost nach Beispiel a (mit ca. 115 g Fett) im Notfall wenigstens eine Zeitlang in reiner Form (etwa 2 Wochen) ohne Nachteil durchführbar ist, trifft dies für ihre Anordnung nach Beispiel b und c (mit 60 bzw. 50 g Fett) wegen gleichzeitig niedrigen Eiweiß- und Fettgehaltes nicht mehr zu. Dafür ist sie durchaus unzulänglich.

Als Einschiebsel zwischen andere Kostformen — davon war schon die Rede (S. 114) und wird noch weiter die Rede sein (S. 154) — sind b und c viel brauchbarer, weil die bezweckte Dämpfung der Zuckerbildung besser zur Geltung kommt. Wir bedienen uns beider Formen (Beispiel b und c) annähernd gleich häufig; natürlich nicht wahllos, sondern nach Beurteilung und Erfahrung im Einzelfalle. Gewöhnlich bleibt es bei einem vereinzelten Schalttag solcher Art (z. B. in der Woche einmal oder zweimal oder auch nur aller 10 Tage); weit seltener werden 2 solcher Tage hintereinander geschaltet.

Bei richtiger diätetischer Einstellung eines Zuckerkranken (gleichgültig ob ohne oder mit Insulin erreicht) ergibt sich nun überwiegend häufig, daß allmählich die Fettmenge des Schalttages in der Richtung zu Kostbeispiel C 3a ohne jeden Nachteil erhöht werden kann (s. oben).

Es ergibt sich ferner, vor allem bei Kost nach Beispiel **C 3c**, daß diese Gemüse-Eier-Fett-Kost oft, aber nicht stets, ohne Nachteil für ihre beabsichtigte Auswirkung als Einschiebsel mit etwas Obst angereichert werden kann, wenn auch nicht sofort, aber doch gewöhnlich früher und mit größerer Sicherheit der Unschädlichkeit als mit steigenden Fettgaben. Dies bedeutet eine wesentliche Aufbesserung der Kost C 3 c in geschmacklicher Hinsicht. Wir beginnen gewöhnlich mit 2 mal täglich $^1/_2$ WBE Diabetikerkompott oder Rohobst (mittags und abends) und steigen allmählich bis auf 2 mal 1 WBE Obst bzw. Kompott und $^1/_2$ WBE Marmelade (diese auf morgens und nachmittags verteilt). Berechnung der Substanz S. 20, 63. Über die Auswirkung der Obstzulage unterrichten Bestimmungen des Blutzuckers am nächsten Morgen. Es gibt Fälle, wo die Obstzulage — trotz ihrer Kleinheit — im Rahmen dieser Kostform den Blutzucker erheblich steigert. Mehlhaltiges ist nicht geeignet als Zulage an Einschiebseltagen.

Zum Beschicken mit größeren Mengen Kohlenhydraten und damit zu längerem Gebrauch eignet sich Kost nach Beispiel b und c natürlich besser als Kost nach Beispiel a, da die geringeren Fettmengen größere Bekömmlichkeit der Kohlenhydrate sichern. Trotzdem ist es nicht ratsam, da man mit noch weit größerer Sicherheit bei Belastung mit Kohlenhydraten von ausgesprochener Magerkost ausgeht (S. 136, 143).

C 4. Die mit C 4 bezeichnete „scharfe Gemüse-Fett-Kost" wurde errichtet, um einer starken widerstandleistenden Glykosurie rasch ledig zu werden. Sie sollte die von A. Cantani zu diesem Zwecke schon vor 60 Jahren empfohlenen Fasttage ersetzen. Wenn auch wirksam, hat sich dies auf die Dauer nicht bewährt, da die Hungertage (S. 133), wenigstens im Anfang einer Kur, den ungeordneten Zuckerhaushalt schneller und vor allem nachwirkender regeln. Im weiteren Verlauf der Behandlung auf solche Hungertage zurückzugreifen, ist aber nur ausnahmsweise erforderlich. Von allen Kostformen, die wir bisher besprachen, haben als „Sonntage für den Stoffwechsel Zuckerkranker" die hier in Rede stehenden Kostformen (C 4) die stärkste Wirkkraft. Sie haben sich als Einschiebsel für das Inordnunghalten des Zuckerhaushaltes als Schontage hohen Ranges erwiesen, verwendbar sowohl bei Nichtinsulin- wie bei Insulinbehandlung. Die anfängliche Befürchtung, die hohen Fettgaben könnten die Acetonbildung stark in die Höhe treiben, hat sich gerade bei der hier beschriebenen Anordnung (Beispiel a und namentlich Beispiel b) nicht als durchgängig gerechtfertigt erwiesen. Die Gefahr ist sehr gering, wenn man sich dieser Kostformen als eintägige Einschiebsel nur bedient zwischen kohlenhydratreicheren Kostperioden. Bei Zuckerkranken, die zu Acetonurie neigen, sollte man überhaupt keinen Gebrauch davon machen. Da kommen zu genanntem Zwecke von kohlenhydratfreien Formen nur die Kostformen E und der Hungertag in Betracht (S. 131, 133).

Wie bei wahren Hungertagen ordnen wir bei den scharfen Gemüse-Fett-Tagen in der Regel Bettruhe an.

Aus dieser Zusammenstellung ergibt sich,

1. daß die unbeschränkte Gemüse-Eier-Fett-Kost (C 1) und ihre Abart C 2,

a) in reiner Form, d. h. ohne Kohlenhydrat, als Einschiebsel unzweckmäßig sind,

b) in reiner Form (auch im Wechsel zwischen C 1 und C 2) manchmal für längere Zeit brauchbar sind, oft aber sich schlecht bewähren,

c) in Verbindung mit Kohlenhydratzulagen auf die Dauer keinen wesentlichen Vorteil vor reicher ausgestatteten Formen, z. B. Kostform B, darbieten;

2. daß von der beschränkteren Gemüse-Eier-Fett-Kost (C 3),

a) in reiner Form, d. h. ohne Kohlenhydratbeigabe, als Einschiebsel zunächst nur die fettärmere Anordnung nach Beispiel b und c ratsam ist;

daß diese beiden Kostaufbaue zu gleichem Zwecke einer allmählichen Annäherung an den fettreicheren Kostplan (C 3a) und von ihnen die letzte (C 3c) auch einer allmählichen Anreicherung mit wenig Obst fähig ist,

 b) in reiner Form (d. h. ohne Kohlenhydratbeigabe) nur die ersterwähnte fettreichere Anordnung (nach Beispiel a) einige Zeit hindurch brauchbar ist,

 c) in Verbindung mit reicheren Kohlenhydratzulagen in Fällen, wo Fleisch vermieden werden soll, die beiden letzten Formen (Beispiel b und c) zwar brauchbar, aber als Ausgangspunkt für den Aufbau einer Dauerkost nicht besonders zweckmäßig sind;

 3. daß die „scharfe Gemüse-Fett-Kost" (C 4) sich als vorübergehendes Einschiebsel in kohlenhydratreichere Kostperioden gut bewährt hat und in dieser Form einen Hungertag vertreten kann.

D. Petrén's Gemüse-Fett-Kost.

Die auf lange Frist berechnete Petrén-Kur hat nur noch historisches Interesse. Der — verglichen mit den sonstigen früher üblichen, kohlenhydratfreien, strengen Kostformen (A und B) — bedeutsame Einfluß der C. v. Noordenschen Gemüsetage veranlaßte K. Petrén über den ursprünglich für sie vorgesehenen Rahmen (kurze Perioden oder auch nur eingeschobene Einzeltage) hinauszugehen und derartige Kost auf lange Zeit, d. h. auf einige Monate einzurichten und zu empfehlen. Er lehnte sich dabei an die allerstrengsten Programme an (C 4), ging aber noch darüber hinaus, da er bald erkannte, daß auf lange Dauer günstige Einwirkung auf den Zuckerstoffwechsel nur möglich sei, wenn die Eiweißzufuhr noch viel weiter herabgesetzt wird, als in dem strengsten Programm der Gemüse-Fett-Kostformen (C 4, Beispiel b) vorgesehen war. Er gelangte damit zu einer Kost, die den Zuckerkranken wochen- und monatelang auf eine Eiweißzufuhr von nur 25 bis 30 g täglich anwies. Die reichen Fettgaben sicherten ihr einen Wert von 2000 Calorien und mehr.

Es war eine entschiedene Verbesserung, als Petrén später die Kost mit etwas reichlicheren Mengen Obst ausstattete. Beide Formen durften nur höchst langsam, und mit öfterem Zurückgreifen auf die Ausgangskost, erweitert werden. Sonst ging der errungene Vorteil schnell wieder zu Verlust.

a) Ursprüngliches Kostprogramm.

1. Frühstück: Tee oder Kaffee, 1 Eigelb mit etwas Kognak.
2. Frühstück: Gemüse mit 50 g Fett zubereitet (Butter oder Speck).
Mittags: Gemüse mit 100 g Fett zubereitet, Salat, Radieschen, Gurken. Rhabarber oder Preiselbeerkompott.

Vesper: Tee oder Kaffee, 2 Eigelb mit Kognak.
Abends: Gemüse und 100 g Fett, Kompott wie mittags. Nach Bedarf
können auch 3—4 Luftbrote genommen werden. Ein Teil des
Fettes kann durch guten Rahm ersetzt werden.

Später gab K. Petrén über seine Kostform, in bezug
auf Mengen, folgende Vorschriften.

b) Abgeändertes Kostprogramm.

Von Gemüsen: Grünkohl, Weißkohl, Spinat, Blumenkohl, Rhabarber,
verschiedene Arten grüner Bohnen, Erbsenschoten, Gurken (jeden dritten
Tag wenig Topinambur). Gewicht pro Tag 800—1000 g.

Von Obst: Äpfel, Erdbeeren (Mengen von Petrén nicht angegeben);
Preiselbeeren bis zu 500 g.

Von Fett: 200—250 g in Form von Butter oder schierem Speck.
Von Sahne, mit 30% Fettgehalt, bis zu 150 ccm als Maximum.
Reine Fleischbrühe, Kaffee, Tee.
$\frac{1}{2}$ Flasche Bordeauxwein, gelegentlich.

Wie es von der „scharfen Gemüse-Fett-Kost" schon früher
bekannt war, setzt diese Kost den Zuckergehalt außerordentlich stark und schnell herab. Es ist eine charakteristische
Zwei-Nährstoff-Kost (S. 105). Mit der langfristigen Anwendung
dieser Formen konnten sowohl wir uns wie unsere Patienten nie befreunden. Im Petrénschen Sinne wird sie seit
Eintritt des Insulins in die Therapie kaum noch verwendet.
Nur Laboratoriumsweisheit greift manchmal noch empfehlend
darauf zurück.

Es werden neuerdings eingeschobene Einzeltage bzw. 2—3 tägige Perioden der „scharfen Gemüse-Fett-Kost" (Nr. C 4; S. 123) als Petrén-Kost
bezeichnet. Dagegen müssen wir Einspruch erheben. In solcher Art hat
sie C. v. Noorden seiner Zeit in der Frankfurter Privatklinik eingeführt,
und so war sie schon zehn Jahre in der Literatur bekannt, ehe K. Petrén
sie auf lange Dauer hin empfahl. Nur die abwegige Anwendung auf lange
Dauer knüpft sich an den Namen Petrén's.

E. Fettarme, knappe Gemüse-Salat-Kost.

Diese Kost steht zwar Einzelformen der C-Reihe (namentlich C 3c) sehr nahe, die schon zu den Magerkostformen gehört.
Sie bedarf aber doch einer Sonderstellung. Denn dort spielt
immerhin das Fett noch eine gewisse Rolle, während wir hier
auf möglichst kleine Fettgaben neben weitgehender Eiweiß-
und Kohlenhydratarmut hinzielen. Das zweite Kostbeispiel,
von uns häufiger als das erstere benützt, ist wegen Ausfall der
Butter das strengere. Die erste Form soll salzarm, kann auch

salzfrei, die zweite soll ohne jeglichen Salzzusatz genossen werden; daher sind darin nur Salate vertreten und kein gekochtes Gemüse, das ohne jegliches Salzen die geringe Annehmlichkeit der Kost noch weiter herabdrücken würde.

Wir bevorzugen an diesen Tagen: Sauerkraut (gut ausgewaschen!), Spargel, Kopf- und gelben, grünen oder roten Endiviensalat, Gurken, Tomaten, junge, grüne Bohnen, die noch keine oder nur äußerst kleine Kerne angesetzt haben (Haricots verts), Blumenkohl in Wasser gekocht (nicht gedämpft). Zum Salat reichlich Weinessig oder Citronensaft und wenig Öl ($^1/_2$ Mokkalöffel voll genügt). Die rohen Gemüse (Salate, Tomaten, Gurken, auch ungekochter Sauerkrautsalat) werden an solchen Tagen meist vorgezogen. Als Getränk auch Pfefferminztee beliebig; kein Mineralwasser außer dem mineralienfreien Gasteiner Tafelwasser.

Beispiel a (salzarm oder salzfrei).

1. Frühstück: Kaffee, Tee, 10 g Butter, 10 g Luftbrot, nach Wunsch 1 Tomate.
2. Frühstück: klare Bouillon (abgefettet).
Mittags: klare Bouillon (abgefettet). 300 g Gemüse mit 10 g Butter, 1 Ei, Salat, Tomaten, Gurken mit ein wenig Öl.
Vesper: Wie 1. Frühstück.
Abends: Wie mittags.

Beispiel b (salzfrei, annähernd fettfrei).

Frühstück: Starker Tee mit Citrone (nach Wunsch auch ein wenig Rum) oder schwarzer Kaffee. — 1 Ei.
Vormittags: Abgefettete, kräftige Fleischbrühe (ohne Salz bereitet), etwa $^2/_{10}$ Liter, oder statt dessen Gemüsesuppe nach Rezept Nr. 6/7.
Rohe Tomaten oder Salat (vgl. oben).
Mittags: Abgefettete, kräftige Fleischbrühe (wie vormittags).
1 Ei, am besten hartgesotten oder nach Wunsch mit ein wenig frisch angerührtem sog. englischen Senfmehl genossen.
Salate aus eingangs erwähnter Gruppe.
Starker, schwarzer Kaffee. Nach Wunsch ein Gläschen Branntwein.
Vesper: Kaffee oder Tee wie zum Frühstück.
Abends: Wie mittags.

Kritik der Kost. Noch näher als den strengsten sonstigen Gemüsetagen steht diese Kostform den „Hungertagen". Sie ist eigentlich nur eine Verschleierung derselben und verfolgt gleichen Zweck. Ihr Nährwert ist überaus gering. Immerhin bietet sie im Vergleich zu den wahren Hungertagen die Annehmlichkeit einer gewissen Magenfüllung. Da sie der Wirkkraft des Hungertages weit näher kommt und da es sich doch immer nur um einen einzigen eingeschobenen Tag handelt, bevorzugen wir stark — wie schon erwähnt — die Anordnung nach Beispiel b. Notwendig ist dies, wenn Neigung zu Acetonurie besteht. Wir verordnen an den knappen Gemüse-Salat-Tagen in der Regel, und zwar stets bei Kostform b wie bei Hungertagen, Bettruhe. Nächst dem Hungertag bilden die Kostformen E a und E b die wirksamsten Entlastungstage für den Stoffwechsel.

F. Hungertage.

Hungertage, denen die zuletzt erwähnte Kostform bereits nahekam, erwirken die denkbar weitestgehende Schonung des gesamten Zuckerhaushaltes. Es ist ratsam, am Beginne dieses Tages und dann 24 Stunden später den Stand des Blutzuckers zu bestimmen, da die Senkungsgröße desselben wertvolle Anhaltspunkte für die Beurteilung der Lage an die Hand gibt.

An diesen Tagen wird nichts gereicht außer Kaffee und Tee ohne Zutaten; 2—3 mal am Tage eine Tasse klarer, abgefetteter, ohne Salz zubereiteter Fleisch- oder Hühnerbrühe; Tee oder Wasser (kein Mineralwasser außer Gasteiner Tafelwasser) mit Citronensaft. Aller 2 Stunden wird das eine oder andere gereicht. — Ferner über den Tag verteilt: 80—150 ccm Branntwein (Korn, Kirsch, Kognak, Whisky u. dgl.) mit Tee oder Wasser verdünnt. Der Branntwein hat hier arzneilichen, antiketogenen Rang. Sehr wichtig!

An solchen Fasttagen doppeltkohlensaures Natron zu geben, wie es oft geschieht, ist unzweckmäßig.

Es soll für äußerste körperliche und geistige Ruhe gesorgt werden. Daher gehören die Patienten an diesen Tagen ins Bett. Um Erregungen, u. a. das lästige Gefühl des Hungerns zu dämpfen, verordnen wir stets dreimal täglich eine Tablette Somnacetin oder manchmal 0,05 g Luminal oder 0,25 g Adalin; doch bewährt sich Somnacetin in der Regel besser.

Je nach Umständen dauert das Fasten vom Vorabend über den eigentlichen Hungertag bis zum nächsten Morgen (ca. 36 Stunden) oder — selten — bis zum nächsten Mittag (ca. 40 Stunden).

Bei dieser Anordnung wird selbst in recht schweren Fällen von Diabetes der Harn am Hungertage bis etwa 16—17 Uhr völlig oder nahezu zuckerfrei, und auch etwaiges Aceton pflegt bis auf kleine Werte abgesunken zu sein. Dies gilt sogar für beginnende komatöse Zustände. Bei ernstlicher Acetonurie wird am Beginne des Hungertages etwas Insulin injiziert (10 bis höchstens 15 Einheiten); später nicht mehr.

Kritik des Hungertages. Nachteilige Schwächung des Körpers ist selbst bei sehr elendem Kräftezustand nicht zu fürchten. Unter manchen Tausenden von Einzelfällen haben wir bei Innehaltung obiger Vorschriften solches noch niemals erlebt (seit 1910). Nach 1—2 tägiger Erkundung der Stoffwechsellage unter letzthin gewohnter Kost schalten wir — abgesehen von ganz leichten Fällen, bei denen auch der Blutzucker niedrig gefunden wurde — dann sofort den Hungertag ein, ehe wir mit dem Aufbau der zweckmäßig erscheinenden Kostordnung beginnen. Um die dadurch eroberte Ordnung des Zuckerhaushaltes zu sichern, genügt später meist eintägiges Zwischenschalten der Kostform E. Es sind im ganzen nur etwa 5—10% der Fälle, wo wir doch später gelegentlich auf einen Hungertag zurückgreifen mußten. Überwiegend häufig betrifft dies Zuckerkranke, die die gegebenen Kostvorschriften gröblich vernachlässigt haben.

Eigentliche Hungerkuren (10 Hungertage im Monat und mehr), wie sie F. M. Allen vor etwa 17 Jahren einführte und als Eröffnungsverfahren bei Behandlung Zuckerkranker verlangte, und worauf er dann öfters wieder zurückgriff, waren ein Fehlschlag, worauf leider auch manche deutsche Fachärzte hereinfielen.

G. Über Hauptkost und Nebenkost bei den Kostformen A bis E.

Wir haben bei Schilderung der bisherigen Kostprogramme als „reine Form" eine solche bezeichnet, bei welcher Eiweiß und Fett als Nährstoffe dienen und keine Kohlenhydratträger aus der Tabelle IV (S. 17) hinzugefügt sind. Solche Grundkost ist in bezug auf alle diese Formen „Hauptkost". Es geht aus den angefügten Kritiken und Besprechungen dieser Kostformen zur Genüge hervor, wir betonen es aber nochmals ausdrücklich, daß keine einzige dieser „reinen Formen" auf längere Zeit empfehlenswert und überhaupt jetzt noch üblich ist, sondern jede von ihnen immer nur vorübergehend, meist nur an einzelnen Tagen oder während ganz kurzer Perioden gebraucht werden darf. Um Hauptstück der Dauerkost für Zuckerkranke zu werden, bedürfen sie der Zulage von Kohlenhydraten.

Wir haben daher des weiteren besprochen und begründet, in welchem Maße sich die einzelnen Formen zur Beschickung mit Kohlenhydratträgern eignen und kamen im Gegensatz zur Magerkost (S. 136) bei keiner einzigen zu vollkommen befriedigender Wertung dieser Eignung. Bei manchen widerspricht schon der ganze Sinn der Kostform solcher Eignung, z. B. bei der „scharfen Gemüse-Fett-Kost", bei der „fettarmen, knappen Gemüse-Salat-Kost" und an den „Hungertagen". Bei anderen Kostformen (A und B) würde die Gestaltung der Hauptkost die denkbar ungünstigsten Bedingungen für die Bekömmlichkeit der Kohlenhydratzulagen mit sich bringen. Wo auch immer einer der vorstehenden „reinen Formen" Kohlenhydratträger zugefügt werden, haben diese letzteren den Rang einer „Nebenkost". In welchem Maße mit Nebenkost angereichert werden darf, ist von Fall zu Fall und beim Einzelfalle je nach zeitweiliger Lage der Dinge verschieden, und nach gleichem Grundsatz richten sich im einzelnen Auswahl und zeitliche Verteilung der Nahrungsstoffe (vgl. S. 102ff., 107). Ein Beispiel dafür bietet auch die sog. „Probekost" (S. 172).

Auch bei dem noch zu besprechenden „Magerkostsystem" gelten die Kohlenhydratträger als Nebenkost, freilich mit dem Unterschiede, daß man hierbei auch die Fette als Nebenkost zu werten hat (S. 143).

Keineswegs bei allen Kostformen für Zuckerkranke ist es so. Bei allen Kohlenhydrattagen und -kuren, die sich sämtlich aus den C. v. Noordenschen Hafertagen ableiten, sind die Kohlenhydratträger als Hauptkost zu werten, gleichgültig ob dieselben aus Hafer, Obst oder anderem Material bestehen.

H. Allgemeines über Magerkost bei Zuckerkranken.

1. Bei **fettleibigen Zuckerkranken,** bei denen aus diesem oder jenem Grunde energische und schnellwirkende Entfettung wünschenswert war, wurden schon vor sehr langer Zeit fettarme Kostformen in Anwendung gezogen, und zwar damals, teilweise noch jetzt, in der Regel ohne Beigabe nennenswerter Mengen von Kohlenhydrat. Als Muster dienten die alten Kostschemata von Banting-Harvey als strengere, höchst fettarme, aber höchst eiweißreiche Form oder die mildere, etwas fettreichere Cantani-Kost. Sie haben Verwandtschaft mit Kostform A (S. 111) in bezug auf deren Proteinreichtum, unterscheiden sich aber wesentlich von ihr durch die weit- bzw. weitestgehende Beschränkung des Fettes. Fettarmut ist Vorbedingung für jegliche Entfettungskur, wenn auch zu erwähnen ist, daß bei bestimmter Kostanordnung und, aber nur bei Menschen, die sich vorher mit sehr fettreichen Speisen überfüttert hatten, wirksame Entfettungskost Anreicherung mit Fett bis zu etwa 100 g verträgt (W. Ebsteinsche Entfettungskost, jetzt kaum noch angewendet).

Gegen derartige Entfettungskuren mit kohlenhydratfreier Kost nach Vorbild von Banting und Cantani, wesentlich aus Eiweißträgern und Gemüsen bestehend, sind bei Zuckerkranken gewisse Bedenken zu erheben. Sie sind nur zulässig bei fettleibigen Leichtdiabetikern, wo die Fettleibigkeit im Krankheitsbilde überwiegt und wo nach Ausschalten vorheriger Überfütterung mit dem Fett- und Gewichtsverluste auch der Harnzucker schwindet und der Blutzucker sinkt. Man wird solche Kuren nie über etwa 3 Wochen hinaus und sollte sie lieber unter klinischer Obhut durchführen. Als man sie früher in manchen Kurorten vielfach ambulatorisch durchführte, hat man doch ziemlich oft wegen der ungenügenden Aufsicht sofortige oder später bemerkte üble Folgen davon erlebt. Selbst bei Leichtdiabetes ist man niemals sicher, daß sich nicht Acetonbildung einschleicht, und bei Schwerdiabetes ist dies eher Regel als Ausnahme. Ursache ist, daß der Körper fast ausschließlich von Fett, der wesentlichen Quelle für Acetonkörper, lebt, und zwar bei solcher Kost vom eigenen Körperfett.

Dies ändert sich sofort, wenn auch nur bescheidenen Maßes, etwa in Menge von 5 WBE (S. 16) Kohlenhydratträger als Schutz gegen die Acetonbildung hinzutreten, wozu sich nach unseren Erfahrungen Obst besser eignet als Mehlhaltiges.

Daher sind alle jene Kostarten in reiner Form, d. h. ohne Kohlenhydrate, aus den Dauerkostformen sowohl bei fettleibigen wie bei nichtfettleibigen Zuckerkranken, ebenso wie schon von den reinen Kostformen A, B, C berichtet wurde, mehr und mehr verschwunden.

Als eintägige oder kurzperiodische Einschiebsel zwischen eiweißarmer und fettreicher Kost und auch zwischen Kohlenhydratkuren (S. 156) leben sie aber mit starker Berechtigung und Auswirkung fort.

Des weiteren bilden sie eine treffliche „Hauptkost" (Grundkost) für die überaus wichtige, als „proteinreiche Magerkost mit Kohlenhydraten" bezeichnete Dauerkostform (S. 149).

2. **Diabetes und Fettbestand in ihrer Beziehung zu Magerkost.** Verweisend auf Vorstehendes und auf S. 140, machen wir hier nur darauf aufmerksam, daß ausgesprochene Magerkost in der Regel Gewichtsverlust nach sich zieht, wovon auch nichtfettleibige Zuckerkranke und selbst solche mit Untergewicht betroffen werden. Der abmagernde Einfluß wird nicht ausgeglichen durch die kleinen und mittleren Mengen von Kohlenhydratträgern, die man der „reinen", d. h. kohlenhydratfreien Magerkost bei Dauerkost zuzufügen pflegt. Der Gewichtsverlust wird verstärkt, wenn die Magerkost gleichzeitig kochsalzarm ist. Was durch Mitwirkung dieser Eigenschaft an Gewicht verlorengeht, ist aber nicht wahre Körpersubstanz, ist kein Fett, sondern überschüssig vorhandenes Gewebewasser. Die Befreiung davon ist niemals ein Nachteil, unter Umständen, z. B. bei etwa bestehenden entzündlichen Komplikationen irgendwelcher Art, auch bei etwaigen Kreislaufstörungen, sogar ein bedeutender Vorteil. Schädliche Übertreibung der Kochsalzarmut wird sicher ausgeschaltet, wenn die Magerkost-Dauerform kochsalzarm gehalten wird, d. h. mit nicht mehr Kochsalz belastet wird als nötig ist, die Speisen gerade schmackhaft zu machen, und wenn nur an eingeschalteten Einzeltagen oder während

kurzer Perioden andere Kostformen aus möglichst kochsalzfreiem Material zusammengesetzt und ohne Kochsalzzusatz
gereicht werden (Zickzackkost S. 154).

Daß die Tragweite wahren Fettverlustes (wie soeben gesagt, nicht identisch mit Gewichtsverlust) für Gesundheitsund Kräftezustand der Zuckerkranken häufig überwertet
wird, ward schon erwähnt (S. 136). Ein Zeichen übler Vorgänge ist es nur dann, wenn der Fettschwund trotz reichlicher
Ernährung auftritt, und dann ist diese reichliche Ernährung
fast immer eine falsche, und die Abmagerung hört auf, wenn
sie eine knappere, aber zugleich richtigere wird.

Bei nichtfettleibigen und gar bei fettarmen Zuckerkranken
wäre die Magerkost unerlaubt, wenn die dadurch etwa bedingte Abmagerung nicht durch andere Vorteile überkompensiert würde. Dies ist in der Tat der Fall (s. unten, Nr. 3
dieses Abschnittes).

Arzt und Patient müssen aber wissen, daß ausgesprochene
Magerkuren jeglicher Art Gewichtsverluste nach sich ziehen.
Dabei ist jedoch folgendes zu beachten (vgl. S. 141):

a) Bei zahlreichen Zuckerkranken ist das Abmagern erwünscht (s. oben, Nr. 1), und mit der Entlastung des Körpers steigt die körperliche Leistungsfähigkeit.

b) Die infolge eingeschobener Einzeltage oder kurzer
Perioden durch Magerkost (Kostformen S. 143—148) bedingten
Fett- und Gewichtsverluste sind völlig harmlos. Größtenteils ist es Verlust überschüssigen Wassers, und falls dieser
Wasserverlust zu weit ging, gleicht er sich sicher unter nachfolgender Kost binnen 1—2 Tagen wieder aus.

c) Bei langfristigen Magerkuren wird unerwünschtes Fortschreiten der Abmagerung einerseits durch die
beigegebenen Kohlenhydrate, anderseits durch allmähliches
Steigen der Fettgaben zum Stillstand gebracht.

3. **Kohlenhydratbelastung bei Magerkost.** Stärkeres Anreichern der Dauerkost mit Kohlenhydraten hilft an
und für sich schon, neben Verhütung von Acetonbildung,
unerwünschter Abmagerung entgegenzutreten. In der
Tat ist die Bekömmlichkeit der Kohlenhydrate („Toleranz‟) bei Magerkost erheblich höher als bei jeglicher Art fettreicher Kost (vgl. unten, Nr. 4). Insbesondere bedarf es erst bei weit höheren Gaben von Kohlen-

hydraten der Beihilfe des Insulins, um den Harn zuckerfrei zu halten, als im Rahmen fettreicher Kostformen.

Über die zweckmäßige Höhe der Kohlenhydratbelastung bei Magerkost ist einiges zu sagen, da hierüber noch nicht Einstimmigkeit erzielt ist.

Dauerbekömmlichkeit (kein Harnzucker, niedriger Blutzucker, kein Aceton) bis zu 10 WBE, also 200 g Weißbrötchen oder Äquivalente, wird bei Magerkost häufig erzielt, ohne daß man die Toleranz durch Insulin zu stützen braucht. Auch Bekömmlichkeit bis zu 15 WBE kommt vor. Man gelangt damit auf etwa 500—750 durch Kohlenhydrat gedeckte Calorien, also eine achtbare Summe.

Greift man aber über 10—15 WBE Kohlenhydratträger hinaus, so engt sich deren Bekömmlichkeit ohne Insulin, selbst bei leichteren Fällen, doch schnellen Schrittes ein. Wir sahen eine Reihe von Diabetikern, wo der Harn dabei zwar zuckerfrei blieb, der Blutzucker aber um 50—100% und mehr den Normalwert überstieg. Das ist stets ein Warnungssignal.

Zweifellos kann man, selbst in Fällen die anfangs recht bedenklich erschienen, wie O. Porges überzeugend nachwies, mittels Insulin die Bekömmlichkeit der Kohlenhydrate bis auf 25 und selbst 30 WBE steigern, eine Summe, die den unbeschränkten Kohlenhydratverzehr vieler Gesunder schon voll erreicht. Dazu bedarf es aber fast immer ansehnlicher und schwer berechenbarer Mengen Insulin. Schwer berechenbar, weil die zum Erzielen dauernd zuckerfreien Harns erforderliche Insulinmenge unter solchen Umständen oft auffallend schnellem Wechsel unterworfen und z. B., wie wir es einmal sahen, innerhalb kurzer Zeit zwischen Tagesgaben von 60 und 200 Einheiten auf- und abschwanken kann. Dabei ist der Blutzucker oft trotz zuckerfreien Harns bedenklich hoch.

Wir halten so weitgehende Kohlenhydratgaben für unnötig und beschränken uns lieber auf 10 oder gar 6—5 WBE ohne Insulin, als daß wir zu höheren Gaben mit Insulin greifen. Voraussetzung ist, daß es dabei gelingt, den Harn zucker- und acetonfrei und den Blutzucker niedrig zu halten. Dies ist meist möglich. Wenn es nicht möglich ist, und wir namentlich mit Rücksicht auf Neigung zu Acetonbildung größere Mengen von Kohlenhydrat, d. h. mindestens 5 bis 6 WBE oder mehr zur Assimilation bringen müssen, greifen

wir natürlich zu Insulin. Dann kommt man, von schwersten
Störungen des Zuckerhaushaltes abgesehen, fast immer mit
bescheidenen Mengen aus (20—50 Einheiten am Tage).

Bei erheblicher Neigung zu Acetonbildung kann es nützlich sein, schon frühzeitig die Kohlenhydrate auf 8—12 WBE
einzustellen und dabei so viel Insulin zu geben, daß der Harn
völlig zuckerfrei bleibt. Nach einiger Zeit verraten dann
hypoglykämische Anwandlungen (S. 178), daß die Lage sich
gebessert hat und der Insulinbedarf geringer geworden ist.
Dem ist durch vorsichtigen Insulinabbau Rechnung zu tragen,
und wenn dies geschehen ist, kann man gleichen Schrittes
sowohl Insulin wie Kohlenhydrate allmählich einschränken,
ohne daß sich wieder Aceton und Zucker zeigen. Man muß
sich dann zunächst damit zufrieden geben, bei einer Menge
von 5—6 WBE unter Deckung von Insulin längere Zeit (1 bis
2 Monate) stehenzubleiben und wird während dieser Zeit
einer weiteren Menge des Insulins ledig werden.

Sehr oft, ungleich öfter als bei fettreichen Kostformen,
steigt im Rahmen der Magerkost die Toleranz für
Kohlenhydrate allmählich an, vorausgesetzt daß man be-
dächtig und unter steter Kontrolle von Harnzucker und namentlich auch Blutzucker aufbaut, während frühzeitiges,
schnelles Überschütten mit Kohlenhydraten — auch bei
gleichzeitigen Insulingaben — recht oft zu späterem Wieder-
senken der Kohlenhydratzufuhr nötigt. Daher empfehlen wir
dringend, mit bescheidenen Mengen (3 bis zunächst steigend
auf 5—6 WBE) den Anfang zu machen. Daß man dann, trotz
beliebig reichlichen Eiweißverzehrs, binnen $^1/_4$—$^1/_2$ Jahres
mit der Bekömmlichkeit der Kohlenhydrate um 40—50%
höher gelangt ist, kommt recht oft vor. In leichteren Fällen
ist es sogar mehr Regel als Ausnahme.

4. **Die Fettmenge bei Magerkost** ist nur anfangs auf das
äußerste beschränkt. Später steigt sie, wobei aber die Ge-
schwindigkeit des Anstieges von der Lage des Einzelfalles
bedingt ist. Anfangs sind es fast nur die unvermeidlichen
Mengen, die selbst fettärmsten Nahrungsmitteln beiwohnen.
Nach wenigen Tagen (S. 145) beginnt eine Zulage von 20 g
Butter, was dann von Woche zu Woche oder — je nach Lage
des Falles — aller 2 Wochen, Schrittchen um Schrittchen,
um je 10 g Butter oder sonstiges Fett erhöht wird (in Form

von Butter, Speck, Rahm, Eidotter, Öl). Wir sprechen von Magerkost, bis die Menge des sicht- und wägbaren Fettes und das Fett der eigentlichen Fettträger, wie Rahm, Käse, Eidotter, **60 g** erreicht haben. Darüber hinaus ist man nicht berechtigt, von Magerkost zu sprechen, wenn auch das Gesamtfett der Kost allmählich — was im Laufe eines Jahres sehr häufig geschieht — seine empirisch festgelegte, zweckmäßige Höchstmenge = **100 g** erreicht hat. Beim Gehalte zwischen 60 und 100 g abschätzbarem Gesamtfett ist die Kost eine „mittelfette" geworden. Sie steht damit noch weit ab von der alten fettreichen Diabetikerdauerkost, in der sich Butter, Speck, Öl, fettreicher Rahm, fettreiche Fleischgerichte (Frisch- und Dauerware), fetter Käse u. a. ungemessen häuften.

Um etwaigen Nachteilen der steigenden Fettgaben vorzubeugen, schalten wir stets wöchentlich ein- bis zweimal (je nach Lage des Falles) einen höchst fettarmen Tag als Einschiebsel ein. Auf diesen „Zickzackkurs" legen wir nach überaus reichlicher Erfahrung während der letzten 3 bis 4 Jahre größten Wert. Dazu eignen sich je nach Umständen die Kostformen E. b, J. l.

5. **Der Einfluß der Magerkost auf die erheblich größere Bekömmlichkeit der Kohlenhydrate** ist theoretisch noch nicht einheitlich geklärt. Doch hängt sie zweifellos zusammen mit einer gewissen gegensätzlichen Wirkung des Fettes und der Kohlenhydrate auf die Arbeitsweise der Leberzellen. Darauf im einzelnen einzugehen, ist hier nicht die Stelle. Als Teilstück dieser Gegensätzlichkeit sei hier nur erwähnt, daß Kohlenhydrate (Glykogen) und Fett sich gegenseitig aus den Leberzellen, der überragend wichtigsten Stelle der Zuckerproduktion, zu verdrängen vermögen. Glykogenreichtum und Fettarmut der Leberzellen ist deren Normalzustand. Man ist unseres Erachtens unbedingt genötigt, der Ausschaltung bzw. Minderung des Fettes als Substanz und nicht der durch Fettminderung verursachten Calorienminderung das Hauptstück günstiger Auswirkung beizumessen. Das Zuteilen von Calorien ohne Berücksichtigung des Fettes als Substanz hat die diätetische Therapie des Diabetes auf Irrwege geführt.

6. **Die Bekömmlichkeit der Proteine** (Eiweißkörper) wird durch Magerkost in noch weit höherem Grade begünstigt als

die der Kohlenhydrate. Es ergibt sich, daß eine mit Kohlenhydraten beschickte Magerkost fast unbeschränkt mit Eiweiß
belastet werden darf. Es wird gleichgültig, ob man 60—70 g
(vgl. das über Kost A und B Gesagte) oder 100—150 g Eiweiß
am Tage verabfolgt. (Zwei-Nährstoff-System; Eiweiß und
Kohlenhydrat, S. 105!) Wir statten daher die Dauerform der
Magerkost (kohlenhydrathaltig) mit 200—400 g Fleisch, im
zubereiteten Zustand gewogen, aus. Ein unschätzbarer Vorteil für ihre Schmackhaftigkeit und Erträglichkeit und gleichzeitig auch für ihren Gehalt an „Kraftfutter". Die geringere
Beanspruchung auf Fettverarbeitung macht Arbeitskraft der
Leberzellen auch für Eiweißabkömmlinge frei. Freilich muß
die eiweißreiche Kost erst durch eine eiweißarme Periode eingeleitet werden, wofür 4—5 Tage zu genügen pflegen. Wenn
man dann die Fleischmenge mit 100 g einsetzen und stufen-
weise (150, 200, 250 g usw.) steigen läßt, tritt häufig — gleichsam als Überraschungseffekt — bei jedem Anstieg eine geringe Glykosurie oder wenigstens Anstieg des Nüchternblut-
wertes ein, was aber meist schon binnen 1—2 Tagen wieder
abklingt und oft sogar niedrigeren Blutzuckerwerten Platz
macht, als vorher bei höchst eiweißarmer Magerkost bestanden. Die Unterbrechung der eiweißreichen Dauer-Magerkost
durch eiweißarme Einzelschalttage, die auch ziemlich fettreich sein dürfen, ist sehr empfehlenswert (Nr. 4).

Aus dem Gesagten ergibt sich, daß sog. Eiweißempfind-
lichkeit, d. h. Schädlichkeit höherer Eiweißgaben für den
Zuckerstoffwechsel, keine grundsätzliche Eigentüm-
lichkeit des Diabetes ist, sondern nur Folge unzweck-
mäßigen Kostaufbaues. Vgl. S. 183.

7. **Nachteile und Vorsichtsmaßnahmen bei Magerkost.** Sehr
fettarme Kost wird auf die Dauer unschmackhaft; der Appetit
leidet darunter oft, trotz anfänglicher Freude über reichere
Fülle an mehlhaltigen Gerichten und an Früchten. Es kommt
sogar bei manchen zu ausgesprochenem Widerwillen gegen
diese Kostordnung. Dies ist vielleicht instinktiv und tiefer
begründet. Denn die Kost ist äußerst arm an den fettlöslichen
Vitaminen. Wir empfehlen, wenn sehr fettarme Kost längere
Zeit hindurch fortgeführt werden muß, kleine Mengen Vigantol nehmen zu lassen. Als Tagesgabe genügen 3—5 Tropfen
der öligen Lösung. Beginn etwa 2 Wochen nach Einsetzen

der Magerkost. Dauer der Vigantolperiode 2 Wochen; dann 8 Tage Pause, dann neue Vigantolperiode usw. Dies hat sich uns seit nunmehr 4 Jahren gegen die erwähnten Übelstände gut bewährt. Sobald die Fettgaben 50 g im Tagesdurchschnitt wieder erreicht haben, wird Vigantol überflüssig.

8. Gesamturteil über Magerkost. Alles in allem ist Magerkost die weitaus beste Hauptkost (Grundkost) für Beschickung mit Kohlenhydraten, und zwar sowohl in ihrer eiweißarmen wie ihrer eiweißreichen Form. Eiweißträger, Gemüse und Salate sind hier Hauptkost, **Kohlenhydratträger** und **Fett** Nebenkost, deren Menge zu regeln ist.

Ärzte, welche noch bei Anreicherung einer Diabetiker-Dauerkost mit Kohlenhydraten aus traditioneller Anlehnung an alte Gepflogenheiten und Lehren — was verständlich und entschuldbar ist — zum Erzielen besserer Bekömmlichkeit der Kohlenhydrate die Eiweißzufuhr stark niederdrücken und daneben das Fett möglichst häufen, und Ärzte, welche noch aus Eigenbrötlerei — was nicht verständlich und nicht entschuldbar ist — gleiches tun, werden sich bald umstellen müssen. Sonst werden sie maximalen Dauererfolg und — bei insulinbedürftigen Diabetikern — das Mindestmaß von Insulinverbrauch nicht erreichen.

Freilich bedarf das sichere, individuell zu richtende Einstellen des Einzelfalles auf die diätetischen Bedingungen des Magerkostverfahrens einerseits weit größere Sorgfalt, größere Erfahrung und Vertrautheit mit der diätetischen Kunst von seiten des Arztes und anderseits auch größere Schulung des Zuckerkranken und der mit seiner Beköstigung verantwortlichen Persönlichkeiten als jede andere diätetische Methode. Zwangsläufig erwies den Nutzen der knappen Kost im allgemeinen, der fettarmen Kost im besonderen, die Kriegszeit. Durchweg sank bei diätetisch noch beeinflußbaren Fällen die Zuckerausscheidung beträchtlich.

I. Magerkostformen.

1. Knappe und gleichzeitig eiweißarme Kostformen.

a) Die Hungertage (Kostform F, S. 133); diese natürlich stärksten Maßes.

b) Die bereits erwähnte „fettarme, knappe Gemüse-Salat-Kost" (Kostform E, S. 131). Von dieser enthält das erste Beispiel noch bescheidene Mengen Fett (2 Eier mit je ca. 5 g Dotterfett und 40 g Butter. Sie ist daher nicht als wahre Magerkost zu betrachten. — Die Kost des zweiten Beispiels mit 3 Eiern (zusammen ca. 15 g Dotterfett) gehört mit größerem Rechte zur wahren Magerkost. Jedenfalls kann sie unter Umständen, praktisch genommen, deren Vertretung an Einschiebseltagen gelegentlich übernehmen. — Bei beiden Formen addieren sich noch maximal 4 g Salatöl den genannten Fettmengen hinzu.

c) Höchst eiweißarme, so gut wie völlig fettfreie Kostformen, bei denen unter den 3 hauptsächlichen Nährstoffen so gut wie ausschließlich Kohlenhydrate vertreten sind. Soweit sie „Salate" enthalten, sind allerkleinste Mengen von Salatöl, d. h. wenige Gramme, die nicht von Belang sind, der Kostform einverleibt. — Dem ganzen Charakter dieser Kostformen entsprechend, werden sie im Abschnitte „Kohlenhydratkuren und -tage" genauer beschrieben (Kapitel L).

α) Reine Obstkost, völlig fett- und kochsalzfrei, beiläufig bemerkt die allererste, bereits 1907 von C. v. Noorden empfohlene Magerkost für Zuckerkranke (S. 162), ursprünglich in Form von Bananentagen.

β) Reis-Obst-Kost, gleichfalls fett- und kochsalzlos (S. 166).

γ) Salat-Obst-Kost (S. 165); kochsalzfrei, bis auf Spuren fettfrei.

δ) Salat-Obst-Gemüse-Kost; kochsalzfrei, bis auf Spuren fettfrei (S. 162).

ε) Hafer-Obst-Kost; kochsalzfrei, sehr wenig Fett im Hafer führend (S. 161).

Alle diese Formen (a—c) eignen sich nur zur Eröffnung von Magerkost und als Einschiebsel zwischen andere Kostformen, unter anderem auch zwischen proteinreiche, kohlenhydrathaltige Mager-Dauerkost (S. 154).

2. Hauptkostformen (proteinreich).

Die hier aufgeführten Speiseordnungen entsprechen dem, was wir im Rahmen der Magerkost als „Hauptkost" (Grundkost) bezeichneten (S. 143). Sie stützen sich demgemäß auf fettärmste Eiweißträger, Gemüse und Salate als Nahrungsmittel. In dieser Beschränkung und Einseitigkeit ist es eine calorisch durchaus unzureichende Kost. Sie würde deshalb bei längerer Anwendung stark gewichtsmindernd sich auswirken, was erheblich verstärkt wird, wenn man diese Grundkost, so wie es hier zunächst vorgesehen ist, ungesalzen oder möglichst schwach gesalzen verabfolgt (S. 137).

Um die Kost geschmacklich erträglicher zu machen, statten wir sie stets mit etwas kohlenhydrathaltigem Material aus, und zwar mit etwa 30—40 g ungesalzenem Luftbrot (S. 75), und zu dessen Bestrich mit etwa 80—100 g Diabetikermarmelade, wobei wir voraussetzen, daß die letztere nicht mehr als 6% zuckerbildendes Kohlenhydrat enthält (S. 101). Grundsätzlich übereinstimmend, sachlich unwesentlich abweichend, entsprach die Form in solcher Ausstattung der seit fast 1 Jahrhundert wohlbekannten, höchst wirksamen, leider oft durch allzu lange Ausdehnung übertriebenen Banting-Harveyschen Entfettungskost. Indem wir jene, als Substanz und als calorischer Wert kaum in die Waage fallende Ergänzung vornehmen, entfernen wir uns zwar begrifflich von der „reinen Hauptkostform", aber erfahrungsgemäß nicht in bezug auf deren sinngemäße Auswirkung.

Des weiteren hat es sich als zweckmäßig herausgestellt, diese „Hauptkost-Formen", wenn auch nicht sofort, so doch nach 2—4 Tagen mit täglich 20 g Butter auszustatten. Dies hemmt nicht ihre Auswirkung, ist aber in bezug auf die Gemüsegerichte eine geschmackliche Wohltat. Die kleinen Buttermengen zum Bestrich von Gebäck (Luftbrot u. a.) zu benützen, ist nicht ratsam, da Marmelade dafür ausreicht.

Mit dem unten angegebenen Aufbau, den wir also sinngemäß noch der „reinen Hauptkost" zurechnen, ist die proteinarme Magerkost aber (von vereinzelten Ausnahmen abgesehen; vgl. Fettsucht und Diabetes, S. 109, 136) nur zum Einschieben von Einzeltagen zwischen proteinarme und kohlenhydratreiche Perioden empfehlenswert; nur unter klinischer Aufsicht darf man gelegentlich darüber hinausgehen, was an zitierter Stelle auch begründet wurde.

Des weiteren bilden diese Grundkostformen aber die Unterlage für den Ausbau der proteinreichen Magervollkost mit Kohlenhydraten und ihrer allmählichen Wiederanreicherung mit Fett. Darüber war grundsätzlich schon die Rede (S. 138ff.), und damit beschäftigt sich auch der Absatz 3 dieses Kapitels.

Wie früher (S. 11) erwähnt, kommt es aber nicht nur auf die Auswahl der Nahrungsmittel, sondern weitgehend auch auf ihre Zubereitung an, wenn man sich im Rahmen der Magerkost halten will. Darauf gibt großenteils schon die Tabelle II (S. 10ff.) Auskunft, und dort ist auf weitere Auskünfte verwiesen, die sich z. B. über Gemüse und Salate in den „Erläuterungen" (S. 25ff.) finden. Weiteres auch unter Nr. 3 und 4 (S. 138—140) und unter den Rezepten (S. 194ff.).

Wir teilen hier nur das Schema des Aufbaues der Kost mit und nur vereinzelte Angaben über Grenzwerte der Mengen. Aber sowohl beim Gebrauche der Kost als Einschiebsel wie im Beginne des Dauerkostaufbaues sind die zulässigen Fleischmengen genau vom Arzte anzugeben, während man später ihren Verzehr unterhalb hoher Grenzwerte dem Belieben anheimstellen darf.

a) Proteinreiche Magerkost (nach Banting-Art).

Frühstück: Kaffee oder Kaffee Hag (ohne Zutat) oder Tee mit Citronensaft.

10—12 g ungesalzenes Luftbrot mit Diabetikermarmelade.

Kalter Aufschnitt (Maximum 100 g); etwa anhängendes Fett wegzuschneiden.

II. Frühstück: Unnötig. Wenn erwünscht, eine Tasse kräftige, abgefettete Fleischbrühe, auch kalt in gelatinierter Form.

Mittags: Fleischbrühe wie vormittags oder Gemüsebouillon (Rezept Nr. 6/7).

Mageres Fleisch beliebiger Art (auch Wild und Geflügel) unter Beachtung der Ratschläge auf S. 10 (Maximum = 150 g).

Gemüse aus Tabelle I (gedämpft, gedünstet oder im strömenden Dampf oder einfach in Wasser gekocht).

Magere Tunken zu Fleisch und Gemüse vgl. S. 11.

Salat mit reichlich Essig, auch Pfeffer und höchstens $^1/_2$ Mokkalöffel Öl (Lattich, Endivien, Gurken, Sellerie, rote Rüben, Rettich, Radieschen Tomaten). Vgl. S. 50.

Als Vorspeise oder Nachtisch ist $^1/_2$ Grape Fruit erlaubt.

Mokka (schwarz).

Nachmittags: Wie zum Frühstück, aber ohne Fleisch.

Abends: Wie Mittags, aber mit anderen Arten von Fleisch, Gemüsen und Salaten.

Nach einigen Tagen (s. oben) Zulage von 20 g Butter zum Gemüse.

Die angegebenen Gewichtsmengen für Fleisch beziehen sich auf genußfertigen Zustand (nicht auf roh). Auf Wunsch kann ein Teil des Fleisches durch mageren Fisch (S. 10) er-

setzt werden, wobei das zugebilligte Gewichtsmaximum um
30% sich erhöht. — Auf Wunsch und auf dahingehenden ärztlichen Rat können je 50 g Fleisch mit etwa 50 g Harzer Handkäse oder 100 g frischem, gut ausgewaschenem Quark (Siebkäse, Topfen) ausgetauscht werden. Der Eiweißgehalt der
Kost verschiebt sich dadurch kaum; beide Arten von Käse
sind höchst fettarm (S. 11).

Manchmal gestatten wir, jedoch nur, wenn keine besonderen Gründe solche Erweiterung widerraten, der oben geschilderten proteinreichen Magerkost 50 g Harzer Käse oder
100 g Quark hinzuzufügen. Dies aber niemals bei Benützung der Kostform als ein- bzw. zweitägiges Einschiebsel,
sondern nur im Rahmen der mageren Dauerkost. Um den
Käse zweckmäßig unterzubringen, wird die Menge des Luftbrotes um 20 g erhöht. Alle diese Abarten beeinflussen nur
die Masse, aber nicht Charakter, Sinn und Auswirkung der
Kost.

Gegen kleine Mengen Wein, auch gelegentlich ein Gläschen
Branntwein als Begleiter dieser Kostform haben wir nichts
Grundsätzliches einzuwenden. Der Arzt entscheidet darüber
von Fall zu Fall.

b) Magere Fisch-Gemüse-Salat-Kost.

Daß im Rahmen der soeben besprochenen Kostform (2a)
Fleisch gegen Fisch teilweise ausgetauscht werden kann, ward
erwähnt. Davon wird sehr oft und gern Gebrauch gemacht.
Darüber hinaus ist es aber auch manchmal erwünscht, das
gesamte Fleisch durch Fisch zu ersetzen, wobei im
übrigen der ganze Kostbau der Kost 2a beibehalten werden
kann. Man macht öfters die Erfahrung, daß Wechsel zwischen
Fleisch- und Fischkost sich günstig auf den Stoffwechsel des
Zuckerkranken, insbesondere auf den Blutzucker, auswirkt,
und daß öfters (keineswegs bei jedem Zuckerkranken!) die
Umstellung auf Fisch sich besonders gut bewährt. Über
magere Zubereitung von Fischen S. 31. Wir schließen unter
dem Begriff „Fisch" die fettarmen frischen Garneelen (Cran-
gon), Ostseekrabben, Scampi, Langustinen, Langusten, Fluß-
krebs, Hummer, Pfahlmuscheln mit ein, unter Voraussetzung,
daß die auf S. 31 erwähnten Vorsichtsmaßnahmen befolgt
werden, und die Zubereitung eine fettfreie ist. Wir empfehlen

aber nicht, daß mehr als 200 g Fischfleisch durch Schaltierfleisch ersetzt wird, wenn der Verzehrer dessen ungewohnt ist.

Bei Garneelen, Krabben, Langustinen ist das Gewicht der Tiere als Ganzes zu rechnen; bei La gusten, Hummern, Scampi das Fleisch; bei Krebsen liefern etwa 300 g Tiergewicht 100 g Krebsfleisch, bei Pfahlmuscheln — je nach Dicke der Schalen (sehr verschieden!) — 200—300 g Gesamtgewicht 100 g Muschelfleisch.

Als Maximalgewicht für Fischfleisch (genußfertig) gelten an solchen Tagen 500 g.

c) Einfachere magere Fischkost.

Als Kost für Einzeltage mit meist sehr starkem Einfluß auf günstige Einstellung von Harnzucker, Aceton und Blutzucker hat sich folgender Tagesspeisezettel bewährt. (Auswahl der Fische gemäß S. 10.) Diese strengste, proteinreiche Kostform bleibt frei von Butterzulage (S. 140).

Morgens: Schwarzer Kaffee oder Kaffee Hag oder statt dessen Tee mit Citrone. Beides ohne weitere Zutaten.

Fische, paniert (Panierung zu entfernen) mit Citronensaft zu verspeisen.

Vormittags: Nach Wunsch 1 Tasse Gemüsebouillon (Rezept Nr. 7). Kann auch durch kräftige Fleischbrühe oder Schildkrötensuppe ersetzt werden.

Mittags: Gemüsebouillon. Fisch gekocht, mit Citronensaft oder fettfreier Meerrettichtunke (Rezept Nr. 44/45) oder mit unvermischtem Tomatenpuré.

Salat (Kopfsalat, Gurke, Tomate) mit Essig und einer Spur Öl. Salatkräuter dazu nach Wunsch.

1 Tasse Mokka.

Nachmittags: Tee mit Citrone ohne sonstigen Zusatz.

Abends: Wie mittags.

Alkoholisches Getränk wie bei Kostform a.

3. Vegetabile bzw. fleischfreie Magerkost.

Da diese Kost nur in Verbindung mit reichlich Kohlenhydraten zur Anwendung kommt und verhältnismäßig wenig Eiweiß enthält, berichten wir darüber erst im Anschluß an den Abschnitt „Kohlenhydratkuren" (S. 168). Im allgemeinen wird sie, auch von uns, selten verwendet.

K. Ausstattung der Magerkost-Grundformen zur Dauerkost mit Kohlenhydraten und Fett als Nebenkost.

Wir haben aus praktischen Gründen die höchst kohlenhydrat- und fettarmen Grundformen der Magerkost vorausgestellt und als „**Hauptkost**" bezeichnet, weil sie ziemlich oft in solcher reiner Gestaltung für Einzeltage oder ganz kurze Perioden benötigt werden.

In bezug auf **Dauerkost,** und zwar ist es die wichtigste und empfehlenswerteste Dauerkost für Diabetiker, die bisher bekannt geworden ist, stellt die geschilderte „Hauptkost" nur ein Teilstück dar. Sie bedarf in gewissem, von Fall zu Fall verschiedenem Maße der Zugabe von Kohlenhydrat und Fett als **Nebenkost.**

Die wesentlichen Grundsätze, denen man bei dieser Anreicherung zu folgen hat, sind schon in den einleitenden allgemeinen Bemerkungen über Magerkostformen dargelegt (S. 136ff.). Es ergibt sich daraus, daß die quantitative Zuteilung beider Nährstoffe (Kohlenhydrate und Fett) überaus verschieden groß sein kann und muß, jedenfalls aber sich der Lage und der Erfahrung im Einzelfalle anzupassen hat. Dies gilt auch für die quantitative Zuteilung der Eiweißträger, da Nebenumstände (Verhalten des Magens, des Darms, der Leber, der Nieren, der Kreislauforgane, endokriner Organe, auch der psychischen Einstellung, ferner Einflüsse der Umwelt) sowohl in bezug auf Menge wie auf Auswahl der proteinreichen Nahrungsmittel Berücksichtigung heischen. Wir beschränken uns daher hier auf einige wichtige praktische Ratschläge, wobei auf früher Besprochenes nur kurz verwiesen wird. Wir schließen dann einen für durchschnittliche Stoffwechsellage berechneten, aber Nebenumstände nicht berücksichtigenden Tageskostplan an.

1. Ratschläge über den Aufbau der mageren Dauerkost auf Grund praktischer Erfahrungen.

a) Bei klinischer Behandlung geht der Aufbau am besten von den allerstrengsten Magerkostformen aus, worunter wir die dort unter I 1 (S. 144) erwähnten Formen, besonders die unter Nr. 1c beschriebenen, verstehen. Diese c-Tage werden maximal mit 5 WBE Kohlenhydrat, zumeist in Obstform, ausgestattet, dann erst mit Eiweiß — am besten magerem Fleisch — und erst später mit Fett angereichert. Während hier bescheidene Kohlenhydratmengen die Unterlage für weiteren Ausbau abgeben, kann man zum Ausgangspunkt auch die bei H 1 b (S. 143) erwähnte II. Form der „knappen Gemüse-Salat-Kost" mit 3 Eiern wählen. Wir selbst tun dies gewöhnlich nicht, da wir die weitestgehende Fettarmut für anfangs als bequemer, erträglicher und günstiger erkannten.

b) Bei ambulatorischer und meist auch bei häuslicher Behandlung stößt solche Art (Nr. a) des Kostaufbaues meist auf Schwierigkeiten. Man geht besser nach 1 Hungertage und 1 Tage der „fettarmen, knappen Gemüse-Salat-Kost" (nach zweitem Beispiel, S. 132) zu einer der proteinreichen Hauptkostformen (H 2; S. 144) auf 2—3 Tage über, reichert dann mit 3, 4, 5, höchstens 6 WBE Kohlenhydrat an (davon mindestens die Hälfte immer Obst), dann erst kleine und langsam steigende Fettmengen heranziehend. Alles in allem genommen, erfolgt also hier im Gegensatz zu Nr. a der Aufbau der Dauerkost von mageren Eiweißträgern aus.

c) Dauer des Aufbaues. Bis man den Rahmen der Dauerkost derartig mit Eiweiß-, Fett- und Kohlenhydratträgern ausgefüllt hat, daß die Kost eine feste und für längere Zeit zuverlässig berechtigte Form erlangt hat, werden mindestens 10 Tage, in schwereren Fällen und namentlich auch bei bestehender Absicht sehr hoher Anreicherung mit Kohlenhydraten (Abschnitt H; S. 138) $2^1/_2$—4 Wochen benötigt. Man kann dies auch so ausdrücken: Wenn zu magerer Dauerkost Insulin benötigt wird, ziehe sich ihr Ausbau bis zur festen Gestaltung und bis zur Gewähr, daß man das Richtige getroffen hat, länger hin. Große Erfahrung kann die genannten Zeiträume abkürzen.

d) Vor plötzlichem Übergang zur mageren Vollkostform, gleichsam Hineinstürzen in dieselbe, was auch bei manchen anderen, älteren Kostformen oft viel zu schnell geschehen ist, sei gewarnt. Nur Meister diätetischer Kunst dürfen dies im klinischen Betriebe wagen. Es bedeutet meist Zeitvergeudung und auch Enttäuschung, weil man meist alsbald diese oder jene Bewilligung wieder rückläufig machen muß. Ferner wird dann, wie wir häufig erlebten, häufig zu Insulin als Stütze des Erfolges gegriffen, auch in Fällen, wo Insulin gar nicht nötig ist. Oder man greift zu unnötig hohen Insulingaben.

e) **Klinische Behandlung.** Der Aufbau der Kost ist diejenige Periode, worin unter sorgsamer Beobachtung und unter kritischem Abwägen aller Einzelbefunde und -erfolge auf lange Dauer hin das diätetische Verhalten des Zuckerkranken festgelegt werden soll, also eine Periode großer Verantwortlichkeit. Bei keinem anderen Kostaufbau hat sich klinische Beobachtung und Behandlung während dieser Periode in solchem Maße bewährt wie gerade bei dem der mageren Dauerkost.

2. Beispiel für magere, proteinreiche Vollkost mit Kohlenhydraten.

Wir teilen hier einen Tageskostplan mit, der nach voraufgegangenem Aufbau (s. oben) programmatisch und natürlich mit wechselnder Auswahl geeigneten Materials als Dauerkost Gültigkeit haben kann und im Bereiche des Magerkostbegriffes mit mittleren Mengen von Protein, Kohlenhydraten und wenig Fett ausgestattet ist. Neben den zulässigen Gemüsen und Salaten enthält der Kostplan etwa

rund 120 g Protein in Form ausgesprochener Eiweißträger (Fleisch, Eier, Käse). Von Fisch darf um $^1/_3$ mehr Masse verzehrt werden als von Fleisch. Die geringen Mengen Eiweiß in Vegetabilien sind, weil im Rahmen dieser Kostform gänzlich unwesentlich, nicht mitberechnet;

rund 70 g Kohlenhydrat, entsprechend 6 WBE (= 120 g Weißbrot bzw. Äquivalente). Wenn keine Gegengründe vorliegen, ist es gerade bei dieser Kostform ratsam, aber nicht unerläßlich, daß mindestens 2 WBE, womöglich 3 WBE durch Obst vertreten werden. Die geringen Mengen Kohlenhydrate in Gemüsen usw., auch im Luftbrot, sind hier, als gleichfalls von untergeordneter Tragweite, nicht mitberechnet;

rund 60 g Fett, wovon rund 33 g in Form von 40 g Butter, 10 g in Form von Eiern, 3 bis höchstens 5 g als Salatöl, maximal 10 g in Form von Käse und kleinen Mengen Milch vorgesehen sind. Damit ist das abmeßbare Fett erfaßt und die maximale Höhe der Fettgaben erreicht, mit der man die Magerkost, ohne ihren Sinn zu zerstören, allmählich anreichern darf (S. 140). Daß man bei günstiger Lage der Dinge darüber hinaus gehen und auf den Bereich „mittelfetter" Kost übergreifen darf, ward früher erwähnt. Die Butter ist zu verteilen auf Zubereitung des Gemüses und auf Aufstrichbutter, wobei aber zu berücksichtigen ist, daß auch zum Bereiten mancher Fleischgerichte und Mehlspeisen, unter anderem von Kartoffelspeisen, und zum Verzehren von Kartoffeln ein Teil der Butter benötigt wird. Die Aufstrichbutter bildet daher den Rest, der dann übrigbleibt. Sie kann im

Rahmen dieser Kost gut durch ein wenig Marmelade ersetzt werden, wobei wir im Sinne des früher Gesagten voraussetzen, daß die Marmeladen zuverlässig nicht mehr als 6 g ($^1/_2$ WBE) zuckerbildender Substanz in 100 g enthalten sollen (S. 101). Die geringen, darin enthaltenen Kohlenhydratmengen werden nicht mit in Rechnung gestellt. — Wichtig ist, zu beachten, daß die Küche Fett ersparen kann, wenn sie statt Butter Speck benützt. Von gesalzenem oder gesalzenem und geräuchertem Speck kann 20% mehr, von durchwachsenem Speck kann wegen seines geringeren Fettgehaltes $^1/_3$ mehr Substanz verwendet werden als von guter Butter. Anderseits werden ausgelassene Fette aller Art besser vermieden, da sie um etwa 20% fettreicher sind als gute Butter. Butterähnlich hergestellte „Pflanzenbutter" hat annähernd gleichen Fettgehalt wie Butter. Die reinen Pflanzenfette (z. B. Palmin) und Oleomargarine aber bestehen aus fast 100% Fett, was auch für ausgelassene Fette und Salatöle gilt.

Auch bei sorgsamster Auswahl magerer Nahrungsmittel wird sich durch Einschluß unsichtbaren Fettes die Gesamtfettzufuhr noch um ein geringes erhöhen. Wir berechnen dies hier nicht, weil es, praktisch genommen, unberechenbar ist und bei entsprechenden Vorsichtsmaßnahmen den Sinn der Kost nicht zerstört.

Die Verteilung der Protein-, Fett- und Kohlenhydratträger auf die Einzelmahlzeiten kann vom Arzte nach Ermessen geregelt werden. Doch werde als zumeist ratsam hervorgehoben, daß Zwischenmahlzeiten (vormittags und nachmittags) besser kohlenhydratfrei bleiben.

Die Anreicherung mit Eiweißsubstanzen ist — falls nicht abseits des Diabetes andere Gründe es verbieten (S. 2, 141) — im Bereiche der Magerkost bei Mehrbedarf fast immer ohne Nachteil möglich.

Die Anreicherung mit Kohlenhydrat über die hier bezeichnete Höhe hinaus, bedarf natürlich der Kontrolle ihrer Auswirkung. Zur Abwehr gegen Aceton genügen im Rahmen der Magerkost fast immer 6 WBE, vorausgesetzt, daß sie verlustlos (d. h. ohne Abfluß durch den Harn) zur Verwendung kommen. Wenn letzteres nicht der Fall, ist Insulin unvermeidlich (mindestens eine Zeitlang). Bei nicht ganz leichten Fällen erfordert weitgehende Kohlenhydratbelastung fast immer ansehnliche Insulinmengen (S. 176).

Die weitere Anreicherung mit Fett (d. h. über ca. 60 g hinaus in den Bereich der „mittelfetten" Kost überprüfend) ist nach vorausgegangener wahrer Magerkost immer das Schwierigste und Bedenklichste und erheischt allergrößte Vorsicht und Aufmerksamkeit. Als oberste Grenze wurden 100 g angegeben (S. 141).

Tageskostplan als Beispiel.

Morgens: Kaffee mit 2 Eßlöffel Milch oder Tee mit Citrone. Saccharin nach Wunsch.

1—2 Eier. Statt dessen oder auch daneben 80—100 g mageres Fleisch beliebiger Art; sichtbares Fett ausgeschnitten. Die Eier können auch auf andere Tageszeit verlegt werden.

20 g Weißbrot oder 25 g Grahambrot (1 WBE) u. dgl.; darüber hinaus bei Bedarf 10—12 g Luftbrot. Zum Brot entweder Aufstrichbutter oder 20—25 g Diabetikermarmelade (über Aufstrichbutter und Marmelade s. oben bei Vorbemerkungen zu diesem Kostplan).

1 WBE Obst, an dessen Stelle, auf Vereinbarung zwischen Arzt und Patient, auch eine II WBE in Brotform treten kann.

Vormittags: Bei Bedarf 1 Tasse abgefettete, kräftige Fleischbrühe, wozu 1 Ei treten kann, falls morgens Fleisch oder Fleisch und nur 1 Ei verzehrt wurde.

Bei Patienten, die morgens vor dem Frühstück Insulin erhalten, kann es wegen Bedrohung durch Hypoglykämie zweckmäßig sein, 1 WBE der beiden, für das Frühstück festgelegten, auf die vormittägige Zwischenmahlzeit hinüberzunehmen, dann aber weitaus am besten in Form von Obst.

Mittags: Gemüsebouillon (Rezept Nr. 7) oder abgefettete Fleischbrühe mit eingeschnittenem Gemüse aus Tabelle I.

Mageres Fleisch oder Fisch (zubereitet = ca. 150 g Fleisch oder 200 g Fisch).

Reichlich Gemüse und Salat aus Tabelle I. (Über Fettverwendung dabei s. oben und Salatvorschriften bei Rezept Nr. 49.)

Süßspeise in solcher Form und Menge, wie sie ausdrücklich in dem Rezeptanhange als für Magerkost geeignet hervorgehoben sind.

Dazu von Kohlenhydratträgern:

Entweder: Ein mehlhaltiges Gericht aus 2 WBE, am zweckmäßigsten Kartoffelgericht oder Kochreis oder frischbereitete Nudeln oder irgendeine andere Form (vgl. Ratschläge auf S. 237 ff.; Kochrezepte)

oder: 1 WBE Brot und 1 WBE Obst.

Nach dem Mittagessen: Schwarzer Kaffee nach Wunsch.

Nachmittags: Kaffee oder Tee wie morgens.

Luftbrot mit Marmelade oder Aufstrichbutter wie morgens.

Abends: Gemüsebouillon oder Fleischbrühe wie mittags.

Reichlich Gemüse und Salate wie mittags.

Fleisch oder Fisch wie mittags.

Käse: Von den überaus mageren Arten, wie Harzer Handkäse, Mainzer Mager-Handkäse, Quark, beliebige Mengen.

Von den sonstigen sog. Magerkäsen: 50 g.

Dazu von Kohlenhydratträgern:

Entweder: Mehlhaltiges Gericht aus 2 WBE, wie mittags,

oder: Brot im Werte von 2 WBE,

oder: Brot im Werte von 1 WBE und Obst im Werte von 1 WBE,

oder: Obst allein im Werte von 2 WBE.

Über Fettverteilung siehe oben bei einleitenden Bemerkungen zu diesem Beispiele.

Natürlich läßt sich manches nach Wunsch verschieben, z. B. können die Eier auf das Abendessen verlegt werden. Bei stärkerer Anreicherung mit Kohlenhydraten (falls sich diese bewährt; S. 139) wird der Kostzettel natürlich viel abwechslungsreicher.

Eine sehr beliebte Abwechslung bringt ein Abendessen, dessen Hauptstück 100—125 g frischer Quarkkäse innig gemischt mit $1/_3$ l ungesalzener Buttermilch oder Magermilch ist, mit Sionon nach Belieben gesüßt oder mit Kräutern angerichtet. Im allgemeinen wird Buttermilch vorgezogen. Der Kohlenhydratwert des Gerichtes ist anzurechnen. Bei obenerwähnten Mengen beträgt er etwa 1 WBE.

3. Über Zickzackkurs bei proteinreicher Magerkost mit Kohlenhydraten.

In den vorstehenden Ausführungen über Magerkostsystem wurde mehrfach von eingeschobenen Tagen anderer Kost-ordnung gesprochen. Gerade bei diesem Ernährungssystem hat solcher Kostwechsel, den C. v. Noorden schon seit mehr als 30 Jahren in die Diabetestherapie einführte, und der auch in früheren Auflagen des Buches eingehend gewürdigt wurde, sich mit besonders starker Auswirkung bewährt. Der Gesamt- und Dauererfolg wird dadurch gesichert und etwaiger Insulinbedarf stark vermindert (S. 108).

Im Rahmen der Magerkost sind als Einschiebsel vorzugsweise eiweißarme Tage geeignet:

1. Gemüse-Salat-Tage, die dann meist mit reichlich Fett ausgestattet werden können, und zwar bis zur doppelten Menge Fett, das an den Tagen gewöhnlicher Kostordnung gewährt wird. Die Kost darf des weiteren mit 2—4 Eiern (je nach Lage des Falles) und mit Luftbrot angereichert werden, das einen Teil des Fettes aufzunehmen hat. Als Anhaltspunkte für den Kostaufbau dienen die Formen a, b auf S. 122.

2. Scharfe Gemüse-Salat-Kost, Kostform C 4 auf S. 123.

3. Fettarme, knappe Gemüse-Salat-Kost, Kostform E, Beispiel b auf S. 132.

Wir weisen auf Kost E. b (S. 132) als strengste unter den 3 Formen nachdrücklich hin, weil nicht in allen Fällen, besonders nicht in den insulinfrei behandelten, das Einschieben kohlenhydratfreier Tage mit viel Fett sich bewährt. Namentlich während der ersten 2 Monate des Magerkostsystems begegnet man öfters solcher Überempfindlichkeit gegen plötzliche Fettschübe, deren Nachteil sich teils durch Auftreten kleiner, übrigens stets harmloser, aber doch unerwünschter Acetonmengen, teils — trotz des Mangels an Kohlenhydrat — durch geringe Glykosurie und höheren Blutspiegel am nächsten Frühmorgen verrät; auch dies ist zwar harmlos und schnell vorübergehend, aber doch gleichfalls unerwünscht.

Man wählt unter den beiden Kostplänen der Kostform E am besten die zweite, namentlich dann, wenn man den Tag kochsalzfrei gestalten will.

4. Fischtage (Kostform I 2c auf S. 148; selten, aber zur gelegentlichen Abwechslung brauchbar).

5. Kohlenhydrathaltige, fett- und eiweißärmste Tage, wie sie unter I 1 auf S. 144 erwähnt sind. Am gebräuchlichsten sind dafür bei uns die Salat-Obst-Kost und die Reis-Obst-Kost. Aber auch die übrigen unter I 1 c erwähnten Formen sind sehr brauchbar und dienen zur Abwechslung.

Auf Insulin verzichten wir bei allen vorerwähnten Formen (1—5) möglichst, selbst in schwereren Fällen, wenn — wie gewöhnlich — kein oder kein nennenswert ungünstiger Einfluß auf Zucker im Harn, auf Blutzucker und auf Aceton daraus entspringt. Wo aber Insulin doch nötig ist, darf morgens und abends nur die Hälfte, höchstens $2/3$ der sonst üblichen Menge angewendet werden. Bei Insulingebrauch ziehen wir es vor, diese Schalttage salzfrei zu verabfolgen, um Wasseranreicherung der Gewebe sicher vorzubeugen.

In der Regel verabfolgen wir zweimal wöchentlich an getrennten Tagen je einen Einschiebseltag. Unter den verschiedenen Formen ist die unter Nr. 5 genannte die bedeutsamste. Wir verzichten darauf so gut wie niemals. Unerläßlich ist ihre mindestens einmal wöchentliche Wiederkehr bei Insulinkuren, um die durch Insulin bedingte, unerwünschte Stauung überschüssigen Wassers im Körper zu verhüten.

Folgender wöchentlich wiederkehrender Kostaufbau wird von uns häufig, aber keineswegs regelmäßig verwendet:

3 Tage: Proteinreiche Magervollkost mit Kohlenhydraten.
1 Tag: Eine der Kostformen 1—4 (wechselnd je nach Lage des Falles).
2 Tage: Wie an den ersten 3 Tagen.
1 Tag: Eine der unter Nr. 5 verzeichneten Kostformen.

Es erwies sich als zweckmäßig, diese wöchentlichen Perioden mit einem Samstag beginnen zu lassen, um die Kost gerade am Samstag und Sonntag bequem und auch den mit Arbeit meistbelasteten Montag im Rahmen der Magervollkosttage zu erfassen.

L. Kohlenhydratkuren und -tage.

1. Allgemeines über Kohlenhydratkuren.

Sämtliche hierhergehörigen Kostformen gingen hervor aus den seit 1902 bekannten sog. von Noordenschen „Hafertagen", die in gewisser Form zu Gruppen vereinigt (s. unten), die Hafer- und Kohlenhydratkuren bilden.

In ihrer ursprünglichen Form bestanden diese Haferkuren aus Perioden von 3 bis höchstens 4 Tagen, an denen 200 bis 250 g Hafer (Hafermehl, Haferflocken, grobgeschnittene, enthülste Haferkörner) in Form von Suppen, Breien oder Grützen, verteilt auf 5—6 Mahlzeiten, verabfolgt wurden. Die Hafergerichte wurden mit 150—200 g Butter als Tagesmenge, teilweise auch mit eingerührtem und mitverkochtem Pflanzeneiweiß angereichert (Kleber, Glidine, sog. Lecithineiweiß; 80—100 g als Tagesmenge). Diese kurzen Perioden wurden durch 1 Hungertag oder knapp und fettarm gehaltenen Gemüsetag eingeleitet und durch einen derartigen Gemüsetag abgeschlossen. Von solchen Perioden wurden, je nach Bedarf, 2—3 aneinander gereiht, oder sie kehrten in Abständen von 2—4 Wochen eine längere Zeit hindurch wieder. Die Zwischenzeiten wurden mit anderen Kostformen, insbesondere mehr oder weniger eiweißreicher und weit kohlenhydratärmer gestalteten, je nach Lage des Falles ausgefüllt.

Es ergab sich die damals überraschende Tatsache, daß bei solcher Anordnung sowohl auf Glykosurie wie auf Acetonurie ein ansehnlich günstiger und nachwirkender Einfluß ausgeübt wurde, und daß dieser Einfluß stark und deutlich nur war bei mittelschweren und schweren Fällen von Diabetes, während sich bei Leichtdiabetikern das Verfahren eher als nachteilig erwies. Die Kost mußte salzarm sein, weil sonst Ödeme drohten.

Daß der Hafer auch durch andere Zerealien (Mehlfrüchte) ersetzt werden könne, z. B. durch Grünkern, Weizenschrotmehl, Gerste, Buchweizen u. a., ergab sich aus weiteren Untersuchungen C. v. Noorden's und wurde 1909 von seinem verstorbenen früheren Mitarbeiter E. Lampé ausführlich mitgeteilt.

In dieser ursprünglichen, stark mit Fett beladenen Form haben Hafertage und Haferkuren nur noch ein historisches Interesse. Dies gilt auch von der unter dem Namen „Faltasche Mehlfruchtkur" bekanntgewordenen Abart, die sich mehr durch technisch und geschmacklich bedeutsame Einzelheiten, nicht aber sinngemäß von den ursprünglichen Haferkuren unterscheidet (S. 169). Keine Frage, daß durch Haferkuren und ihre mannigfachen Abarten vielen schwerkranken Diabetikern außerordentlich genützt worden ist. Aber sie haben in der alten Form keinen Sinn mehr, weil sie — namentlich seit Beginn der Insulinperiode — durch bessere Verfahren überholt sind.

Eine wesentliche Verbesserung im Sinne weit günstigerer Auswirkung auf Zucker und Aceton erfuhren die Kohlenhydratkuren, als wir schon vor dem Kriege damit begannen, die Fettbelastung der Hafertage usw. allmählich mehr und mehr herabzusetzen und schließlich damit bis auf etwa 30—40 g Butterzusatz als Tagesmenge gelangten. Ebenso wurde Pflanzeneiweiß nur noch ausnahmsweise und in weit kleineren Mengen zugesetzt. Schon frühzeitig (1907) und mit zunehmender Häufigkeit wurden die Zerealientage durch reine Obsttage (fettlos) ersetzt, worüber 1918 ausführlich berichtet wurde, auch durch Buttermilch; es ergaben sich des weiteren zweckmäßige Tageskostformen aus Verbindung von Obst mit Zerealien (besonders Hafer und Reis).

Es waren also mit gleichem Zwecke, aber besserer Auswirkung aus den ursprünglichen Hafer- und sonstigen Mehlfruchttagen mit sehr viel Fett und teilweise auch mit reichlich vegetabilem Eiweiß allmählich höchst eiweißarme, völlig oder nahezu völlig fettfreie wahre Kohlenhydrat-Kostformen entstanden (Ein-Nährstoff-System; vgl. S.105), die jetzt eine große, stetig zunehmende Rolle in der Diabetestherapie spielen.

Wir haben im vorstehenden den Entwicklungsgang der Kohlenhydrat-Kostformen skizziert, weil immer aufs neue, sowohl von Zuckerkranken wie von Ärzten, die zahlreichen, jetzt gebräuchlichen, teils schon alten, teils neu entstandenen Formen solcher Kostordnung als grundsätzlich verschiedene und mit spezifisch verschiedener Wirkkraft ausgerüstete Einzelwesenheiten aufgefaßt werden. In Wahrheit ist ihre Wirkung auf den eigenartigen Stoffwechsel des Zuckerkranken bei allen gleichsinnig, und die Verschiedenheit des Kostaufbaues äußert sich nur in Nebenwirkungen. Es ist z. B. bei Magen- und Darmstörungen durchaus nicht gleichgültig, ob wir Zerealien- oder Obst- oder Buttermilchkost verordnen.

Als Kohlenhydrat-Dauerkost, d. h. als eine Dauerkost, in der — selbst im Verhältnis zum Protein — den Kohlenhydraten überragende Bedeutung als Nährstoffträgern zukommt, sind — entwickelt aus den ursprünglichen Kohlenhydratkuren — heute nur noch berechtigt:

1. Die proteinreiche Magerkost, wenn sie im Sinne von O. Porges mit sehr reichlichen Kohlenhydratträgern ausgestattet ist (vgl. S. 139), deren nachteiligem Einflusse auf den Zuckerhaushalt durch entsprechende Mengen Insulin vorgebeugt wird. Mit gewissem Rechte formal, mit vollem Rechte in bezug auf Auswirkung darf man solchen Kostaufbau noch den Kohlenhydratkuren zurechnen.

2. Die laktovegetabile Magerkost, die sich von Nr. 1 durch Proteinarmut und Ausschluß der Fleischgerichte unterscheidet. Wir widmen ihr einen besonderen Abschnitt (S. 168).

Dagegen gilt die Berechtigung nicht für das zwar eiweißarm, aber sehr fettreich ausgestattete Kostschema von W. Falta, welches sich nur im technischen Aufbau, aber nicht sachlich von den ursprünglichen Haferkuren und deren Abarten entfernte (S. 169).

Abseits der unter Nr. 1 und 2 erwähnten Kostordnungen dienen die im folgenden aufgeführten, wesentlich aus Kohlenhydratträgern bestehenden Kostformen nur als

Einleitung für den Aufbau von proteinreicher Magervollkost und als eingeschobene Einzeltage oder kurze Perioden von wenigen Tagen.

2. Vorbemerkungen zu den Kostformen für Kohlenhydrat-tage.

Wir machen ausdrücklich auf die Wichtigkeit dieser Vorbemerkungen aufmerksam. Sie bilden eine unerläßliche Ergänzung für Wertung und Aufbau der folgenden Kostformen Nr. 2 und 3.

Wir legen Wert darauf, diese Kostformen so salzfrei wie möglich zu gestalten, weil sie dann sich gleichzeitig als Ausspültage auswirken, und ferner so fettfrei wie möglich, weil dann ihr Einfluß sowohl auf Harnzucker, Blutzucker wie auch auf Acetonbildung günstiger ausfällt. Demgemäß ist die Auswahl getroffen. Ausdrücklich sei bemerkt, daß Hafer sowohl als geschältes Korn wie als Flocken und Mehl unter den gebräuchlichen Zerealien weitaus am fettreichsten ist (6—7%).

Wenn nicht besondere Gründe dagegen sprechen, gestatten wir bei allen diesen Tagen Kostformen als Ergänzungen:

Morgens: Kaffee oder Kaffee Hag mit 2 Eßlöffel Milch (Saccharin, wenn gewünscht) oder Tee mit Citrone.

Vormittags: 1 Tasse abgefettete Fleischbrühe oder Gemüsebouillon (S. 33).

Mittags: Fleischbrühe oder Gemüsebouillon wie vormittags.

1 kleine Tasse Mokka nach dem Essen (ohne Milch; nach Wunsch Saccharin).

Nachmittags: Kaffee wie morgens oder Tee mit Citrone und nach Wunsch 1 Eßlöffel Rum.

Abends: Fleischbrühe oder Gemüsebouillon wie vormittags.

Als Getränk wird tagsüber des weiteren zur Verfügung gestellt: beliebig dünner, kalter Tee oder Pfefferminztee; ferner nach ärztlichem Ermessen $^1/_4$—$^3/_4$ l Tischwein. Mineralwässer streng verboten, soweit sie Kochsalz enthalten (S. 86). Gasteiner Tafelwasser (etwa $^1/_2$ l) erlaubt!

Da diese ergänzenden Anordnungen für alle folgenden Kostformen, falls nicht ausdrücklich anders vermerkt ist, Gültigkeit haben, kommen wir bei Beschreibung der einzelnen Kostschemata darauf nicht mehr zurück, sondern erinnern daran nur durch das Wort „Ergänzungen".

Die meisten dieser Kostformen, insbesondere die der II. Gruppe, liefern so knappe Nährwerte, daß schwächlichen Patienten stets, kräftigen wenigstens anfänglich Ruhe anempfohlen wird (je nach Umständen Bett, Liegestuhl oder auch nur ruhiges Verhalten zu Hause). Später ist dies bei widerstandsfähigen Persönlichkeiten nicht mehr nötig; es kann sogar volle Arbeit geleistet werden.

Die Patienten sind darauf aufmerksam zu machen, daß sie unter solcher Kost, unter anderem auch an solchen eingeschobenen Tagen, an Gewicht verlieren, was sich aber gewöhnlich schon binnen eines Tages wieder ausgleicht (S. 138).

Wir müssen diese Kostformen in 2 Gruppen teilen nicht wegen grundsätzlicher Verschiedenheit, sondern weil jede von ihnen anderen Zwecken dient.

Die **I. Gruppe** entspricht den Aufgaben der ursprünglichen Haferkur, aber in wirksamerer Weise als diese (Begründung S. 157). Man bediene sich ihrer, wenn man zeitweilig (so gut wie niemals auf längere Zeit) den Gesamtkostplan nach Art der beschriebenen und unter Umständen hintereinander geschalteten Haferkostperioden aufbauen will. Das heißt sie treten entweder in ein und derselben Form oder im Wechsel zwischen den aufgeführten 5 Formen (Nr. a—e) nur 3 bis höchstens 4 Tage in Kraft, eingerahmt von Gemüsetagen. Der Kohlenhydratgehalt der Milchkost (Nr. e) ist 4—5 WBE. Der niedrigste Kohlenhydratwert der übrigen Formen ist dabei = ca. 8 WBE, aber dieser Wert läßt sich bei ihnen — je nach Lage des Einzelfalles — leicht und im Sinne des Zweckes bis auf 12 WBE erhöhen, wobei dann möglichst 4 WBE auf Obst entfallen sollten.

Die **II. Gruppe** enthält viel knappere Formen, wobei 5 WBE das gewöhnliche, 6 WBE das weit seltener bewilligte Höchstmaß darstellen. Bei ihrer Beschreibung statten wir sie mit 5—5$^1/_2$ WBE aus. Obwohl andere Abarten möglich sind, wählen wir in der Regel nur eine der 3 Schemata. Sie eignen sich alle durchaus nur als Übergangskost zwischen Hungertagen und Aufbau der Dauerkost oder — wozu wir sie außerordentlich häufig verwenden — als eingeschobene Einzeltage im Sinne der Zickzackkost (S. 154). Eine kurze Charakterisierung folgt einleitend zu den folgenden Kostschemata.

3. Erste Gruppe (für Kohlenhydratperioden).
a) Haferkost.

Selten aus geschmacklichen Gründen, keineswegs selten mit Rücksicht auf die Verdauungsorgane kann es wünschenswert sein, als Kohlenhydratträger ausschließlich Zerealien zu wählen. Grundsätzlich könnten mannigfache Zerealien in Betracht kommen, wie z. B. Gerste, Reis, Grünkern, Buchweizen u. a., doch eignet sich für solchen Zweck alter Erfahrung gemäß am besten Hafermehl. Dies war auch der Weg, der seinerzeit zur Entdeckung der Hafer- bzw. gesamten Kohlenhydratkuren führte, d. h. der Zwang, Zuckerkranke wegen Magen- oder Darmstörungen vorübergehend ausschließlich mit Hafersuppen zu ernähren, wobei die Beobachtung gemacht wurde, daß dies den Zuckerhaushalt unerwartet günstig beeinflußte.

Die Hafersuppen werden nach Rezept Nr. 159 entweder mit Wasser oder mit dünner, salzfrei hergestellter Knochen-, Fleisch- oder Hühnerbrühe bereitet. Es eignet sich dafür Hafermehl, bei nichtempfindlichem Magen und Darm auch Haferflocken. Gesamte Tagesmenge des Hafers bis 150 g (= ca. 8 WBE). Verteilung der Hafersuppen am besten auf morgens und dann nach 4stündiger Pause von 12 Uhr an noch 4mal in Abständen von je $2^{1}/_{2}$ Stunden.

Den Hafersuppen kann etwas Rotwein zugesetzt werden. Nach ärztlichem Ermessen darf zwischen den Mahlzeiten dünner Tee in kleinen Einzelmengen genommen werden. Im übrigen fallen für diese Kost die oben angeführten „Ergänzungen“ aus.

b) Hafer-Obst-Salat-Kost.

Zur Verwendung kommen (außer den „Ergänzungen“) 100 g Hafergrütze (schmackhafter als Hafermehl und -flocken!) entsprechend etwa $5^{1}/_{2}$ WBE und 4 WBE Obst beliebiger Auswahl (Berechnung S. 21).

Morgens: Haferporridge (= Hafergrütze nach schottischer Art bereitet, Rezept Nr. 158) aus 35 g der käuflichen Hafergrütze.

Eine Weißbrot-WBE frisches Obst; statt dessen kann auch $^{1}/_{2}$ WBE mit Sionon gesüßter Marmelade mit dem Porridge verzehrt werden und dazu noch $^{1}/_{2}$ WBE Obst (z. B. 1 mittelgroße Orange) genommen werden.

Mittags: Haferpfannkuchen aus 30 g Hafer (Rezept Nr. 157).

Dazu Salat von Gurken, Tomaten oder Kopfsalat (bis 200 g für eine Mahlzeit), fettfrei oder mit nur $^{1}/_{2}$ Mokkalöffel Öl bereitet. Weinessig.

1 WBE Obst nach Wahl.

Nachmittags: 1 WBE Obst nach Wahl.

Abends: Wie Mittags; jedoch 35 g Hafer statt 30 g. Statt dessen auch eine dicklich eingekochte Suppe aus 35 g Haferflocken oder (nach Wunsch) auch aus Gerste.

c) Reis-Obst-Salat-Kost (reichlichere Form).

Diese Kost darf nicht verwechselt werden mit der knappen Reis-Obst-Kost, die anderen Zwecken dient (S. 166).

Kostaufbau im allgemeinen wie bei Nr. b. Zur Verwendung kommen am Tage 80 g Kochreis (etwa $5^{1}/_{2}$ WBE) und 800 g Äpfel (4 WBE). Sehr beliebt und durchaus zulässig ist es, 200 g der Äpfel durch etwa 400 g Diabetikermarmelade zu ersetzen, und zwar als unmittelbare Zugabe zum Reis. Der Reis wird teils als Bouillonreis (ungesalzt) genossen, teils wird er mit Zusatz von etwas Wein, Äpfelwein, Citronensaft und -schale gedämpft und mit gekochtem Obst verzehrt. Auf Wunsch läßt sich in diese Kostform $^1/_4$ l Milch zum Bereiten von Milchreis einsetzen. Mehr aber ist nicht zweckmäßig. Süßen des Reisgerichtes mit Sionon ist erlaubt.

d) Gemischte Mehlträger-Obst-Salat-Kost.

Natürlich lassen sich auch verschiedene Mehlträger mit Obst und Salat zu einer Tageskost vereinigen, so daß morgens, mittags und abends ein anderer Stoff herangezogen wird, ohne daß man den Rahmen von 5—6 WBE Mehlträger zu übersteigen braucht. Beliebt wurde in diesem Rahmen: Morgens salzfreies Gebäck ($1^1/_2$ WBE), mittags Reis oder Hafer (2 WBE), abends Kartoffeln (2 WBE); noch beliebter morgens etwa 12 g Luftbrot mit Marmelade (vgl. S. 152) und im übrigen neben dem zulässigen Getränk (s. „Ergänzungen", S. 159) nur Obst, so daß auf Mittag- und Abendessen größere Mengen salz- und fettfreien, mehlhaltigen Materials gehäuft werden kann. Die Auswahl ist sehr groß, unter Heranziehen der Tabellen IVa u. VIb aber leicht. Bei der Auswahl kann die Falta-Kost (S. 169) als Leiter dienen; doch stimmen die Mengen nicht mit den hier geforderten überein. Die Verteilung des erlaubten Obstes beliebig; nur wird der Vormittag davon ausgeschlossen.

e) Reichliche Obst-Salat-Kost.

Teils zur Abwechslung, teils aus besonderen Gründen scheiden wir bei den im Rahmen dieser Gruppe stehenden Kostformen mehlhaltiges Material öfters völlig aus und ersetzen es gänzlich durch Obst, das größtenteils roh verzehrt werden soll, aber auch teilweise in gedünsteter Form zulässig ist. Diese Obsttage, als Ersatz für Haferkur, leiten sich her aus der bereits 1907 beschriebenen Bananenkur (C. v. Noorden; (S. 144). Wir sind längst schon zu beliebigem anderen Obst übergegangen, und wir schalten die ziemlich kochsalzhaltigen Bananen jetzt sogar völlig oder beinahe völlig aus. Es schien gewisse Vorteile zu haben, wenn man an einem Tage nur eine bestimmte Obstart heranzieht. In diesem Sinne wurde auch noch in letzter Auflage dieses Buches berichtet. Es hat sich aber weiterhin nicht bestätigt, was das Durchführen der Kost wesentlich erleichtert.

Wir statten diese reichliche Obstkost aus mit durchschnittlich 8 WBE Obst. Dazu mittags und abends reichlich Salat, wie bei Kostform Nr. b angegeben. Obst morgens so reichlich (2—$2^1/_2$ WBE), daß vormittags kein Bedürfnis nach fester Kost besteht und höchstens 1 Tasse ungesalzener Fleischbrühe genommen zu werden braucht. Des weiteren die „Ergänzungen" (S. 159).

Diese Kost darf nicht verwechselt werden mit der knappen Salat-Obst-Dampfgemüse-Kost (S. 165)!

f) Milchkost.

Milchkost fällt im Rahmen dieser Kostformen insofern aus der Reihe, als Vollmilch ziemlich reichlich Eiweiß (im Mittel 3,4%) und Fett (im Mittel 3,6%) enthält. Anderseits ist unter den festen Bestandteilen Kohlenhydrat (Milchzucker, im Mittel 4,8%) in bezug auf Gewichtsmenge am stärksten vertreten, und des weiteren wirkt sich, praktisch genommen, bei gewisser Begrenzung ihrer Masse, Vollmilch als alleiniger Nährstoffträger erfahrungsgemäß ebenso aus wie die bisher genannten Kostformen Nr. a—d. Sie kann daher grundsätzlich im Rahmen 3—4tägiger Kohlenhydratperioden (S. 160) gelegentlich in Austausch treten. Freilich ist die Bekömmlichkeit der Vollmilch für den Zuckerhaushalt recht verschieden bei den einzelnen Diabetikern, so daß man nur aus der Erfahrung am Einzelfalle die Berechtigung zum Einsetzen der Milchtage schöpfen kann. Die Bekömmlichkeit der Vollmilch sinkt erheblich, wenn sie mit anderen Nährstoffträgern zum Kostaufbau vereinigt wird. Nur Luftbrot eignet sich.

Kostaufbau der Milchkost. Wir empfehlen, aus den „Ergänzungen" (S. 159) nur Kaffee und Tee bestehen zu lassen, alles andere aber bei Milchkost zu streichen. Die Menge der Vollmilch betrage 1000—1200 ccm, die auf den Tag nach Ermessen des Arztes verteilt werden (meist auf 5 Mahlzeiten). Morgens und nachmittags sind je 10 g Luftbrot mit insgesamt 10 g Butter gestattet, was im Rahmen der Kost und ihrer Auswirkung bleibt. Kleine Mengen Alkohol nach ärztlichem Ermessen gestattet.

Der Ersatz von Vollmilch durch Kefir ist gerade im Rahmen dieser Kost unzweckmäßig, weil die Kefirgärung die hier erwünschten Kohlenhydrate großenteils zerstört.

Anhang: Milch in Form von Karell-Kur.

Den Aufbau einer Milchkur nach dem Karell-System vertragen fettleibige Diabetiker und Diabetiker mit kardiovasculären und renalen Hydropsien (Wasser- und Kochsalzstauungen) ebensogut wie Nichtdiabetiker mit gleichen Leiden. Aber weder bei Diabetikern wie bei Nichtdiabetikern soll man eine solche Karell-Periode über 5 Tage ausdehnen, und man muß gleichzeitig Bettruhe anordnen (S. 83).

Der Kostaufbau ist, wie bei Karell-Milchkuren üblich, so, daß man am 1. Tage nur 600 g Vollmilch gibt und diese Menge von Tag zu Tag um je 100 g/ccm erhöht, bis am 5. Tage 1000 ccm erreicht sind. Gewöhnlich (nicht immer) stört Beigabe von 300 ccm Tee oder Kaffee oder einfachem Wasser den Ausschlag nicht, da die erstrebte Entwässerung mehr von der Kochsalzarmut als von dem kleinen Unterschied der Wasserzufuhr abhängt. Keine Beigabe sonstiger Nahrungsmittel!

Im allgemeinen halten wir das ursprüngliche Karell-Milchsystem für kein empfehlenswertes Verfahren. Salat-Obst-Kuren, die man im Hinblick auf gleichsinnige Wirkung auch als Abarten der Karell-Kur bezeichnet hat, sind wirksamer, bekömmlicher und erträglicher.

4. Zweite Gruppe (für eingeschobene Einzeltage).

Diese höchst knapp gehaltenen Kostformen (vgl. Vorbemerkungen S. 159) sind charakterisiert durch Eiweißarmut, äußerste Fettarmut, äußerste Kochsalzarmut. Sie bilden bei uns als Einschiebsel ein sehr häufig, wenn auch nicht regelmäßig angewandtes Teilstück der sehr wirksamen „Zickzackkost" (S. 154) und dienen ferner als Übergangsformen zwischen Hungertagen (S. 150) und Anreicherung mit Fett- und Eiweißträgern. Sie bedingen anfangs meist eine gewisse Flauheit des Kräftezustandes, namentlich in den späteren Nachmittagsstunden, was sich unter Einfluß der Gewöhnung später immer seltener einstellt (S. 159). Daher ist anfangs ruhiges Verhalten nötig, wie an soeben zitierter Stelle schon erwähnt wurde.

Sie bedingen natürlich Gewichtsabnahme, weniger auf Fettverlust als auf Entwässerung beruhend. Die Harnflut erhebt sich um so mehr, als wir Getränk in Form von salzfreiem Trinkwasser, dünnem Tee, Pfefferminztee nicht nur zulassen, sondern besserer Ausspülung wegen sogar anraten, meist so oft und so reichlich, daß die Salat-Obst-Dampfgemüse-Tage (S.O.D.-Tage) wegen der Harnflutnot von unseren Patienten auch den Scherznamen S.O.S.-Tage erhielten. Wenn man solche Tage insulinfrei einschaltet zwischen Kostformen, die mit Insulin ausgestattet sind, erhält man einen Begriff davon, welchen Maßes der Körper durch Insulin mit überschüssigem Wasser angereichert werden kann. Die Harnmengen erheben sich bei diesen Kostformen oft auf 3—4 l (durchschnittlich etwa $3^{1}/_{2}$ l), die Gewichtsverluste auf durchschnittlich 1 kg. Über Gewichtsausgleich S. 138.

Bei der Kostbeschreibung ist vorgemerkt, womit bei etwaigem Bedarf und bei fallweise nachweislicher Bewährung die Kost zweckmäßigst etwas erweitert und damit erleichtert werden kann. Solche Zulagen sind am willkommensten des Abends.

a) Salat - Obst - Dampfgemüse - Tag
(abgekürzt: S.O.D.-Tag).

Dieser Tag ist völlig salzfrei und, abgesehen von kleinsten Mengen Salatöl (zweimal je $^1/_2$ Mokkalöffel), fettfrei zu halten. Ob das Obst roh oder ungesüßt gekocht verzehrt wird, ist gleichgültig. Auch die Auswahl des Obstes (je nach Jahreszeit) ist gleichgültig. Nur scheiden die verhältnismäßig salzreichen Bananen besser aus. Als Zugabe zum Obst — im folgenden Kostplan nicht erwähnt — ist zweimal am Tage je $^1/_2$ Grape Fruit (Pompelmus, S. 52) gestattet.

Zweimal täglich je ein Glas roter Tischwein, besser ein Likörglas Bitterschnaps, wie Boonekamp of Magenbitter oder Roßbacher Magenbitter (der geringe Zuckergehalt bei dieser Kost belanglos), erleichtert das Durchführen der Kost wesentlich (hierzu ausdrückliche ärztliche Erlaubnis nötig).

Morgens: Tee mit Citrone.
1 WBE Obst; am meisten beliebt ein Bratapfel von 200 g Gesamtgewicht.
Vormittags: 1 WBE Rohobst oder Kompott.
Bei Bedarf auch eine Tasse Gemüsebouillon in salzfreier Form (Rezept Nr. 6/7).
Mittags: Gemüse, etwa 300 g im zubereiteten Zustande. Gedünstet (im gedeckelten Topfe bei gelinder Hitze bzw. im Wasserbad) oder im Dampfkochtopfe oder im Sanogresapparate ohne Salz und Fett. Am besten geeignet: Spinat, Kopfsalat, Endivien, Mangold, Wirsing, Spargel, Hopfensprossen, Blumenkohl. Als geschmackliche Zutaten, wenn erwünscht: Paprika, Pfeffer, Muskatnußpulver, Kerbel, Kümmel, Majoran, Wein, ein wenig salzloser Cenovisextrakt (S. 4).
Salat, etwa 200 g im tischfertigen Zustande, mit Weinessig und $^1/_2$ Mokkalöffel Öl salzlos bereitet. Ganz nach Wunsch einheitliches oder gemischtes Salatmaterial; vorwiegend Kopf- (Häuptl-) Salat, Lattich, Endivien, Gurken, Tomate. Als Gewürzstoffe Paprika, Pfeffer, Würzkräuter, wie Petersilie, Schnittlauch, Kerbel, Estragon, Dill u. ä. Vgl. im übrigen Rezept Nr. 49 ff.
1 WBE Obst oder auch Fruchteis (Rezept Nr. 168).
1 kleine Tasse Mokka.
Nachmittags: Wie morgens.
Abends: Wie mittags.

b) Reis-Obst-Salat-Tage (Abkürzung: Eros-Tage).

Auf die einleitenden Bemerkungen zu S.O.D.-Tag sei verwiesen.

Kostplan I (meistgebrauchte knappe Form).

Anwendung hauptsächlich als Einschiebseltage. Als solche gleichwertig mit S.O.D.-Tagen.

Frühstück: Tee mit Citrone oder Kaffee mit 2 Eßlöffel Milch. Saccharin nach Wunsch.

1 WBE Obst.

Vormittags: Bei Bedarf 1 Tasse ungesalzene, abgefettete, kräftige Fleischbrühe oder Gemüsebouillon.

Mittags: Ungesalzene Gemüsebouillon oder Fleischbrühe wie vormittags ($^2/_{10}$ l).

Salate in Art und Menge wie bei S.O.D.-Tag. Keine sonstigen Gemüse!

20 g Kochreis mit Wasser und Sionon gekocht. Würzung wie bei Kostplan II.

1 WBE Obst, am besten in gekochter bzw. eingemachter Form, und als Beilage zum Reis zu verzehren.

1 kleine Tasse Mokka.

Nachmittags: Tee oder Kaffee wie morgens.

Abends: Wie mittags. Die dort erwähnte WBE Obst kann auch auf Nachmittags verschoben werden. — Der Reis kann auch mit ungesalzener Fleisch- oder Hühnerbrühe gedämpft und mit Paprika gewürzt werden.

Die Kost erreicht in ihrer Gesamtheit etwa $5^1/_2$ bis höchtens 6 WBE.

Kostplan II (reicher ausgestattete Form).

Zur Verwendung kommen in diesem Kostplane 75 g Reis, 5 WBE Obst und 2—4 WBE Milch mit zusammen etwa 12—14 WBE Kohlenhydrat.

Morgens: Tee mit Citrone, seltener Kaffee mit 2 Eßlöffel Milch. Saccharin nach Wunsch.

25 g Reis mit Mager- oder Buttermilch gekocht, in besonderen Fällen auch mit Vollmilch. Süßung mit Sionon zulässig.

1 Bratapfel von 200 g oder 200 g Diabetikerkompott (S. 53 ff.); auch anderes Obst, z. B. Erdbeeren, im Werte von 1 WBE statt dessen.

Vormittags: 1 WBE Obst je nach Jahreszeit.

Mittags: 25 g Reis in Wasser ohne Salz und Fett gekocht. Dazu Tomatentunke.

Salate in Art und Menge wie bei S.O.D.-Tag. (Kein gekochtes Gemüse.)

1 WBE Obst, roh oder gekocht.

Das Obst kann auch zu dem Reis in Form von Kompott verzehrt werden. Dann kann man den Reis mit Sionon süßen. Zum Würzen können dienen: Zimt, Citronensaft und -schale, Arrak oder Kirschgeist.

1 kleine Tasse Mokka.

Nachmittags: Abgesehen vom Reis, der für diese Mahlzeit ausfällt, das gleiche wie morgens.

Abends: Das gleiche wie mittags; doch kann der Reis auch so zubereitet werden, wie für morgens angegeben wurde, oder mit Fleischbrühe gedämpft usw. wie bei Kostplan I (Abends).

Dieser Kostplan findet bei uns zwar auch gelegentlich als Einschiebseltag Verwendung und wird daher hier aufgeführt. Zumeist ist er für genannten Zweck aber zu kohlenhydratreich. Für mehrtägige „Kohlenhydratperiode" nach Art der alten Haferkuren ist dieser Kostplan II sehr geeignet!

c) Buttermilchtag.

Buttermilch mit durchschnittlich 37 g Eiweiß, 7 g Fett, 37 g Kohlenhydrat (Milchzucker) in 1 Liter weicht von den vorausgestellten S.O.D.- und Eros-Formen insofern ab, als sie zwar fettarm, aber ebenso reich an Protein wie an Kohlenhydrat ist. Praktisch genommen, erfüllt die Buttermilchkost aber die Aufgaben der S.O.D.-Kost und des I. Eros-Kostplans fast ebenso gut wie diese beiden letzteren selbst, so daß wir oftmals den Austausch dieser 3 Formen freistellen. Allerdings ist zu erwähnen, daß bei manchen Patienten doch die Buttermilchtage auf den Zuckerhaushalt weniger günstig einwirken als die beiden anderen Formen. Man richte sich nach den Erfahrungen im Einzelfalle.

Man sollte stets ungesalzene Buttermilch benützen, die immerhin noch 1,6 g Kochsalz im Liter enthält. Mancherorts wird Buttermilch leicht gesalzen, um sie haltbarer zu machen. Dann enthält sie $2^{1}/_{2}$—$3^{1}/_{2}$ g Kochsalz im Liter (S. 84).

Buttermilch kann auch durch Magermilch ersetzt werden, die bei sonst etwa gleicher Zusammensetzung 46 g Milchzucker im Liter enthält, auch ein wenig mehr Kochsalz. Aus geschmacklichen Gründen ist aber Buttermilch als Getränk weitaus vorzuziehen.

Wir gestatten an diesen Tagen 1600 ccm Buttermilch, die rund 60 g Eiweiß, 60 g Milchzucker (= 5 WBE) und 10 g Fett zuführen. Die Buttermilch wird auf 4—5 Einzelmahlzeiten verteilt. Daneben ist nur schwarzer Kaffee oder Tee, bei besonderer ärztlicher Zustimmung auch zweimal je ein kleines Gläschen Branntwein erlaubt.

M. Lakto-vegetabile Magerkost.

Über Maßnahmen gegen Fettleibigkeit Zuckerkranker wurde bereits mehrfach gesprochen (S. 136, 137). Zur Sicherung eines erzielten Abmagerungserfolges bewährt sich unter anderem die periodisch wiederkehrende Einschaltung eines Bantingtages, Fischtages (S. 148) oder eines S.O.D.-Tages (S. 165). Auch das gesamte System der geschilderten Magervollkost (Formen I + K) läßt sich leicht abmagernd gestalten.

Die Grundzüge der hier mitgeteilten Kostform wurden vor längeren Jahren von A. Albu entworfen als Entfettungskur für Zuckerkranke. Sie wurde vegetabil und eiweißarm gestaltet im Hinblick auf die damals vorherrschende Lehre, daß die Diabetikerkost möglichst eiweißarm sein solle.

Gegen rein vegetabile Entfettungskuren längerer Dauer haben wir nicht nur bei fettleibigen Zuckerkranken, sondern überhaupt bei Fettleibigen auf Grund sich immer wieder erneuernder Erfahrung Bedenken. Auch die hier geschilderte, recht energische, aber bei geschickter Durchführung mit tadellosem Erfolge abschließende, sich an Vorschläge von A. Albu anlehnende Entfettungskur sollte lieber nicht zu Hause, im Betriebe der beruflichen Tätigkeit, sondern unter klinischer Aufsicht vorgenommen oder zumindest eingeleitet werden.

Wir gestatten bei lakto-vegetabiler Entfettungskost folgendes:

Kaffee ohne Zutat, Tee mit oder ohne Citronensaft, fettlose Gemüsebouillon (Rezept Nr. 6/7).

Zweimal am Tage je $^3/_{10}$ l ungesalzene Buttermilch oder Magermilch (Satten). Statt diese zu trinken, kann sie auch ganz oder teilweise zum Bereiten von Speisen verwendet werden.

Einmal am Tage 50 g gut ausgewaschener und dann abgepreßter frischer Sauermilchkäse (Quark).

120 g Grahambrot oder besser grobes rheinisches Schwarzbrot.

200 g Kartoffeln. Bei ihrer Zubereitung kann ein Teil der Milch verwendet werden.

300 g Rohobst (Äpfel, Birnen, Erdbeeren, Himbeeren, Sauerkirschen, Orangen ohne Schale gewogen, Pfirsich ohne Steine gewogen, Melone); oder 400 g Theinhardt'sches eingemachtes Obst für Diabetiker (S. 63).

400 g (zubereitet gewogen) fettfrei hergerichtetes Gemüse aus Tabelle I.

Salat von Kopf- und Endiviensalat, Rote Rüben, Sellerie, Gurken, Tomaten, zusammen bis 300 g. Angemacht mit Essig, Salz und Pfeffer und höchstens 1 Teelöffel Öl. Einige Rettiche oder Radieschen.

15 g Butter auf den Tag verteilt.

Etwa 20 g Luftbrot.

Getränk nach besonderer ärztlicher Vorschrift; im ganzen wenig Flüssigkeit, daher salzarme Bereitung der Speisen. Womöglich keinerlei Alkoholica.

Diese Kost führt etwa 12—13 WBE (S. 16) Kohlenhydratträger zu, also eine sehr stattliche Menge. Wir erwähnten diese Kost schon in der 3. Auflage dieses Buches. Sie stimmt in bezug auf Fettarmut mit der Kostform K (S. 149) überein, unterscheidet sich von ihnen aber durch den weit geringeren Eiweißgehalt. Man muß je nach dem Verhalten anderer Organe und des Gesamtorganismus eine eiweißarme und eine eiweißreiche Kostform gleichsinniger Wirkung bereithalten, und man wird je nach Umständen zwischen den Kostformen I und K (S. 143—156) L (Gruppe I), Eros-Tag (1. Kostplan) und M wählen. Die lakto-vegetabile Magerkur verträgt sich sehr gut mit Insulinbehandlung.

N. Die Falta'sche Mehlfrüchtekost.

Die Falta'schen Vorschriften für Mehlfrüchtekost haben keine grundsätzlich neue Kostform geschaffen. Sie waren ein Ausbau der bereits alten Erfahrung, daß man sich an Kohlenhydrattagen nicht an den ursprünglich empfohlenen Hafer zu halten braucht, sondern auch anderes Material benutzen kann. Von diesem Austausch mußte Falta reichlichsten Gebrauch machen, da er die Kohlenhydratkuren, in dieser Form „Mehlfrüchtekuren" genannt, über sehr lange Zeiträume ausdehnte. Ob dies für den Einzelfall zweckmäßig ist, unterliegt dem ärztlichen Urteil. Ein bei Diabetikern allgemein empfehlenswertes Verfahren sind die Mehlfrüchtekuren nicht, ebensowenig wie dies für Haferkuren jemals behauptet wurde.

Im Sinne ihres Urhebers mit möglichster Abwechslung des Materials durchgeführt, stellen sämtliche Mehlfrüchte-Kostformen Falta's größere Ansprüche an äußerste Exaktheit beim Abwiegen und Zumessen und bei der küchentechnischen Herstellung der Einzelgerichte als alle anderen Kostformen. Es gibt Fälle. wo lange Perioden mit reichlich Mehlspeisen und wenig Eiweiß vollkommen berechtigt sind und von jeher verordnet wurden, wo man aber ziemlich liberale Vorschriften in dieser Hinsicht geben kann und den engen Panzer der Mehlfrüchtekurvorschriften nicht braucht.

Für die Mehlfrüchtetage stellte Falta vier verschiedene Formen auf, die wir hier zum Abdruck bringen. Sie werden, wie es bei der Haferkur schon üblich war, meist zu kurzen Perioden vereint, die von Gemüsetagen u. ä. eingeleitet bzw. abgeschlossen werden. Auf Anordnung der Gesamtkur und den Wechsel zwischen Kohlenhydrattagen, Gemüsetagen, strenger eiweißreicher Kost, Hungertagen usw. gehen wir hier nicht näher ein. Denn man muß sich ganz nach Lage des Einzelfalles richten. Nach dieser Richtung brachten die Faltaschen Vorschriften nichts Neues; sie haben aber leider oft zu allzu schematischer Durchführung der Gesamtkur geführt.

Wir haben alles in allem an den auf lange Dauer berechneten Kuren dieser Art auszusetzen, daß sie 1. nicht genug Eiweiß zuführen und daß sie 2. im Verhältnis zu den anderen Hauptnährstoffen zuviel Fett enthalten. Ihre praktische Bedeutung ist, besonders durch die Magerkostformen (S. 136 ff.) überholt.

Abweichung der einzelnen Formen von früher üblichem beschränkt sich auf Form a und b (Bevorzugung starker Abwechslung statt möglichst einheitlichen Kohlenhydratträgers). Kostformen c und d haben mit den altüblichen „Gemüsetagen mit Kohlenhydratzulagen" nur den Namen ausgetauscht, sind eher eiweißärmer, als man sie sonst zu geben pflegte.

Zwar nicht grundsätzlich, wohl aber auf praktische Erfahrung gestützt sind wir selbst zu unserem alten Standpunkt zurückgeführt, daß man auf den Einzeltag lieber nicht allzu vielerlei Kohlenhydratträger häufen soll. Grundsätzlich bestanden wir, daß nur in Form d der Falta-Kost Obst vertreten ist.

a) Die Suppenkost.

7 Suppen von verschiedenen mehlhaltigen Stoffen, und zwar je 30 g Weizenmehl, Hafermehl, Haferflocken, Grünkern, Reis, Grieß, Graupen, Erbsenmehl, Bohnenmehl, Linsenmehl, Maismehl, Hirse oder Tapioka oder 100 g Kartoffel. Alle Mehlstoffe werden roh gewogen. Sie werden in Fleischbrühe oder in Salzwasser (evtl. Zusatz von Fleischextrakt) weichgekocht, zum Schluß werden 15—30 g Butter eingelassen.

Butter im ganzen 220 g.
Reichlich Getränke: Wein, Kaffee, Tee, Fleischbrühe, Kognak usw.
30 g Luftbrot.

b) Mehlspeisenkost.

Portionen Mehlstoffe (davon 3 als Suppen, 4 in Form von Brei;
Teig- oder Backwaren).

Als eine Portion Mehlstoff gilt

    =   30 g Weizenmehl, Hafermehl usw. wie bei a,
    =   30 „ getrocknete Linsen, Erbsen usw. als Püree,
    =   30 „ Reis für Reisbrei (mit einigen Pilzen und sehr wenig
             Parmesankäse),
    =   30 „ Nudeln oder Makkaroni,
    =   30 „ Mais für Polenta (Maisgrütze),
    = 100 „ Kartoffel gekocht oder als Püree oder Bratkartoffel,
    =   40 „ Semmel,
    =   50 „ Schrotbrot,

Butter im ganzen 220 g, reichlich Getränke wie bei a,
30 g Luftbrot.

Die Mehlstoffe werden zweckmäßig auf den ganzen Tag verteilt,
wie folgendes Beispiel zeigt:

1. Frühstück: Kaffee oder Tee (ohne Rahm) mit 25 g Schrotbrot und
   Butter.
2. Frühstück: Eine Suppe von 30 g Mehl, Luftbrot und Butter, 1 Glas
   Wein.

Mittagessen: Eine Tasse Fleischbrühe, eine halbe Stunde später eine
Suppe von 30 g Mehl, ferner Reisbrei von 30 g Reis, 1 Glas
Wein, Luftbrot und Butter, ein Täßchen schwarzen Kaffee.

4 Uhr nachmittags: Kaffee oder Tee mit 25 g Schrotbrot und Butter.
6 „ abends: Eine Suppe von 30 g Mehl, 1 Gläschen Kognak.
7 „   „   Ein Püree von 30 g Hülsenfrüchten.
8 „   „   100 g Bratkartoffel mit Butter, $^1/_4$ l Wein.

c) Mehlstoff-Gemüsekost.

5 Portionen Mehlstoffe (davon 2 als Suppen = 2 Portionen von
Hülsenfrüchten). Größe der Einzelportion wie bei a und b.
Gemüse aus Tabelle I.
Butter im ganzen 220 g.
Getränke wie bei a.
30 g Luftbrot.
Folgende Verteilung hat sich als zweckmäßig erwiesen:

1. Frühstück: Kaffee oder Tee mit 25 g Schrotbrot und Butter.
2. Frühstück: Eine Suppe von 30 g Hülsenfrüchtenmehl, Luftbrot und
   Butter, ein Glas Wein.

Mittagessen: Eine Suppe mit 15 g Hülsenfrüchtenmehl, eine Gemüse-
platte, Reisbrei von 30 g Reis, Luftbrot und Butter, ein Glas
Wein, schwarzer Kaffee.

Nachmittags: Kaffee oder Tee mit 25 g Schrotbrot und Butter.
Abends: Eine Suppe mit 15 g Hülsenfrüchtenmehl, Gemüse mit 100 g
Kartoffel, Luftbrot und Butter, 1 Gläschen Kognak, $^1/_4$ l Wein.

Es ist darauf zu achten, daß die Menge der Gemüse 600 g (roh) nicht übersteigt und daß nur wenig oder gar keine eiweißreichen Gemüsesorten verabreicht werden.

d) Mehlstoff-Gemüse-Rahm-Obstkost.

5 Portionen Amylaceen (davon 2 als Suppen).
Gemüse wie bei Kost c.
$\frac{1}{3}$ l Rahm.
200 g Preiselbeeren oder unreife Stachelbeeren.
150 g Obst, Äpfel, Erdbeeren, Pfirsiche.
125—150 g Butter.
30 g Luftbrot.
Getränke wie bei a.

O. Speisezettel bei Probekost, zugleich Beispiel für strenge Diät (Hauptkost) mit Zulagen aus kohlenhydrathaltiger Nebenkost.

Bei der früher allgemein üblichen Behandlung Zuckerkranker mit ziemlich hohen Mengen von Eiweißträgern, mit viel Fett und mittleren Mengen von Kohlenhydratträgern war es von großer, praktischer Bedeutung, ebenso wie bei Magen-, Darm-, Nierenkranken u. a. über eine nach bestimmten Gesichtspunkten geordnete „**Probekost**" zu verfügen. Mit Hilfe einer solchen kann man den Stand der Dinge bei verschiedenen Zuckerkranken und den Wechsel der Stoffwechsellage bei ein und demselben Zuckerkranken miteinander vergleichen. Natürlich kann sich jeder Arzt seine eigene Probekost zusammensetzen. Besser war es, dies einheitlich zu regeln.

Von diesem Standpunkt aus schlug C. v. Noorden bereits vor mehr als 30 Jahren eine Probekost vor, die in der Tat sehr breite Verwendung fand. Auf diese wurden die Patienten für etliche Tage zwecks vorläufiger Orientierung eingestellt, wenn sie erstmalig in Behandlung traten, und später abermals zur Kontrolle von Zeit zu Zeit.

Wir gaben früher dafür eine etwas umständliche und eine einfach gehaltene, im übrigen aber wesensgleiche Form an. Hier teilen wir nur die letztere mit, weil sie sich am besten bewährte und am meisten benützt wurde.

Speisezettel für Probekost.

Frühstück: Kaffee oder Tee mit 2 Eßlöffel Rahm. — **Schrotbrot** 25 g (1 WBE); Luftbrot 15 g. — Butter. — 2 Eier. — Gekochter Schinken, mittelfett, 80 g.

Zwischenmahlzeit: 1 Tasse kräftige Fleischbrühe oder Gemüse-bouillon.

Mittags: Fleischsuppe mit eingeschnittenem Gemüse und 20 g Knochenmark. Fleisch (150 g) oder Fisch (200 g); Gewicht im genußfertigen Zustand. — Reichlich Gemüse und Salat aus Tabelle I. — **Schrotbrot** 25 g (1 WBE), 20 g Käse; Butter. 1 **Apfel** von 200 g (1 WBE, S. 60).

Nachmittags: Kaffee oder Tee mit 2 Eßlöffel Rahm. — 15 g Luftbrot mit Butter.

Abends: Fleisch oder Fisch, Gemüse, Salat, Käse wie mittags. — 25 g **Schrotbrot** (1 WBE) mit Butter. — 1 **Apfel** wie mittags (1 WBE).

Die 30 g Luftbrot stellten wir in diese Kost ein, um einen Teil der Buttermenge zweckmäßig unterzubringen. Die restliche Menge von Butter und Fett wird dem Gemüse bzw. Salat (Öl) zugesetzt.

Wir wählten gerade diese und keine andere Speiseordnung als Probekost, weil die darin angegebenen Mengenverhältnisse für die Hauptnährstoffe demjenigen entsprachen, was die meisten Diabetiker vor Eintritt in unsere Behandlung zu nehmen gewohnt waren. Wenn diese Kost in ihrer Gesamtheit oder in wesentlichen Einzelstücken von der „bisher gewohnten Kost" abwich, mußte die Probekost in geschilderter Form freilich mehrere (3—5) Tage hintereinander durchgeführt werden, um ihren wahren Einfluß auf den Zuckerhaushalt darzutun. Denn die Auswirkung jeglicher Kost ist mindestens eine gewisse Zeit hindurch abhängig von dem Einfluß der vorausgehenden. Unter Umständen bedingte dies eine unliebsame Verlängerung der Gesamtkur.

Wesentlich aus diesem Grunde hat die alte „Probekost" für uns und, wie wir glauben, auch für andere Ärzte — trotz ihrer theoretischen Berechtigung und trotz der namhaften Aufschlüsse, die sie gab — jetzt nur noch ein historisches Interesse. Dieses ist immerhin stark genug, um ihre Erwähnung hier zu rechtfertigen.

In dem zeitgemäßen Bestreben, möglichst kurze Zeit auf vorläufige und möglichst lange Zeit auf Ausproben und Aufbau der Heilkost zu verwenden, pflegen wir jetzt — wenn nicht Gefahr im Verzuge andere Maßnahmen aufnötigt (z. B. drohendes Koma u. a.) — jeglichen Diabetiker, der in unsere Behandlung eintritt (klinisch oder ambulatorisch) mindestens den ersten Tag, wenn irgend möglich die zwei ersten Tage nach Menge, Art und Verteilung genau die gleiche Kost nehmen zu lassen, wie er sie letzthin zu nehmen gewohnt war, und zwar mit gleichen etwaigen Medikamenten (Insulin u. a.). Dies setzt ein sehr genaues Eingehen des Arztes auf die bisherige Ernährungs- und sonstige Lebensweise und eine gewissenhafte Beichte des Patienten voraus. Beiden kommt dies zugute. Gewöhnlich sehen wir dann, daß die Nüchternwerte des Blutzuckers am frühen Morgen des 1. Tages (durch Behandlung noch nicht beeinflußt!) und an den Morgen des 2. und 3. Tages, ebenso wie die Zuckerausscheidung am 1. und 2. Tage, miteinander übereinstimmen, ein Beweis für die Richtigkeit der Angaben über die vorausgegangene .Beköstigung.

P. Insulin-Diät-Kur.

Die Insulinkur leistet beim Zuckerkranken, wenn richtig durchgeführt, Wunderbares; man darf sagen, im Vergleich mit den früheren Behandlungsmethoden unerhört Wunderbares. Aber doch nur dann, wenn sie richtig aus- und durchgeführt wird.

Insulin und Diätkur müssen zusammen marschieren; sie müssen aufeinander abgestimmt sein. Eine bestimmte Kost für Insulinkuren gibt es nicht und kann es nie geben. Das Verhältnis zwischen Insulin und Kost (Eiweiß-, Kohlenhydrat-, Fett-, Caloriengehalt) darf nicht starren Regeln folgen. Nicht nur um die bestmögliche, sondern um überhaupt eine nennenswerte und nachhaltige Wirkung herauszuholen, muß jenes Verhältnis sich ganz nach Lage des Einzelfalles richten. Es war vollkommen falsch, als man meinte, gefunden zu haben, daß je 1 Einheit Insulin eine bestimmte Menge Kohlenhydrat decke, d. h. für den Zuckerkranken bekömmlich mache. Dieses Verhältnis ist von Fall zu Fall ganz verschieden und auch im Einzelfalle starkem Wechsel unterworfen.

Nichts ist verkehrter, als den Diabetiker, wenn er erstmalig in Behandlung tritt, sofort einer Insulinkur zu unterwerfen. Es geschieht leider nur zu oft; wie uns scheint, eher mit zunehmender als mit abnehmender Häufigkeit. Es führt meist nur zu vorübergehenden Scheinerfolgen. Nur bei augenblicklicher Gefahr (Komagefahr) ist solches Vorgehen statthaft und geboten.

Die innig verbundene Einstellung auf Insulin und Diät soll, wenn irgend möglich, in **klinischer**

Beobachtung und Behandlung erfolgen. Auch die Krankenkassen sind jetzt schon großenteils zu dieser Erkenntnis gekommen und handeln danach. Je mehr sich dies einführt, desto mehr Insulin wird gespart, und desto weniger Patienten werden der immerhin lästigen Insulinkur ausgesetzt. Wenn solche klinische genaue Einstellung erfolgt ist, fällt es jedem gewissenhaften Arzte leicht, die Kur in häuslicher Pflege oder ambulatorischer Behandlung kunstgerecht fortzusetzen.

Das Insulin hat klargestellt, wieviel richtige Diätkur beim Zuckerkranken vermag. Es hat die Diätkur weder überflüssig gemacht noch dem Arzte erleichtert. Es stellt vielmehr höhere Anforderungen an die Sorgfalt der Diätkur, als es frühere Methoden taten. Es hat die Unzulänglichkeit und Unsinnigkeit der früheren oberflächlichen Durchschnittsbehandlung stärker zum Bewußtsein gebracht, als Wort und Schrift es vermochten.

Betreffs der Umstände, die zur Insulinkur berechtigen bzw. zwingen, verweisen wir den Arzt auf unser vor 4 Jahren erschienenes größeres Werk „Die Zuckerkrankheit und ihre Behandlung", VIII. Aufl. Obwohl nun Aufbau, Durchführung, Abbau der Insulinbehandlung sich völlig nach Lage des Einzelfalles richten müssen und der Gang der Dinge bei kaum zwei Patienten durchaus der gleiche sein darf, erscheint es doch zweckmäßig, hier einige Leitsätze anzuführen und auch den Mindesterfolg zu kennzeichnen, den die kombinierte Diät-Insulin-Kur anzustreben hat.

1. Von gefahrdrohenden Zuständen abgesehen, greife man nicht zu Insulin, bevor die Aussichten rein diätetischer Behandlung erschöpft sind.

2. Wenn neben sonstiger, zureichender Kost Kohlenhydratträger im Werte von ca. 100—120 g Brot anstandslos vertragen werden, ohne daß Zucker und Aceton im Harn erscheinen, ist Insulin unnötig.

Öfters hatten wir den bestimmten Eindruck, als ob bei solcher Stoffwechsellage durch Insulin die Toleranz für zuckerbildende Nahrungsstoffe geschädigt werde.

3. Eine Ausnahme machen Kinder und Jugendliche. Hier ist die Zufuhr reichlicher Mengen von Kohlenhydratträgern für die ganze körperliche Entwicklung so notwendig, daß man

auf Insulin nur dann verzichten darf, wenn bei ausreichender sonstiger Beköstigung Kohlenhydratträger im Werte von mindestens 200 g Weißbrot unzweifelhaft gut vertragen werden.

4. Dem Aufbau der Insulinkur raten wir dringend, einen Fasttag vorauszusenden (S. 133).

5. Schon zu dieser Zeit, vor allem auch während der folgenden Aufbauperiode, ist fortlaufende Kontrolle des Blutzuckers (Nüchternwert) ein unschätzbarer Zeuge für die Auswirkung des Verfahrens und Wegweiser für weiteres Handeln.

6. Dem Fasttage folgen etwa 3—4 Kohlenhydrattage, weitaus am besten mit Obst (3—6 WBE, steigend), wie auf S. 140, 150 beschrieben. Dann erst teilweise Umstellung auf Mehlträger und weiterhin Zulagen von Eiweißträgern und Fett.

7. Wir streben als Mindesterfolg an, daß unter Schutz des Insulins eine Tagesmenge von mindestens 100 g Weißbrot (bzw. Äquivalenten, S. 16) neben sonst ausreichender kohlenhydratfreier Kost vertragen wird, ohne daß zu irgendeiner Zeit des Tages Zucker im Harn erscheint. Schon bei solcher Kohlenhydratmenge verschwindet fast ausnahmslos auch etwaiges Aceton innerhalb weniger Tage aus dem Harn.

8. Wenn schon vor dem Erreichen der unbedingt nötigen Mindestmenge von Kohlenhydrat (Nr. 2 und 7) und der erforderlichen sonstigen Nahrungsmittel Zucker im Harn auftritt oder wenn der täglich nüchtern kontrollierte Blutzucker allmählich ansteigt, wird Insulin unvermeidbar. Es ist erst recht nötig, wenn man über die erwähnten, verhältnismäßig niedrigen und gerade zum Verhüten von Aceton hinreichenden Kohlenhydratmengen hinaus vorübergehend oder auf lange Frist zu starker Kohlenhydratbelastung greifen will (S. 139).

9. Die Gesamtkost — es wäre falsch, nur von Kohlenhydraten zu reden — soll, wenn irgend möglich, vollständig mit Insulin gedeckt sein; d. h. der Harn soll zucker- und acetonfrei und der Blutzucker nicht weit vom Normalpunkte entfernt sein. Bis letzteres erreicht ist, dauert es freilich manchmal Wochen und Monate. Unvollständige Deckung mit Insulin führt gar oft zu allmählichem Anstieg des Blutzuckers, auch wenn der Harn zunächst noch zuckerfrei bleibt. In solchen Fällen ist stete Kontrolle und baldige Neueinstellung der Diät-Insulin-Kombination erforderlich.

10. Die sichersten Erfolge erhält man mit Insulin bei den Magerkostkuren (S. 143ff.).

11. Sowohl Zuckerfreiheit und Acetonfreiheit des Harns wie auch die Benötigung möglichst geringer Insulinmengen werden am besten gesichert durch wöchentliches Einschalten je eines S.O.D.-Tages (S. 165) und je eines Gemüse-Eier-Tages (S. 123); auch die „scharfe Gemüse-Fett-Kost" ist geeignet, aber oft unnötig streng (S. 123). An diesen Tagen ist die Insulinmenge auf $1/_2-1/_3$ zu reduzieren.

12. Bei Diabetesformen, die zwar mit zuckerfreiem Harn, aber mit sehr hohen Blutzuckerwerten einhergehen (sog. aglykosurischer Diabetes), ist Insulin meist ohne wesentliche Wirkung auf den Blutzucker. Diätmaßnahmen sind nützlicher.

13. Bei Diabetesformen mit Harnzucker (manchmal auch mit Spuren von Aceton), aber mit sehr niedrigem Blutzucker (sog. normo- und hypoglykämischer Diabetes, auch renaler Diabetes genannt), hüte man sich vor Insulin.

14. Bei Herzmuskel- und Herznervenkranken sei man mit Insulin sehr vorsichtig. Jedenfalls verbinde man es mit innerlicher Darreichung von 10—15 g Traubenzucker oder man injiziere bei Schwer-Herzkranken mit dem Insulin gleichzeitig 6—10 g Traubenzucker.

15. Über die benötigten Tagesmengen von Insulin läßt sich Allgemeingültiges nicht sagen. Mittlere Mengen sind 20 bis 40 Einheiten. Patienten, die weniger als 10—12 Einheiten am Tage zu injizieren gewohnt sind, kommen bei besserer Regelung der Kost fast stets auch ohne Insulin aus. Selbst bei Gewöhnung an 30—40 Einheiten täglich kommt dies vor.

16. Die erfahrungsgemäß besten Zeiten für Insulininjektionen sind ca. 20 Minuten vor Frühstück und Abendessen. In manchen Fällen erweist sich aber andere Verteilung als zweckmäßiger. Manche Berufe (z. B. Lokomotivführer, Maurer u. a.) sollen die Hauptmenge des Insulins abends nehmen, morgens nur sehr wenig wegen der hypoglykämischen Gefahr.

17. Der Abbau von Insulin erfolgt am besten, indem man zunächst bei den Abenddosen (vor dem Abendessen) beginnt. Man setzt davon nach je 4—5 Tagen abends je 4 Einheiten ab, gleichzeitig die Morgengabe um je 2 Einheiten steigernd.

Es ist schon ein großer Gewinn, wenn man von zwei Injektionen auf eine zurückgreifen darf.

18. Auf Möglichkeit und Gefahr hypoglykämischer Zustände müssen alle mit Insulin behandelten Zuckerkranken und auch Nichtzuckerkranken ausdrücklich hingewiesen werden. Einige Vorkommnisse, die uns im Laufe der letzten Jahre bekannt wurden, veranlassen uns, darauf etwas näher einzugehen, wobei wir an dieser Stelle rein praktische Gesichtspunkte in den Vordergrund stellen.

Anhang: Über hypoglykämische Zustände.

Dieselben sind Folge einer über das erstrebte Ziel hinausgehenden Blockierung der Zuckerbildung durch Insulin, so daß das Blut und wichtige Zellgruppen des zentralen Nervensystems und der Kreislauforgane nicht mehr genügend mit ihrem physiologisch bedeutsamsten, natürlichen Energiespender, dem Blutzucker, versorgt werden. Beim Gesunden und beim Leichtdiabetiker, dessen Blutzuckerspiegel nur verhältnismäßig wenig oberhalb des normalen Durchschnittes liegt, kommt es zu hypoglykämischen Zuständen nur beim Abfall auf unternormale Werte des Blutzuckers, bei Diabetikern mit hohem Stande des Blutzuckers, deren Gewebszellen sich gewissermaßen an solche Einstellung gewöhnt haben, kann jähes Sinken des Blutzuckers schon hypoglykämische Zustände bringen, lange bevor das normale Durchschnittsniveau des Gesunden erreicht ist.

Der hypoglykämische Zustand gibt sich zu erkennen durch Schweißausbruch, eingenommenen Kopf, Schwindelgefühl, Herzklopfen. Des weiteren setzt starkes Sinken der Muskelkraft und Willensenergie ein, so daß die Patienten nur mit Mühe in der Lage sind, der Umgebung von ihrem üblen Befinden durch Signale Kenntnis zu geben. Die Schnelligkeit, mit der sich der Zustand entwickelt, ist höchst verschieden. Langsame Entwicklung ist das weitaus häufigere.

Wenn sofort bei Beginn der hypoglykämischen Zustände 5—6 g Zucker genommen werden, bilden sich die Symptome schnell zurück. Weitaus am besten eignet sich Traubenzucker oder Honig (dieser bis zu 2 gehäuften Teelöffel), nicht ganz so gut gewöhnlicher Verbrauchszucker, besser wiederum Obstsäfte (z. B. Saft zweier Orangen). Es gibt unter verschiedenen

Namen Tabletten aus Traubenzucker, gewonnen aus der heimischen Kartoffelstärke, auch aus Maisstärke. Ihre bequeme Form gestattet den Patienten, sie als stets bereites Rüstzeug in der Tasche mitzuführen.

Ohne derartige unmittelbar greifbare Schutzwehr sollte ein insulinbehandelter Diabetiker niemals sein.

Wirklich schwere und gefahrdrohende Anfälle von Hypoglykämie kommen überwiegend häufig nur in Krankenhäusern vor, ehe die wechselseitige Anpassung von Insulinmenge und Kost im Einzelfalle endgültig ausgeprobt ist. Mit den dort zur Verfügung stehenden Mitteln werden sie dann leicht abgefangen, gegebenenfalls durch Injektion von Traubenzuckerlösungen in das Blut, die in jedem Krankenhause, wo Diabetiker mit Insulin behandelt werden, zur jederzeitigen Verfügung stehen müssen.

Folgende Erfahrungstatsachen sind wichtig:

1. Gleiche Mengen Insulin und qualitativ sowie quantitativ gleiche Kost, bei deren Kombination im Krankenhause Hypoglykämie völlig ausblieb, bringen häufig nach der Entlassung, in der Umwelt des Alltages, hypoglykämische Zustände. Dies beruht darauf, daß bei muskulärer Arbeit usw. mehr Blutzucker von den Zellen des Körpers verbraucht wird. Blockierung der Zuckerproduktion durch Insulin führt daher leichter zu Zuckermangel. Darauf haben die Entlassungsvorschriften Rücksicht zu nehmen, besonders bei Schwerarbeitern.

2. Wenn sich im Laufe der Zeit (bald früher, bald später) Hypoglykämieanfälle bei einem Diät-Insulin-Regime melden, das zuvor keine solchen Anfälle bewirkte, pflegt dies ein Zeichen für Besserung der Stoffwechsellage zu sein. Dem ist dann entweder durch Erhöhung der Kohlenhydratzufuhr oder durch allmählichen Abbau des Insulins Rechnung zu tragen. Welche der beiden Maßnahmen vorzuziehen ist, hängt von den besonderen Umständen des Einzelfalles ab.

3. Hypoglykämieanfälle treten manchmal schon 15 bis 30 Minuten nach der sie bewirkenden Injektion auf; aber der Anfall kann sich auch erst 3—4 Stunden, sogar erst 5 bis 6 Stunden später einstellen. Die zeitliche Gebundenheit ist unter annähernd gleichem Diät-Insulin-System bei ein und demselben Patienten gewöhnlich ungefähr konstant oder verschiebt sich nur langsam. Sie spiegelt sich wider in Blutzucker-

kurven, die man bei zweistündlich wiederholten Blutanalysen gewinnt. Sich eine solche Kurve bei Patienten zu verschaffen, die zu hypoglykämischen Zuständen neigen, ist von prophylaktischer und therapeutischer Tragweite. Es ergibt sich daraus oft die Notwendigkeit, die Verteilung des Insulins umzuordnen.

4. Damit die mit Insulin behandelten Patienten genau wissen, welche Symptome sie als frühes, zu sofortiger Abwehr aufforderndes Warnungssignal zu beachten haben, rufen wir in klinischer Behandlung recht oft absichtlich ein- oder zweimal leichte hypoglykämische Zustände hervor, eine sehr bewährte, belehrende Vorsichtsmaßregel.

5. Weit mehr als in klinischer Behandlung hat sich bei ambulatorischer Insulinbehandlung das Einsetzen hypoglykämischer Zustände als etwas Unberechenbares erwiesen, was die stete Bereitschaft zur Abwehr rechtfertigt (s. oben).

Die Ursachen für solche Unberechenbarkeit sind nicht alle klar erkennbar; aber einige Ursachen sind doch bekannt:

a) Abhängigkeit der Empfindlichkeit der nervösen Apparate usw. für mangelnde Zuckerversorgung, vergleichbar der wohlbekannten, zeitlich schwankenden Empfindlichkeit für Kaffee, Nicotin, Alkohol und mannigfache Medikamente, vor allem für Schlafmittel.

b) Abhängigkeit von der Beköstigung der vorausgegangenen Tage, mit Auswirkung auf den Zustand und die Leistungsbereitschaft des insulären Systems der Bauchspeicheldrüse.

c) Abhängigkeit von Zusammensetzung der Mahlzeit, die der überwirksamen Insulininjektion folgte (oder vorausging), von dem zeitlichen Abstande zwischen Insulin und Mahlzeit und von der Insulinmenge.

Praktisch genommen kommt es bei ambulanter Insulinbehandlung durchaus nicht selten vor, daß unter Verkennung des innigen Zusammenwirkens von Nahrung und Insulin die zum Schutze gegen Überinsulierung verordneten Kohlenhydrate nicht rechtzeitig verzehrt, sondern willkürlich zum späteren Verzehr (z. B. 1—2 Stunden zu spät) aufbewahrt werden. Es kommt auch nicht gerade selten vor, daß aus Unvorsichtigkeit oder in Eile das Insulin nicht ganz richtig abgemessen wird, oder daß aus Unachtsamkeit von einer doppelt konzentrierten Insulinlösung die gleiche Kubikzentimeter- bzw. Strichmenge injiziert wird, die für verdünntere Lösung die richtige gewesen wäre.

d) Abhängigkeit von unvorhergesehener muskulärer Betätigung (s. oben, Nr. 1).

6. Über innerliche Anwendung von Insulin (Pillen, Pulver usw.) sprechen wir hier nicht, da sie sich durchaus nicht bewährt hat.

Q. Guanidinpräparate, Proteininjektionen, Schwefelpräparate.

Wir gehen auf keine dieser medikamentösen Behandlungs-formen näher ein, da die Ansichten über ihre Zweckmäßigkeit untereinander wenig übereinstimmen und nur darin einigermaßen einig gehen, daß alle diese Methoden weit hinter Diättherapie, Insulintherapie und zwangsläufiger Verknüpfung beider zurückstehen. Nach kurzer Schilderung ihres Wesens werden wir nur unsere eigene Stellungnahme zu diesen Behandlungsformen mitteilen.

1. Guanidinpräparate, deren erstes das Synthalin war, wirken bei innerlichem Gebrauche (Größe der Gaben nach den beigegebenen Anweisungen) insofern im gleichen Sinne wie Insulin, als sie in gewissem Grade den Blutzucker senken und dadurch auch Einfluß auf den Harnzucker gewinnen. Solange die einige Stunden dauernde Wirkung auf den Blutzucker anhält, macht sich dies auch in Form vorübergehend höherer Toleranz für Kohlenhydrate geltend. Mit größter Wahrscheinlichkeit beruht die Wirkung auf Reizung des pankreatischen Inselsystems, wodurch die Insulinproduktion vorübergehend gestärkt wird. Bei planmäßigem längeren Gebrauche der Guanidinpräparate wiederholt sich auch hier die schon aus der diätetischen Behandlung und aus der Insulintherapie wohlbekannte Erfahrung, daß die erzwungene bessere Ordnung der Zuckerproduktion nicht nur unter dem unmittelbaren Einflusse des Guanidinpräparates, sondern auch darüber hinaus die Stoffwechsellage im Sinne einer meßbaren Hebung der Toleranz bessert. Ausnützbar ist dies aber nur in leichteren Fällen; denn in allen einigermaßen schwereren und hartnäckigeren Fällen bedarf man dazu hoher Gaben der Guanidinpräparate, die zumeist jenseits der Magen- und Darmbekömmlichkeit liegen; gleichgültig ob das Präparat in reiner Form oder in Verbindung mit Pankreassubstanz gereicht wird. Auch wo kleinere Gaben ausreichen, tritt dies häufig genug hervor, namentlich bei Kindern und bei älteren Leuten. Gesetzmäßiges läßt sich darüber nicht sagen. Die Bekömmlichkeit scheint individuell sehr verschieden zu sein; Anfälligkeit der Verdauungsorgane, vor allem auch der Leber, ferner Bestehen fieberhafter Krankheiten vermindern die Bekömmlichkeit stark.

Alles in allem machten wir persönlich die Erfahrung, daß stets, wenn Guanidinpräparate in einer für Magen und Darm unschädlichen Menge sich in bezug auf den Zuckerhaushalt als nützlich erwiesen, der gleiche Erfolg auch durch besser auf die Einzelpersönlichkeit eingestellte, rein diätetische Behandlung sich erreichen ließ. Daher haben wir — abgesehen von oft wiederholten orientierenden Versuchen — seit nunmehr 4 Jahren auf Guanidinpräparate verzichten können. Wenn wir uns rein diätetisch nicht erreichbare günstige Beeinflussung des Zuckerhaushaltes durch Guanidinpräparate erleichtern und sichern wollten, haben wir dies doch gar zu oft mit unliebsamen Wirkungen auf Magen und Darm bezahlen müssen. Für rein ambulatorische Behandlung können sich die Präparate nützlich erweisen, wenn die Toleranz für Kohlenhydrate im Rahmen der Gesamtkost oberhalb 100—120 g Weißbrot oder Äquivalente liegt, die diesen Umständen angemessene Kost aber nicht gewissenhaft durchgeführt wird bzw. werden kann. Wir selbst ziehen unter solchen Umständen unbedingt Insulin als das weitaus sicherere und unschädlichere Medikament vor. Guanidinpräparate als Unterstützungsmittel mit Insulin vereint (jedes einzelne von ihnen in unterwertiger Menge, durch ihre Verbindung sich zur Vollwirkung ergänzend), verstärkt nach Erfahrungen in unserem eignen Wirkungskreis die Insulinwirkung nur eine kurze Zeit lang (1—2 Wochen). Später macht es für die Insulinwirkung auf den Stoffwechsel kaum noch einen Unterschied, ob man die Guanidinpräparate beibehält oder ausschaltet. Überhaupt scheint sich die Wirkung der Guanidine auf den Zuckerhaushalt nach einiger Zeit, bald früher, bald später, bald allmählich, bald schnell, erheblich abzuschwächen. Nicht unerwähnt darf bleiben, daß nach Guanidinkuren öfters größere Mengen Insulin benötigt wurden als vorher, was wahrscheinlich Folge einer Ermüdung oder gar Schädigung des Inselsystems durch den Guanidinreiz ist (s. oben).

2. Reizkörpertherapie mittels Injektion unspezifischer Eiweißkörper (Caseosan, Novotropin u. a.), vor etwa 7 Jahren als Insulinersatz von G. Singer empfohlen, fand auf Grund vielfacher Nachprüfung keine allgemeine Billigung. Uns selbst ergab sie keineswegs bessere Erfolge für den Zuckerhaushalt als gleiche Kost ohne jene Injektionen. Eine gewisse Brauchbarkeit schien die Reizkörpertherapie zu haben bei Komplikation der Zuckerkrankheit mit Gangrän, und zwar wegen ihres manchmal guten Erfolges auf den begleitenden septischen Prozeß (bei Diabetikern übrigens nicht anders als bei Nichtdiabetikern!). Dieser günstige Einfluß tritt aber weit zurück gegenüber dem entzündungswidrigen und gewebsentwässernden Erfolg höchst kochsalzfreier und im übrigen die diabetische Stoffwechselstörung beachtender Kost, so daß auch bei den entzündlich-septischen Erkrankungen die „Reizkörpertherapie" stark in den Hintergrund gedrängt wurde.

3. Schwefelhaltige Präparate, unter anderem Schwefelterpene, wurden in letzter Zeit mehrfach zum innerlichen Gebrauche und als Ersatz für Insulin empfohlen. Sie verdienen theoretisch insofern Beachtung, als das Insulin selbst aus den schwefelhaltigen Bausteinen der Eiweißkörper gebildet zu werden scheint. Praktisch genommen stecken die Erhebungen über die praktische Brauchbarkeit dieser Präparate noch in den Kinderschuhen, so daß abwartendes Verhalten geboten ist.

Es ist aber noch eine andere praktisch wichtige Bemerkung hier am Platze. Wir haben eine lange Periode hinter uns, in der man Zuckerkranke höchst eiweißarm zu ernähren beliebte (S. 114, 140), ein Verfahren, wogegen wir stets, auf eigene praktische Erfahrungen gestützt, Stellung nahmen, und was wir nur für kurze Perioden als berechtigt und nützlich anerkannten. Eiweißarmut der Kost bedeutet nun stets auch Vorenthaltung desjenigen Materials, das der Organismus zum Aufbau des Insulins bedarf. Es kann daher nicht verwundern, daß langdauernde Perioden sehr eiweißarmer Kost recht häufig, nach anfänglich günstiger Auswirkung, wegen Erschwerung der Insulinbildung die gesamte Stoffwechsellage des Zuckerkranken verschlechtert und seine Empfindlichkeit gegenüber alimentären Einflüssen erhöht. Es wäre nicht überraschend, wenn die Aufbaumaterial für Insulin liefernden Schwefelpräparate sich bei niedrigem Stande der Eiweißversorgung als nützlich erweisen, bei höherer und hoher Eiweißzufuhr aber versagen. Daß wir selbst bisher von Schwefelpräparaten keinen nennenswerten Erfolg sahen, kommt vielleicht daher, daß wir unsere Zuckerkranken eiweißreich zu ernähren pflegen und damit für hinreichendes Material zur Insulinbildung sorgten.

R. Zur Behandlung des diabetischen Koma.

In der Vor-Insulinperiode bestand die unstreitbar beste Behandlung des Koma darin, den Kranken ins Bett zu legen und vollständig hungern zu lassen. Nur einfaches Wasser und dünner Tee wurden verabfolgt, daneben aber unbedingt größere Mengen Alkohol, am besten in Form von Branntwein u. dgl., der dem Wasser bzw. Tee zugesetzt wird. Es ist erstaunlich, wie viel Alkohol die Kranken im beginnenden Koma vertragen. Wir erreichten bei erwachsenen Männern, selbst bei Frauen 200—250 ccm Kognak oder ähnliches in 24 Stunden, bei Kindern entsprechend weniger. Das Hungern dauerte 36—48 Stunden. Während des Hungerns wurden des weiteren im Laufe von 24 Stunden mäßige Mengen Alkali verabfolgt, am besten 30—40 g Natron bicarbonicum als Tropfklistier in 3 prozentiger Lösung unter Zusatz einiger Tropfen Tinctura Opii oder 35—40 g Natr. carbon. in 1 Liter Wasser, sterilisiert, intravenös (nicht subcutan). An das Hungern schloß sich dann vorsichtigste Wiederernährung mit anfangs nur dünner Schleimsuppe aus 50—60 g Hafermehl (ohne weiteren Zusatz, vor allem ohne Fett) für 24 Stunden. Darauf langsamer Anstieg gleichen Materials; erst vom 3. oder 4. Tage an sonstige Kosterweiterungen. War schon Bewußtlosigkeit eingetreten, so wurde reiner Alkohol in 3 prozentiger Lösung mit Zusatz von etwas Opium als Tropfklistier gereicht, das Alkali intravenös einverleibt.

Dies haben wir inzwischen ersetzt durch frisch ausgepreßte Obstsäfte (Himbeer- oder Orangensaft bis zu $^1/_2$ l in 24 Stunden) und durch Apfelmus (300 g), mit 20 g Lävulose gesüßt, um auch die geringen Mengen des Haferfettes (Acetonbildner!) auszuschalten.

Mit diesen Verfahren wurden vor Eintritt von Bewußtlosigkeit, öfters sogar noch in den ersten 2—3 Stunden nach Eintritt von Bewußtlosigkeit, sehr gute Erfolge erzielt. Es ist auch dringend zu empfehlen, dies Verfahren beizubehalten in Fällen, wo Insulin nicht sofort zur Verfügung steht, und es durchzuführen, bis Insulin injiziert werden kann.

Insulinbehandlung ist aber ungleich mächtiger und sicherer. Es wäre heute als Kunstfehler zu betrachten, wenn man einen Zuckerkranken trotz Greifbarkeit von Insulin ohne Insulinbehandlung im Koma zugrunde gehen ließe.

Insulin fördert den Kohlenhydratumsatz unter Zurückdrängung des Fettabbaues und der Bildung von Acetonkörpern, was an sich erwünscht ist, aber nur bei gleichzeitiger Einverleibung von Kohlenhydraten in solchen Zeiten höchster Gefahr sich auswirkt. Schon aus diesem Grunde, des weiteren wegen der unberechenbaren Gefahr unerwünschter Einwirkung des Insulins auf Herz und Gefäße bei etwaiger Hypoglykämie verzichte man nie auf Abdecken des Insulins durch Kohlenhydrate.

Bei drohendem Koma reiche man als erste Gabe 20—30 Einheiten und wiederhole dies noch 2—3 mal innerhalb je 24 Stunden. Da die Patienten noch schlucken können, reiche man ihnen mit dem Insulin Obstsäfte und mit Lävulose gesüßtes Apfelmus in beliebiger Menge und verabfolge 6 prozentige Traubenzuckerklistiere (bis zu 100 g Traubenzucker in 24 Stunden). Kognak (die Hälfte der oben bezeichneten Mengen) ist sehr nützlich. Sonst keinerlei Nahrung, bis die Gefahr überwunden ist.

Bei schon bewußtlos gewordenen Zuckerkranken braucht man im Koma weit größere Insulinmengen. Erste Gabe etwa 60 Einheiten. Des weiteren 2 stündlich 20—30 oder noch besser einstündlich 12—20 Einheiten; nach Rückkehr klaren Bewußtseins genügen in der Regel 12—20 Einheiten 2 stündlich. Die Gefahr der Hypoglykämie ist im Koma trotz der hohen Insulingaben zwar häufig gering, aber doch immer unberechenbar. Um aber jeder Gefahr vorzubeugen, vereine man von vornherein und dann auch weiterhin bei bewußtlosen Kranken jede folgende Insulininjektion mit intravenöser Injektion von 10 g Traubenzucker in 50 ccm Wasser (sterilisiert), bzw. nach Rückkehr des Bewußtseins mit innerlicher Darreichung von 10 g Lävulose in Wasser oder auch von 100 ccm des lävulosereichen Orangensaftes. Alkohol wie oben bei beginnendem Koma. — Sofort mit Beginn der Insulingaben sind

Tropfklistiere mit 6 prozentiger Dextroselösung dringend empfehlenswert (bis zu 200 ccm Klistier in 1 Stunde).

Es sei hier ausdrücklich erwähnt, daß uns mehrfach bewußtlose
Zuckerkranke mit Diagnose „Coma diabeticum“ in das Krankenhaus
eingeliefert wurden, die vorher hohe Insulingaben erhalten hatten und
sich tatsächlich im Zustand schweren hypoglykämischen Kollapses, aber
nicht mehr im Zustand acetonämischer Intoxikation befanden (kein
Zucker, kein Aceton im Harn!), und bei denen jede neue Insulininjektion
lebensgefährlich gewesen wäre!

Alkali ist bei Insulinbehandlung des beginnenden Koma
völlig entbehrlich, bei voll ausgebildetem und namentlich
bei rückfälligem Koma aber dringend anzuraten (rectal
oder intravenös, letzteres aber in mindestens 1 stündigem
Abstande von etwaiger intravenöser Zuckerinfusion).

Stärkung der Herzkraft und der Gefäßspan-
nung durch Campher, Cardiozol, Coffein, Spartein subcutan (kein Strophanthus!). Der Arzt beachte, daß es auch
ein sog. neuro-vasculäres Koma gibt, das sich schon bei
geringer Stauung von Acetonkörpern entwickeln kann, weil
es sich um Fälle handelt, wo die zuständigen Teile des zentralen Nervensystems stark überempfindlich gegen Aceton-
vergiftung sind. Im Urin ist dann überraschend wenig Aceton,
während der Zucker in Blut und Harn sehr hoch sein kann.
Solche Patienten vertragen größere Mengen Insulin sehr schlecht
(Nachlassen der Herzkraft!). Man geht dann besser über 10 bis
15 Einheiten Insulin nicht hinaus, dies aber dann stündlich
bis zweistündlich, jedesmal zugleich mit 10 g Traubenzucker
intravenös wie oben beschrieben ward (S. 189).

Nachbehandlung, gültig sowohl nach Überwindung
beginnenden wie auch ausgebrochenen diabetischen Komas.
Nach Abwendung unmittelbarer Gefahr 3 fettfreie Zerealientage (am besten Reis) steigend von 80—150 g Substanz am Tage. Dann noch 2—3 fettfreie Tage mit sonstiger Kost.

Wenn irgend möglich, führe man bei Komagefahr den
Patienten in ein Krankenhaus über, wo fortlaufende Untersuchungen des Blutzuckers den regelrechten Gang der Behandlung wesentlich erleichtern.

S. Erfordernisse bei einigen häufigen Komplikationen.

Den hier zu erwähnenden Komplikationen ist gemeinsam, daß sie teils erhöhend auf die Zuckerbildung, teils und vor allem auch stark erhöhend auf die Acetonbildung einwirken. Ersteres ist meist nur eine bald wieder abklingende Erscheinung und jedenfalls von geringerem Belang, letzteres aber ist unmittelbar bedrohlich. Gegen diese vorzugehen, ist erste Aufgabe, selbst auf die unwesentliche Gefahr hin, daß die Zuckerwerte vorübergehend ansteigen. Von diesem Gesichtspunkte aus ist die Kost unbedingt fettfrei zu gestalten.

Als Nahrung dienen zunächst nur fettfreie Kohlenhydratträger, die bei Bedarf — wofür das Verhalten des Harnzuckers und, wenn irgend möglich, auch des Blutzuckers maßgebend ist — durch Insulin gedeckt werden. Die Anreicherung der Kost erfolgt zunächst mit Eiweißträgern, von denen wir magerstes Fleisch unbedingt vorziehen; erst später allmählich mit Fett, mit dem man aber erst beginnen soll, wenn bei der Kohlenhydrat-Eiweiß-Kost der Harn völlig acetonfrei geblieben ist. Wir eröffnen die Behandlung, wenn nicht zwingende Gründe dagegen sprechen, stets mit einem Hungertage, der sich gerade unter diesen Umständen trefflich bewährt (S. 133).

1. Magen-Darm-Störungen. Ein Hungertag, den wir übrigens unter solchen Umständen auch sehr häufig bei Nichtdiabetikern verordnen. Der bei Beschreibung des Hungertages empfohlene Branntwein fällt bei diesen Störungen meist weg. Medikamente meist völlig unnötig. Dann, je nach Umständen, reine Obst- und Obstsaftkost oder salz- und fettfreie Reisschleimsuppen.

2. Akute fieberhafte Infektionskrankheiten. Ein Hungertag, dann Ernährung mit Obst oder völlig fett- und salzfreier Obst-Reis-Kost (S. 166 und 167). Zugabe völlig fett- und salzfreien Weizengebäckes, das mit Diabetikermarmeladen verzehrt wird. Weiterer Ausbau der Kost, wie einleitend bemerkt.

3. Gangrän und Gangrängefahr, des weiteren auch alle **akuten entzündlichen Komplikationen.** Ein Hungertag ohne Alkohol. Dann einige fett- und salzfreie Kohlenhydrattage

(Obsttage, Reis-Obst-Tage, S.O.D.-Tage; S. 165ff.), wobei wir anfangs sogar die dort erwähnten kleinen Mengen Milch ausschalten. Des weiteren hat die Kost — unter Umständen wochenlang — völlig ungesalzen zu bleiben, damit deren entzündungswidrige und gewebsentwässernde Auswirkung voll zur Geltung kommt. Im übrigen weiterer Aufbau der Kost, wie einleitend erwähnt, aber unbedingt auch nach Wiederaufnahme etwaiger kleiner Salzzulagen wöchentlich zweimal je ein Tag salzärmster Kost, am bequemsten S.O.D.-Tag (Zickzackkurs S. 154).

4. Operationen. Die frühere Furcht vor Operationen bei Diabetikern ist nicht mehr berechtigt, vorausgesetzt, daß eine sachgemäße Vorbereitung der diabetischen Stoffwechsellage stattgefunden hat. Die Befürchtungen gründeten sich vor allem auf 2 Gefahren:

1. Die Operation selbst, einschließlich der Narkose, kann verstärkte Bildung und Stauung von Acetonkörpern auslösen. Reine Chloroformnarkose erwies sich als die am wenigsten geeignete.

2. Störung der Wundheilung (Neigung zu Entzündung, geringere Abwehrkraft gegen Wundinfektion, gewebliche Ernährungsschäden).

Die Gefahren verminderten sich von dem Augenblicke an, als man die acetonwidrige Auswirkung der Kohlenhydratkuren kennenlernte und es wagte, letztere in präoperativer Zeit in dieser oder jener Form anzuwenden.

a) **Bei dringlicher Operation** wegen unmittelbarer Gefahr bleibt für vorbereitendes Handeln keine Zeit. Man wird unmittelbar vor der Operation eine intravenöse Injektion von 100 ccm einer 20—30prozentigen Traubenzuckerlösung machen und der Injektionsflüssigkeit etwa 20 Einheiten Insulin beifügen, nur wenn Insulin nicht unmittelbar greifbar ist, auf letzteres verzichtend.

b) **Wenn auch nur 1 Tag Aufschub** möglich ist, nützt man diesen am besten durch völliges Fastenlassen aus, an dem nur leere Flüssigkeit, womöglich mit Alkohol oral oder rectal einverleibt wird, womit man am nachdrücklichsten die Höhe des Blutzuckers und die Neigung zu Acetonbildung bekämpft (S. 133). Spätestens 6 Stunden nach Beginn der Karenz ist bei starker Glykosurie das Einspritzen von 10 Einheiten Insulin erlaubt. Unmittelbar vor der Operation Verfahren wie oben.

c) Wenn 3—4 Tage Wartezeit zur Verfügung stehen: zunächst ein Karenztag wie oben (bei b), dann nur Obst- und Obstsaftkost, deren Kohlenhydratwert steigend zwischen 5—7 WBE betrage. Fortlaufende Untersuchung auf Zucker und Aceton des Urins und womöglich auch Kontrollen des Blutzuckers! Wenn dabei Zucker oder Aceton nicht verschwinden bzw. wenn sie wieder erscheinen, werden mit 2—4stündigen Zwischenräumen 8—10 Einheiten Insulin verabfolgt. Salzfreie Kost vor der Operation!

Unmittelbar vor der Operation Verfahren wie bei Nr. a und b.

Bald nach der Operation ist die kombinierte Einverleibung von Traubenzucker (intravenös) und von Insulin zu wiederholen (bei keinem oder sehr wenig Harnzucker 10, bei starker Glykosurie und stets bei Anwesenheit von Aceton 20 Einheiten).

Der Operation folgt ein Fasttag, wie dies nach Großoperationen sowieso üblich ist. Bei Zuckerkranken ist es aber auch nach kleinen Operationen dringend ratsam.

Wiederaufbau der Kost über Obst- und Obstsafttage, auch Reis-Obst-Tage (S. 167) und S.O.D.-Tage (S. 166). Nach 3 bis längstens 4 Tagen wird weiterer Aufbau der Kost möglich sein, deren Gestaltung je nach Lage des Einzelfalles verschieden sein muß.

Wenn eingangs gesagt wurde, die Furcht vor Operationen sei nicht mehr berechtigt, so bezieht sich dies auf die Bedrohung durch die diabetische Stoffwechsellage und deren Einfluß auf den Operations- und Heilungsverlauf. Nicht aber gilt es annähernd gleichen Maßes für Fälle mit Herz- und neuro-vasculärer Schwäche, die bei hochgradig erschöpften Kranken droht und, wie oben bemerkt (S. 186), selbst bei geringfügiger Intoxikation mit Acetonkörpern bedrohlich werden kann; um so gefährlicher, als hierbei das bei reiner diabetischer Acetonkörperintoxikation fast allmächtige Insulin nur mit größer Vorsicht anwendbar ist. Kräftigungsmittel für das Herz haben da eine das Insulin noch überragende Bedeutung.

Wenn irgend möglich, sollte bei schwer erschöpften Diabetikern eine planmäßige Kräftigungskur der Operation vorausgehen. Aber weit darüber hinaus gilt der dringende Rat, die oben beschriebenen Schnellverfahren nicht als eine ideale Vorbereitung aller operationsbedürftiger Diabetiker zu betrachten, sondern nur als ein Notverfahren. Wenn irgend möglich, sollte der Chirurg dem Facharzte Gelegenheit geben, etwa 2 Wochen auf planmäßige und gründliche Herstellung einer optimalen Stoffwechsellage zu verwenden. Dies erst gibt das höchste Maß der Sicherheit. Glücklicherweise setzt sich diese Erkenntnis immer mehr durch, und von Jahr zu Jahr häufiger werden die Fälle leichter und schwererer Art, welche von Chirurgen, Gynäkologen (auch bei künstlichen Aborten und Frühentbindungen!), Augenärzten und Vertretern anderer operativer Zweige der Heilkunde den Stoffwechsel-Fachärzten zu planmäßiger Vorbereitung und dann wieder später so früh wie möglich zur internen Nachbehandlung überwiesen werden.

Wir empfehlen den Chirurgen, Kenntnis zu nehmen von dem soeben im gleichen Verlage erschienenen Buche: F. W. Lapp und H. Neuffer, Diätetik bei chirurgischen Erkrankungen.

V. Über klinische Behandlung der Zuckerkranken.

In früherer Zeit war es nötig, bei jeder Gelegenheit auf den bedeutsamen Wert klinischer Beobachtung und Behandlung Zuckerkranker nachdrücklich hinzuweisen. In geradezu erschreckendem Maße blieb viele Jahrzehnte hindurch die Behandlung des Diabetes eine überaus oberflächliche. Sie beschränkte sich auf sehr schematisch gehandhabte, weitgehend unabhängig von den besonderen Erfordernissen des Einzelfalles gestaltete Kostvorschriften, die zwar manchmal das Richtige trafen, meist aber in bezug auf Richtung und Maß den Belangen des Einzelfalles nicht entsprachen. Jahrelang blieben oft die Vorschriften die gleichen, obwohl sich inzwischen die ganze Lage des Zuckerhaushaltes wesentlich verschoben hatte. Wenn irgend möglich, sandte man die Zuckerkranken jährlich einmal auf 3—4 Wochen in diesen oder jenen

Kurort, um dieses oder jenes Mineralwasser als „Heilwasser" zu trinken. Günstige Auswirkung der Ausspannung, der Entfernung vom Alltage, der reichlichen Bewegung im Freien, der Bäder u. a. ward niemals bezweifelt. Auch darf man als sicher annehmen, daß für die meisten die Beköstigung eine zweckmäßigere war als daheim, was namentlich bei fettleibigen Zuckerkranken sich stark und günstig auswirkte. Daß aber — von seltenen Ausnahmen abgesehen — die Kost in Kurorten den Sonderbedürfnissen des Einzelfalles angepaßt wurde, traf nicht zu. Eine rühmliche Ausnahme machten fast nur manche Sanatorien in Kurorten. Ob die Mineralwässer der Kurorte irgend etwas mit dem Kurerfolge zu tun haben, ist bis heute strittig. Die Frage ist praktisch genommen bedeutungslos. Wichtig ist nur, anzuerkennen, daß alles in allem derartige Kuren, verglichen mit der Kost des Alltags, eine diätetische Entlastung und — wenn sie nicht übertrieben wurden — auch eine allgemeine Erholung brachten.

Sehr viel schadete aber die Vorstellung, daß eine solche dreiwöchige Trinkkur den Zuckerkranken berechtige, während der restlichen Monate des Jahres es mit den diätetischen Einschränkungen nicht besonders genau nehmen zu dürfen. Das war ein von der breiten Masse der Ärzte geduldeter Schlendrian.

Es war eine der wichtigsten Aufgaben der Diabetestherapie, mit dieser falschen Einstellung der Zuckerkranken und des Kurortgeistes zu brechen.

Dies hat die klinische Behandlung geleistet, deren ganze Entwicklung — die ersten Anfänge liegen schon 50—60 Jahre zurück — deutschen Ursprunges gewesen ist.

In klinischer, sorgsamer Beobachtung und Vorbehandlung sollten die Unterlagen gewonnen werden für Einrichtung der weiteren Ernährungs- und Lebensweise. Nicht nur einzelne Wochen des Jahres, sondern die richtige Dauereinstellung auf das ganze Leben des Alltages sollten damit in den Dienst des Kurplanes einbezogen werden.

Wie erstaunlich groß die Erfolge waren, welchen Maßes sie nicht nur für den Augenblick, sondern bei allen nicht zu höchsten Graden ausgearteten Fällen von Zuckerkrankheit beruhigend, bessernd, lebensverlängernd, recht oft wahrhaft heilend sich auswirkten, kann nur der ermessen, der die Ent-

wicklung dieser Behandlungsmethode selbst handelnd mit-
erlebt hat. Der Eintritt des Insulins in die Behandlung des
Diabetes hat den Wert und die Wertung der klinischen Behandlung außerordentlich erhöht.

Heute braucht man die Tragweite der klinischen
Diabetesbehandlung nicht mehr zu begründen.
Eine wesentliche Verschiebung hat sich vollzogen. Während
noch bis vor etwa 10 Jahren fast nur Zuckerkranke aus wohl-
habenden Kreisen sich klinischer Behandlung unterzogen, ist
dieselbe inzwischen in verhältnismäßig sehr viel höherem
Grade den Kassenmitgliedern aus Arbeiter- und kleinbürger-
lichen Kreisen zugänglich gemacht worden. Denn es ward
zahlenmäßig erkannt und gewürdigt, wieviel mehr an Sicherheit des Dauererfolges und an Erwerbsfähigkeit gewonnen, an
Behandlungsdauer und an Gesamtkosten erspart werde.
Klinische Beobachtung, als Grundlage planmäßiger
Diabetesbehandlung, ist in zahlreichen Kulturländern,
vor allem in Deutschland, Österreich, Skandinavien, Hol-
land, Vereinigten Staaten Nordamerikas wesentliches
Stück sozialer Fürsorge geworden. Mit besonderer Ge-
nugtuung blickt C. v. Noorden darauf zurück, daß wesentlich durch seine jahrzehntelangen Bemühungen dies eingeleitet worden ist.

Einige grundsätzliche Erfahrungen über klinische Behandlung seien hier vermerkt:

1. Die klinischen Feststellungen über die Stoffwechsellage
sollen so früh wie möglich beginnen. Je früher die sachgemäße
Anpassung der Ernährungs- und Lebensweise den Besonder-
heiten des Einzelfalles angepaßt wird, desto größer sind die
Aussichten für volle Wiederherstellung, zum mindesten für
Beherrschung und Stillstellen der krankhaften Stoffwechsel-
veränderungen. Auf das schärfste muß immer aufs neue gewarnt werden, die Frühformen und ganz im allgemeinen die
Leichtformen des Diabetes mit ihren geringen und oft nur
zeitweilig auftretenden Zuckerausscheidungen als harmlos zu
betrachten und zu behandeln. Solche Vernachlässigung ist
häufig alleinige Ursache für spätere Verschlimmerung und für
Übergang in schwer zu bändigende Diabetesformen. Gerade
die Leichtformen sind die dankbarsten für klinische Beobachtung und Behandlung.

2. Die mit Erforschung über das Verhältnis zwischen Kost und Harnzucker planmäßig verbundene Kontrolle über das Verhalten des Blutzuckers verstärkt außerordentlich die Sicherheit der aus klinischer Beobachtung abzuleitenden Schlußfolgerungen.

3. Bei früher Entwicklungsstufe der Zuckerkrankheit genügen 8—10 Tage vollkommen, alle wichtigen Grundlagen für Gestaltung der häuslichen Dauerkost zu gewinnen und die Patienten ausreichend zu belehren.

4. Bei verschleppten Fällen ist die benötigte Zeit eine größere, gewöhnlich 2—3 Wochen; bei komplizierenden Begleitkrankheiten kann sie sehr viel größer sein. Bei nicht durch Begleitkrankheiten komplizierten Fällen von Diabetes stellt sich nach unseren Erfahrungen die durchschnittliche Behandlungsdauer, aus leichten und schwereren Fällen berechnet, bei erstmaliger klinischer Behandlung auf $2^1/_2$ Wochen.

5. Die Nachsorge ist ungemein wichtig. Abgesehen von Harn- und Blutanalysen während nachfolgender ambulatorischer Behandlung sind periodisch wiederkehrende klinische Kontrollen notwendig; in welchen Zeitabständen und von welcher Dauer, ist von Fall zu Fall verschieden.

6. Ständige Fühlungnahme zwischen Hausarzt und klinischer Beobachtungsstelle ist äußerst wichtig.

7. Im Laufe der klinischen Beobachtung stellt sich ungemein häufig heraus, daß man in sehr zahlreichen Fällen, die zuvor mit Insulin behandelt wurden, ohne Insulin auskommen kann, oder daß sehr viel (oft 50—60%) weniger Insulin nötig ist, als bisher verwendet wurde. Dies ist Folge geschickter, auf die Einzelpersönlichkeit besser eingestellter Kostordnung.

VI. Weisungen für Sammeln des Urins.

Der **Urin** wird am Probetage gesammelt von morgens nach dem 1. Frühstück bis zum nächsten Morgen vor dem Frühstück.

Um die Zersetzung des Urins zu verhüten, wird in das Sammelgefäß ein gehäufter Kaffeelöffel pulverisierte Borsäure (aus Apotheke oder Drogenhandlung) getan.

Die gesamte Urinmenge wird sorgfältig gemessen (nach Litermaß) und ein Teil derselben (etwa 150 ccm) in ein

Probefläschchen gefüllt; dieses ist als Muster ohne Wert am Vormittage zu senden an:

(Name des Arztes oder Laboratoriums.)

- -

Auf diesem Glase ist mittels aufgeklebten Zettels zu verzeichnen: Name, Datum, Menge des gesamten Tagesharns. Des weiteren ist in Anlage anzugeben, welche Diät am Sammeltage innegehalten wurde.

Beispiel für die Aufschriften:

Franz Müller.

Menge: 1750 ccm.

(Datum.)

VII. Vergleichende Maße und Gewichte.

1 Grain = 0,0647 g.	1 Pud = 40 russ. ℔
1 Unze (ounce) = ca. 30 g.	= 16,38 kg.
1 ℔ engl. = 453,6 g.	1 Pint engl. = 0,568 l.
1 ℔ russ. = 409,51 g.	1 Pint amerik. = 0,476 l.
1 ℔ deutsch = 500 g.	1 Quart engl. = 1,15 l.
1 Stone = 14 engl. ℔	1 Quart amerik. = 0,946 l.
= 6,35 kg.	1 Gallon engl. = 4,543 l.
	1 Gallon amerik. = 3,785 l.

VIII. Kochvorschriften.

Gleich den vorausgegangenen ward dieser Abschnitt wesentlich verändert. Wir strichen alle Rezepte, die nach eigner Erfahrung und nach Erkundigung bei unseren Patienten gar nicht oder nur sehr wenig benützt wurden. Dahin gehören unter anderem alle Rezepte, die wir seinerzeit von anderer Seite übernahmen. Wir ersetzen sie durch neue, die in unseren eignen Betrieben gründlich erprobt worden sind, was ja für die große Mehrzahl der in früheren Auflagen mitgeteilten Rezepte gleichfalls zutraf. Größerer Wert als früher ward auf möglichst einfache Kochvorschriften gelegt, was einerseits zeitgemäß ist und was anderseits die reichen Erfahrungen auf der C. v. Noordenschen Stoffwechselabteilung im Krankenhause der Stadt Wien an die Hand gaben. Sowohl für die sachverständige Durchsicht aller sonstigen Rezepte wie namentlich für die praktische Durcharbeitung und Formulierung der zahlreichen neu aufgenommenen Rezepte sind wir der Küchenvorsteherin und Diät-Oberassistentin der genannten Abteilung, Frl. Gerta Wendt, zu großem Danke verpflichtet.

Wir weisen darauf hin, daß schon in früheren Abschnitten, z. B. bei den Übersichten über magere und fette Speisen (S. 10—15), vor allem aber in dem breiten Abschnitt II (Ergänzungen und Erläuterungen), des weiteren bei Besprechung verschiedener Kostformen (Abschnitt IV, S. 107ff.) zahlreiche küchentechnische Winke über zweckmäßige Zubereitung gegeben wurden, die auch für die Auswahl der Gerichte in Gasthäusern von starkem Belange sind. Auf Grund jener Angaben stehen viel breitere Möglichkeiten für Auswahl und Zubereitungsformen zur Verfügung, als unsere Kostvorschriften verraten. Es kann nicht dringend genug empfohlen werden, sich mit jenen Angaben vertraut zu machen.

Der größte Teil der Kochvorschriften (Unterabschnitte A bis F) erstreckt sich auf Material, dessen etwaiger Kohlenhydratgehalt praktisch genommen nicht als zuckerbildend in Betracht kommt (im Sinne der Ausführungen auf S. 1). Daran schließen sich dann die Gruppen G usw., deren Gerichte mit Kohlenhydrat ausgestattet sind. Der Kohlenhydratwert derselben ist stets angegeben.

Darüber hinaus trägt die Mehrzahl der Rezepte auch Angaben über ihren Fettreichtum, wobei Gerichte — auf 1 Person berechnet — mit Fett bis 5 g als mager oder fettarm, solche mit 5—10 g als mittelfett, solche mit 10—15 g und mehr als fett charakterisiert sind. Außerdem ist bei sehr vielen Gerichten hervorgehoben, daß sie auch ungesalzen hergestellt werden können. Geschmacklich vertragen fast alle Gerichte reichlichen Fettzusatz, von den Süßspeisen abgesehen auch Salzen nach Wunsch.

Wo nichts anderes vermerkt, beziehen sich die Angaben auf **eine** Portion bzw. Person. Dies soll dartun, daß sie auch in so kleinen Mengen herstellbar sind. Die meisten eignen sich aber auch — nach entsprechender Vermehrung der Masse — für nicht-diabetische Tischgenossen.

13*

A. Suppen.

Man vergleiche zu diesem Abschnitt die grundsätzlichen Ratschläge auf S. 32—35. Zum Entfetten einer Einzelportion fettreich gekochter Suppe ist der „Fettabscheider“ sehr brauchbar (S. 35).

1. Eintropfsuppe.

1 Eierklar, $^1/_2$ Dotter und etwas Salz werden versprudelt und langsam in die siedende Fleischbrühe eingetropft (mager).

2. Ochsenschwanzsuppe (5 Port.).

1 kleiner oder $^1/_2$ großer Ochsenschwanz wird in den Gelenken durchschnitten, mit Sellerie und Zwiebel in einer mit Fett nur ausgepinselten Pfanne angebraten. Man gibt die ganze Masse in einen Kochtopf, salzt wenig und gießt mit Wasser oder Fleischbrühe auf. Wenn das Fleisch weich ist, nimmt man es heraus, löst es von den Knochen und läßt es erkalten. Dann seiht man die braune Brühe durch ein Sieb, klärt sie mit Eierklar, gibt sie durch ein Seihetuch und schmeckt sie mit Rotwein ab. Das Fleisch wird würfelig geschnitten und als Einlage hinzugefügt (halbfett).

3. Schöberlsuppe.

1 Dotter wird mit Salz abgerührt, der Schnee von einem Eierklar dazugegeben, auf befetteter Pfanne gebacken und in Würfel geschnitten. In Wien sind Schöberl auch gebrauchsfertig erhältlich (Fritz, Meinl, S. 249) (mager).

4. Eierstich.

1 Ei, 3 Eßlöffel klare Fleischbrühe, etwas Salz und Muskatnuß werden gut verquirlt, in eine befettete Form gegeben und offen im Wasserbad $^1/_2$ Stunde gekocht. Vor Einlegen in Suppe wird der Eierstich in Würfel geschnitten (mager).

5. Gemüse-Rahm-Suppe.

Zu dieser Suppe werden meist verwendet: Endivien, Sauerampfer, Kerbel, Blumenkohl, Spargel, Zichorienstengel und -blätter, Zwiebel, Spinat, Kochsalat, Pilze.

Das betreffende Gemüse oder ein Gemisch verschiedener wird mit Butter sehr weich gedämpft, dann durch ein Sieb gedrückt, mit Fleischbrühe (oder Lösung von Cenovisextrakt) aufgeschüttelt und noch einmal kurz aufgekocht. Vor dem Anrichten werden ein verrührtes Eigelb und dann auf je $^{1}/_{4}$ l Suppe 2 Eßlöffel dicker saurer Rahm beigefügt (halbfett).

6. Einfache Gemüsesuppe.

Verschiedene Gemüse gemischt — oder auch nur einzelne derselben — wie Wirsing, Weißkraut, Kochsalat, Spinat, Rosenkohl, Sellerieblätter, junge grüne Bohnen, Tomaten, Blumenkohl, Zwiebel, nach Wunsch auch andere Gemüse der Tabelle I, alles fein geschnitten, werden mit höchstens 5 g Butter weich gedünstet. Dann wird mit Fleischbrühe aufgefüllt.

NachWunsch wird die Hälfte des Gemüses durchgeschlagen, die andere Hälfte bleibt als kleine Stücke in der Suppe (mager).

7. Salz- und fettlose „Gemüsebouillon".

Erste Art: 100—125 g verschiedener Gemüse, Kohl, Sellerie, Kraut, Petersilwurzel, Porree, Kochsalat, Blumenkohl (Karfiol), werden nudelig geschnitten, frische Tomaten würfelig geschnitten. Alles zusammen wird auf einer mit Fett nur ausgepinselten Pfanne stark angeröstet, mit heißem Wasser übergossen und gut aufgekocht. Die Suppe kann mit salzlosem Cenovis gewürzt werden, auch mit etwas Pfeffer oder Zwiebel. Es kann auch Tomatenmark an Stelle von frischen Tomaten genommen werden. Dies wird kurz vor dem Aufkochen dazugegeben (salzlos, höchst mager).

Zweite Art: Sie unterscheidet sich von erster Art im wesentlichen nur durch das gründlichere Auslaugen der löslichen Gemüsebestandteile beim Kochen in Papinschen Töpfen. Dies kommt der Schmackhaftigkeit zugute.

Lattichsalat oder Endivien oder Spinat, Sellerieblätter und -stengel, Wirsing oder Weißkraut, Tomaten, dicker Porree, Spargel oder Blumenkohl, Zwiebel — diese 7 Zutaten in gleichen Gewichtsmengen — werden mit Wasser aufgesetzt. Eine große Zwiebel, eine Handvoll Petersilienblätter, eine fingerlange Karotte werden mit wenig Butter scharf geröstet, dann zerstoßen und der Suppe beigefügt (das Rösten mit Butter ist nicht unbedingt nötig). Das Ganze koche in geschlossenem Papinschen Topfe 2 Stunden lang langsam.

Dann öffnet man den Deckel und läßt einen Teil des Wassers verdampfen. Die Suppe wird von den Einlagen abgesiebt, nach Wunsch gesalzen und gepfeffert. Auf Wunsch kann man der sehr beliebten Suppe nach Ausschöpfen auf den Suppenteller noch ein wenig Cenovisextrakt beimischen. Diese schmackhafte Suppe kann ebensogut ganz fettfrei hergestellt werden. Zur Anreicherung mit Fett eignen sich Knochenmarkscheiben (mager, salzlos).

Etwaiges Salzen, je nach Geschmack und ärztlicher Weisung, kann nachträglich im Suppenteller erfolgen.

8. Blumenkohlsuppe.

Etwa 250 g Blumenkohl wird in leicht gesalzenem Wasser weich gekocht, dann bis auf einen kleinen Rest durch ein Sieb getrieben. 30 g Butter bei gelinder Wärme in einer Schale zergehen lassen, dann mit dem Blumenkohlbrei mischen, sehr stark durchrühren, bis die Butter im Brei verschwunden ist. Der Butterzusatz ist nicht unbedingt nötig; er kann ersetzt werden durch Verrühren von 2—3 Teelöffel verriebenem Hartkäse; dann wird die Suppe fettarm. Kurz vor dem Anrichten so viel Fleischbrühe wie gewünscht dazu angießen, kurz aufkochen lassen. Die Suppe ist nur gut, wenn sie unmittelbar vor dem Essen bereitet wird. Das Salzen ist nicht unbedingt nötig. — Wenn ärztlich erlaubt, kann man vor dem Kochen der Suppe 25 g fein gehackten mageren Schinken beifügen.

Besser: Den Blumenkohl 1 Minute lang abwellen, dann durch Dünsten zur Gare bringen (fett und mager).

9. Leber-Eintropf-Suppe.

$^1/_2$ Dotter wird mit 3 g Fett, 30 g geschabter Kalbsleber, Salz und Pfeffer gut verrührt und in kochende Fleischbrühe durch ein Sieb eingetropft (mager).

10. Tomatensuppe.

a) 200 g frische Tomaten werden in einer, mit Fett nur ausgepinselten Pfanne mit Zwiebel zusammen angeröstet, dann passiert, mit heißem Wasser aufgekocht, mit Cenovis und Pfeffer gewürzt und mit etwas geriebenem Hartkäse gedickt (mager).

b) Die Tomaten werden in reichlich (30 g) Fett angeröstet passiert, gewürzt, gekocht wie oben und mit 2—3 Eßlöffel dicken sauern Rahm gedickt (fett).

Sollen die Suppen salzfrei sein, so benützt man das ungesalzene Cenovis.

11. Sauerampfer-Kerbel-Suppe.

Sauerampfer oder Kerbel oder beides gemischt, sauber gewaschen, in einem Tuche abgetrocknet, dann durch die Passiermaschine getrieben. Dann läßt man das Gemüse mit Speckwürfeln oder Butter dämpfen, gibt nach und nach Fleischbrühe dazu, läßt alles $\frac{1}{2}$ Stunde kochen. Kurz vor dem Anrichten gibt man sauren Rahm dazu; Salz und Pfeffer nach Belieben. Man kann die Suppe auch mit Eigelb oder geriebenem Hartkäse binden. Speck, Butter können ausfallen. Dann entsteht ein höchst fettarmes Gericht (fett und mager).

12. Schinken-Eierstich-Suppe.

20 g Butter werden mit 1 Eidotter innig verrührt, dann 25 g fein gehackter Schinken, Salz und Eierklarschnee dazu gemischt. Die Masse wird $\frac{1}{2}$ Stunde in siedendem Wasserbad erhitzt. Dann schneidet man sie in Würfel und gibt Fleischbrühe darüber. Statt Schinken lassen sich auch Hühnerfleisch, Kalbsbries oder Kalbshirn verwenden (fett).

13. Schinken-Gemüse-Suppe.

In Streifen geschnittene grüne Bohnen, fein gehackter Lauch, Sellerie, Kerbel werden in Öl mit fettem, in Würfel geschnittenem Schinken etwas angeröstet. Dann füllt man die Gemüse mit genügend Fleischbrühe auf, gibt Salz, Pfeffer oder Paprika dazu und läßt alles zusammen 2 Stunden in geschlossenem Topfe dünsten (fett).

14. Fleischtopf (petite marmite).

a) Erste Art (für 1 Person): Fertig gekochtes Rindfleisch wird in kleine Würfel geschnitten, in die Fleischbrühe gegeben und mit nudelig geschnittenen Gemüsen wie Kohl, Kochsalat, Karfiol (Blumenkohl), Porree, Kerbel, nach Wunsch Zwiebel oder Schalotten zusammen aufgekocht. Die Gemüse werden am besten vorher in der Fleischbrühe weichgedämpft, dann geschnitten und mit dem Fleisch zusammen noch einmal aufgekocht.

Je nachdem, ob das Gericht als Suppe oder als ganzes Hauptstück der Mahlzeit gilt, nimmt man von dem fertig gekochten Fleisch 50—150 g. Das Gericht ist mager, wenn von dem gekochten Fleisch alles sichtbare Fett ausgeschnitten wird, bei fettreichem Rindfleisch natürlich fett (mager und fett).

b) Zweite, feinere Art (für 4—5 Personen): Rindfleisch und ¹/₂ bis ¹/₁ fettes Suppenhuhn werden mit Petersilienwurzel, Selleriescheiben, Sellerieblättern und Pfefferkörnern langsam gekocht. Abseits davon dünstet man in Fleischbrühe: Wirsingkohl, Rosenkohl, Spargel, Fenchel, Zichorien, Tomaten (Auswahl je nach Jahreszeit). Das Gemüse wird mit dem Fleisch und dessen Brühe vereint und in einem gedeckelten irdenen Topfe aufgetragen (fett).

Von Gewürzen sind, je nach Wunsch, als Zusätze geeignet Kochsalz, Schalotten, kleine Zwiebel, Curry, die mit dem Fleisch zusammengekocht werden.

15. Gulyassuppe.

30—40 g Zwiebel werden in 10 g Fett hell geröstet und mit Paprika versetzt. 30 g vom Fettgewebe befreites, würfelig geschnittenes Rind- oder Kalbfleisch wird dazugegeben, mit den Zwiebeln gut geröstet, dann mit Wasser oder Fleischbrühe (heiß) übergossen, 2 Stunden gedünstet (mittelfett).

b) Darf die Suppe fett gestaltet werden, so benützt man Fleisch mit Fettgewebe und verwendet zum Rösten 30 g Fett. Man kann zum Schluß auch noch etwas dicken sauern Rahm dazugeben (fett).

c) Will man zu dieser Suppe Fleischreste verwenden, schneidet man die Fleischreste (gebratene oder auch gekochte) in kleine Würfel und verfährt dann genau wie oben. Fettgehalt richtet sich nach Beschaffenheit des Fleisches und Menge des zum Anrösten benützten Fettes (mittelfett oder fett).

16. Käse-Schöberl zur Einlage in Suppen.

¹/₂ Dotter wird mit 2 g Butter und 5 g Weichkäse und Salz abgerührt, dann 3 g geriebenen Hartkäse dazugeben,

Schnee von $^1/_2$ Eiweiß unterziehen, auf einer befetteten Pfanne backen und in Würfel schneiden (mager bis mittel-fett).

17. Leber-Schöberl zur Einlage in Suppen.

30 g Kalbs- oder Hühnerleber werden geschabt, mit $^1/_2$ Dotter und 3 g Fett verrührt. Dann gibt man Salz, fein gehackte Petersilie und Schnee von $^1/_2$ Eiweiß dazu, bäckt die Masse auf einer befetteten Pfanne und schneidet sie in Würfel (mager bis mittelfett).

18. Weinsuppe.

Weißwein, etwas mit Wasser verdünnt, mit Zimt und Citronenschale bis kurz vor dem Kochen ziehen lassen, mit 1 Eigelb verrühren; das Eierklar wird zu Schnee geschlagen, mit wenig Krystallose (Saccharin) gesüßt und wie Klöße auf die Weinsuppe gesetzt (mager, salzlos).

B. Tunken (vgl. S. 11, 35).

19. Holländische Tunke I (für 3—4 Personen).

a) Im Schneekessel 2 Eigelb mit Prise Salz, etwa 50 g Butter, Citronensaft oder Weinessig, auf Wunsch auch Estragonessig unter langsamem Beifügen von 3 Eßlöffel warmer Fleischbrühe im Wasserbad schlagen, bis alles gut gebunden erscheint. Das Wasser im Wasserbad darf nicht sieden (fett).

b) Eine ähnliche Tunke stellt man fettarm, bei Bedarf auch salzlos, für 1 Person her, indem man $^1/_2$ Dotter mit 2 Eßlöffel Milch und etwas Citronensaft und Muskatnuß über Feuer dickschlägt (fettarm, salzlos).

20. Holländische Tunke II.

Hartgesottene Eier werden fein gewiegt, dann mit heißer zerlassener Butter und etwas Salz innig gemischt; in heißer Tunkenform anrichten! Man rechnet auf 1 Ei 2—3 Eß-löffel heißer Butter (zu Spargel, Blumenkohl, Schwarzwurz; — auch brauchbar zum Schichten auf geröstete Luftbrot-schnitten) (fett).

21. Remouladentunke (für 2—3 Personen).

Man rührt 2 rohe Eigelb mit 1 Eßlöffel Senf 10 Minuten, gibt dann feingehackte Zwiebel, Petersilie und Kapern dazu. Dann unter ständigem Rühren feines Öl, bis die Tunke dick ist. (30—40 ccm Öl.) Zuletzt noch 1 Eßlöffel Sahne daruntermischen (fett).

22. Einfache Mayonnaise I (für 2—3 Personen).

2 Eidotter gut verrühren, dabei tropfenweise 30—60 g Öl hinzugeben. Wenn die Masse anfängt steif zu werden, rührt man langsam Senf, Citronensaft oder Weinessig, Salz, Paprika nach Geschmack zu (fett).

23. Einfache Mayonnaise II (für 2—3 Personen).

30 g frische Butter, 2 Dotter hartgekochter Eier, 4 Eßlöffel feines Salatöl, 2 Eßlöffel Weinessig, 2 Messerspitzen feingestoßener weißer Pfeffer oder Paprika in gewünschter Menge, etwas Salz.

Die Butter wird schaumig gerieben und abwechselnd 1 Löffel Öl und 1 Löffel Essig dazu gerührt. Die Eidotter werden allein mit etwas Essig verrührt und nebst Pfeffer und Salz zuletzt zugefügt (fett).

24. Gewürzte Mayonnaise (für 3—4 Personen).

3 hartgekochte Eidotter, 1 rohes Ei verrührt man mit 3 Teelöffel Senf, gibt nach und nach folgendes dazu: feingeschnittene Schalotten, Salz, Pfeffer, Saft einer Citrone, etwas Wein oder Essig. Unter fortgesetztem Rühren fügt man 60 ccm feines Öl, nach und nach $\frac{1}{2}$ Tasse kräftige Fleischbrühe, Sardellenbutter, feingehackte Essiggurke, Kapern, feingehackte Petersilie und andere Kräuter hinzu (fett).

25. Tatarische Tunke (für 3—4 Personen).

3 hartgekochte passierte Eigelb, 1 rohes Eigelb, etwas feingehackte Petersilie, Kerbel, Estragon, 2 Teelöffel Senf tüchtig verrühren. Dann unter ständigem Rühren 80 ccm feines Öl, nach Wunsch Paprika und wenig Salz zufügen. Damit die Tunke geschmeidig wird, streicht man sie durch ein feines Sieb (fett).

26. Sauce béarnaise I (für 1—2 Personen).

50 g frische Butter, die man langsam auf schwachem Feuer hat zergehen lassen, verrührt man, solange die Butter noch lauwarm, gut mit 3 Eidottern, gehackten Kräutern (nach Belieben einer Spur Knoblauch) und 1 Eßlöffel Essig oder Citronensaft, bis sie sich verdickt (fett).

27. Sauce béarnaise II (für 4—5 Personen).

In einem Glase Essig läßt man 10—12 Schalotten, ein wenig Estragonessenz, etwas Muskatnuß und einen Teelöffel frisch gemahlenen Pfeffers einkochen und gießt dann die Brühe durch ein Sieb. In einem kleinen Schmortopf verrührt man 1—2 gehäufte Eßlöffel Butter mit 3 Eidottern und 2 Teelöffeln der oben erwähnten Flüssigkeit auf schwachem Feuer, bis die Masse anfängt sich zu verdicken. Bei zu großer Hitze würde sie gerinnen.

Die oben erwähnte Flüssigkeit, einmal bereitet, läßt sich in gut gereinigter, verkorkter Flasche zu weiterem Gebrauch längere Zeit aufbewahren (fett).

28. Müllerintunke.

Diese Tunke (à la Meunière) eignet sich insbesondere für gebratene und auf dem Rost bereitete Fische, ist aber auch bei gekochten Fischscheiben und bei auf Rost bereiteten Beefsteaks und Rumsteaks beliebt. Ferner sind die im Sanogres-Apparate (S. 12) gar gebratenen Fische, Fisch- und Fleischscheiben dafür trefflich geeignet.

Kurz vor dem Anrichten wird das Gericht mit Citronensaft beträufelt, mit ein wenig feinem Kochsalz und Pfeffer oder Paprika, feingewiegter Petersilie (am besten vorher $^1/_2$ Minute in siedendem Wasser abgewellt) bestreut. Dann wird heiße, am besten sog. geklärte Butter darüber gegossen. Dann sofort auf heißer Schüssel bzw. heißem Teller vor·gesetzt. Bei längerem Stehen verliert das Gericht bedeutend an Schmackhaftigkeit (fett).

29. Maître-d'hotel-Tunke I (Kräutertunke) (für 1—2 Pers.).

Zwiebel mittlerer Größe, fein gewiegt, wird mit 30 g Butter leicht geschwitzt, dann mit $^1/_2$ l kräftiger Fleischbrühe, 1 bis 2 Teelöffel Citronensaft, einer Prise weißen Pfeffers und wenig

Salz kräftig verrührt. Die Masse wird dann mit feingehackten Küchenkräutern (2 Eßlöffel gehäuft) und 1 Eßlöffel feingewiegter Champignons unter weiterem Rühren erhitzt, ohne sie zum Sieden zu bringen. Ein (bis 2) Eßlöffel dicker süßer Sahne mit 1 Eidotter am Feuer vorsichtig verrührt, wird der ein wenig abgekühlten Masse zugemengt.

Statt einer Mischung feiner Küchenkräuter kann man auch Dill oder Estragon oder Petersilie oder Schnittlauch allein verwenden.

Die Tunke paßt zu gekochtem oder gebratenem Fisch, zu gekochtem Rindfleisch, zu gekochtem Huhn, zu Brechspargeln und zu Hopfensprößligen (fett).

30. Minzkrauttunke.

Essig und Wasser zu gleichen Teilen kochen lassen, feingehacktes Minzkraut hinzufügen (fett- und salzfrei).

31. Heiße Kräutertunke.

Kerbel, Dill, Pimpernell, Estragon, Petersilie, Sellerieblätter werden fein gewiegt. Sardellenbutter wird mit Eidotter innig verrührt, dann langsam mit Rahm und Citronensaft unter ständigem Rühren versetzt. Alles wird sorgfältig zusammengemischt und im Wasserbade unter öfterem Rühren 20 Minuten lang erhitzt (fett).

32. Kalte Kräutertunke.

Kräuter werden fein gehackt, 2 Eier hart gekocht. Nach Erkalten wird das Eigelb mit Gabel zerdrückt, das Weiße fein zerhackt, beides an die Kräuter gegeben und alles mit Salz, Pfeffer, Essig und Öl zu dicker Tunke verrührt (fett).

33. Heiße Senfbutter.

Man bringt Butter und die Hälfte ihres Gewichtes Senf in einen Kochtopf, dazu etwas Salz. Unter beständigem Rühren füllt man mit kräftiger, heißer Fleischbrühe auf (fett).

34. Kalte Senftunke.

2 hartgekochte und 2 rohe Eigelb mit Öl und einigen Tropfen Essig zu einer dicken Mayonnaise rühren, unter stetem Rühren Senf, Salz, gehackte Petersilie und gehacktes Eiweiß zufügen und die Tunke kalt stellen (fett).

35. Gurkentunke.

100 g frische Gurken werden geschält, von den Kernen befreit und würfelig geschnitten. Man dünstet die Gurken mit 5 g Fett und feingehackter Petersilie und Pfeffer, Salz und Thymian weich. Dann verquirlt man $1/_2$ Dotter mit $1/_2$ Eßlöffel saurem Rahm, gibt dies über die Gurken und läßt es heiß werden, aber nicht mehr kochen (mittelfett).

36. Salzgurkentunke.

Man schält Salzgurken, schneidet sie in feine Scheiben, preßt das Salzwasser heraus und dämpft sie in süßem Rahm weich. Dann verkleppert man Eigelb mit süßem Rahm, gibt dies an die Tunke, würzt sie nach Geschmack mit Pfeffer und Salz und läßt sie noch einige Zeit bei gelinder Hitze ziehen; nicht kochen! (fett).

37. Tomatentunke.

50 g roher Schinken oder Speckabfälle, etwas Zwiebel, Thymian in Fett oder Butter anrösten, 3—4 mittelgroße Tomaten dazugeben, mit etwas Fleischbrühe oder Bratensaft angießen, $1/_2$ Stunde dünsten lassen, durchsieben, mit Rahm und Eigelb binden (fett).

Achtung bei den käuflichen Tomatentunken, Tomatenmark u. dgl. Wir fanden zwischen 3 und 7% Zucker, manchmal auch Mehl darin; nur einzelne waren so gut wie zuckerfrei.

38. Grundrezept für fettlose Tunken

Starke Fleischbrühe (völlig abgefettet) wird mit feingehackten Kräutern (Petersilie, Kerbel, Schnittlauch, Zwiebeln) vermischt, gedünstet und dabei nach Bedarf noch stärker konzentriert, dann mit ausgewaschenem und gut abgepreßtem frischem Topfen gedickt (fettfrei).

Dieselbe Tunke kann auch statt mit Kräutern mit frischen, passierten Tomaten oder mit Tomatenmark versetzt werden, mit Zwiebel und Pfeffer gewürzt und mit Topfen gedickt werden (fettfrei).

39. Zwiebeltunke (einfache Form).

Reichlich feingehackte Zwiebel in Butter goldgelb rösten, einige Tropfen Essig mit Fleischbrühe aufgießen, etwas

Tomatenmark hinzufügen. 20 Minuten kochen lassen, mit Rahm und Eigelb binden (mittelfett).

40. Weiße Zwiebeltunke.

Zwiebeln werden mit Wasser, etwas Butter, Salz und nach Wunsch Pfeffer ganz weich gedämpft; dann werden sie zerdrückt und als dicklicher Brei durch ein Sieb getrieben. Dem Brei mengt man 1 rohen Eidotter zu, ferner auf 100 ccm Zwiebelbrei 50 ccm dicken Rahm. Man bringt dies unter Rühren nochmals ans Feuer (nicht kochen!) und füllt schließlich mit heißer Fleischbrühe bis zur gewünschten Konsistenz auf. Wenn dicke Tunke gewünscht wird, ist Fleischbrühe unnötig (mittelfett).

41. Braune Zwiebeltunke.

80 g Zwiebel werden mit 5 g Fett braungeröstet, mit Fleischbrühe aufgegossen und passiert. Nach Geschmack kann man nun die Tunke mit 5 g Sionon süßen und mit $^1/_2$ Eßlöffel Tomatenmark oder einer passierten frischen Tomate würzen und $^1/_2$ Eßlöffel Essig oder Citronensaft dazugeben (mager).

42. Cumberlandtunke.

$^1/_4$ l vergorener Johannisbeersaft wird mit Gelatine oder Agar-Agar leicht gelatiniert und kalt gestellt. Diese Sülze vermengt man mit $^1/_8$ l Rotwein, Saft von 2 Orangen, 5 g engl. Senfmehl und der Schale von 1 Orange. (Saccharin- oder Siononzusatz nach Geschmack.) Alles gut verrühren und stark kühlen (fettfrei).

43. Warme Sardellentunke.

Gut gewässerte Sardellen werden entgrätet und mit Champignons, Petersilie und einigen Kapern gehackt. Dann verrührt man ein Eigelb mit 1 Löffel Senf und etwas Rotwein, gibt das Gehackte dazu, gießt Fleischbrühe nach Bedarf zu und läßt die Tunke langsam am Feuer ziehen, nicht kochen (mager).

44. Meerrettichtunken.

$^1/_{10}$ l Rahm mit 5 g Butter und Salz aufkochen, etwas geriebenen Meerrettich und nach Geschmack eine Spur Saccharin oder 5 g Sionon dazugeben (fett).

Andere Art: Schlagsahne mit reichlich fein geriebenem Meerrettich, nach Wunsch Spur Saccharin oder 5 g Sionon, vermengen. Eiskalt stellen; zu kalten Fleisch- und Fischgerichten (fett).

Meerrettich kann auch einfach mit kräftiger, abgefetteter Fleischbrühe gedämpft und angerichtet werden, dann ist die Tunke ganz fettfrei.

45. Apfel- oder Essig-Meerrettich-Tunke.

20—30 g Meerrettich wird gerieben und mit heißer Fleischbrühe aufgegossen, mit $1/_2$ kleinen, geriebenem Apfel verrührt und mit Saccharin oder Sionon nach Geschmack gesüßt (fettfrei).

Bei Essig-Meerrettich wird dem mit Bouillon aufgekochten Meerrettich $1/_2$ Eßlöffel Weinessig zugesetzt und — nach Wunsch — mit Saccharin oder Sionon gesüßt (fettfrei, mager).

46. Fettfreie Tomatentunke.

Große Früchte werden gar gedünstet, am besten in der Düte im Sanogres-Apparate, dann von Schale und Kernen befreit, zum Brei verrührt und durch ein Sieb getrieben. Man fügt kräftige entfettete Fleischbrühe oder Cenovisextrakt (S. 4), in etwas heißem Wasser gelöst, ferner etwas geriebenen Hartkäse, besser — weil fettfrei — Topfen, vgl. Rezept Nr. 38, einige Tropfen Citronensaft hinzu; nach Wunsch auch etwas Pfeffer- oder besser Paprikapulver. Nochmaliges kurzes Erhitzen, am besten auf Wasserbad (mager).

47. Fettfreie Zwiebeltunke.

Große Zwiebeln, in Stücke geschnitten, werden langsam mit entfetteter Fleischbrühe gekocht und nach Durchsieben langsam, bei gelinder Hitze eingedickt. Nachdem die gewünschte Konsistenz erreicht ist, wird die Tunke mit 1 Eidotter oder mit geriebenem Hartkäse bzw. besser Topfen (Rezept Nr. 38) gebunden. Würzen mit Pfeffer- oder Paprikapulver gestattet (mager).

48. Fettarme Kräutertunke (ohne oder mit Curry).

Gewürzkräuter beliebiger Art und Mischung, am besten mit Bevorzugung von Kerbel, werden mit entfetteter Fleisch-

brühe gekocht. Langsames Eindicken bei gelinder Hitze. Nach
mäßigem Abkühlen wird die Tunke mit einigen Tropfen Citronensaft, mit geriebenem Hartkäse oder 1 Eidotter innig vermischt; nach Wunsch auch mit Pfeffer- oder Paprikapulver.
Diese Tunke ist auch nach dem Erkalten brauchbar zu kaltem
Fleisch oder Fisch.

Der Tunke kann sofort beim Kochen auch Currypulver
in beliebiger Menge beigefügt werden. Sie ist dann aber nur
heiß brauchbar. Eidotters und Hartkäses bedarf sie dann
nicht oder doch nur in ganz geringer Menge (mager).

C. Salate (vgl. S. 49 ff.).

Vgl. Allgemeines über Salate S. 49, 132, insbesondere die
Bemerkungen 1—4 auf S. 50.

49. Allgemeines über einfaches Zubereiten und Anrichten von Salaten.

Diese Weisungen greifen weit über Belange des Zuckerkranken hinaus. Sie sind auch für jede Familienkost brauchbar.
Vor allem sind sie nützlich bei salz- und fettarmer Kost,
und sie wurden von vielen Patienten und deren Familien
übernommen. Das Anmischen der Salate kann sowohl bei
Tische vom Einzelnen vorgenommen werden, wie auch
im voraus von der Küche.

Das für Salat bestimmte Material, wie Herzen von Kopfsalat und Endivien, ferner Gurken, Tomaten, Radies, Rettich,
Schnitzel von rohem oder Scheiben von gekochtem Sellerie,
rohen Paprikaschoten werden unangemacht auf den Tisch
geliefert; ganz nach Wunsch nur ein einheitlicher Stoff oder
zu Mischsalat mehrere Stoffe.

In einem etwas tieferen Teller, halbmondförmigem Salatteller oder in flachem Schüsselchen bereitet der Verzehrer
selbst ein Bad für den Salat: Weinessig, Kräuteressig
(nach Belieben verdünnt), auch nach Belieben versetzt mit
feingeschnittenen Gewürzkräutern verschiedenster Art, Gewürzextrakten, gelbem Senfpulver, Paprika oder Pfeffer. Auf
den Essig wird ein wenig Salatöl gegeben, so daß ein etwa
markstückgroßes Fettauge auf dem Essigbad entsteht, und
in dieser Flüssigkeit wird das Salatmaterial gebadet. Ob dem
Essigbad Kochsalz zugesetzt wird oder nicht, richtet sich

nach Belieben des Patienten bzw. nach ärztlicher Vorschrift.
Das Verfahren eignet sich für beide Möglichkeiten. Geschmacklich wird Salzlosigkeit von vielen als gar nicht störend empfunden, wenn der Essig die Säurekonzentration des normalen Tafelessigs hat, während wesentlich geringere Konzentration das Begehren nach Salzen weckt.

So können die Salate ganz nach persönlichem Geschmack hergestellt werden, mit oder ohne Salz, mit Öl (bzw. saurem Rahm) oder ohne Öl. Es sei bemerkt, daß in zahlreichen französischen Restaurants das Anmachen des Salates am Tische, unter persönlicher Aufsicht des Verzehrers, altüblich ist.

Die ärztlichen Vorschriften über Kochsalz, über wenig oder viel Öl, über Zulässigkeit starker Reizkörper wie Senf, Pfeffer, Paprika, Rettich usw. können bequem berücksichtigt werden.

Statt des Essigbades kann auch Citronensaft oder eines der vielen käuflichen Citronensäurepräparate benutzt werden. Das von manchen gewünschte Süßen des Salats besorgt der Zuckerkranke mit Saccharin oder Sionon.

(Nach Belieben: salzfrei oder gesalzen, höchst fettarm bis höchst fettreich.)

50. Rote-Rüben-Salat (S. 49).

Die Rüben werden wie üblich gekocht, dann geschält. Nach dem Erkalten in Scheiben geschnitten, in einem Napf mit reichlich Weinessig übergossen, unter Zugabe von Pfefferkörnern, etwas Lorbeerblatt, nach Wunsch mit rohen Zwiebelscheiben, nach Wunsch bzw. ärztlicher Weisung mit ein wenig Kochsalz. Man läßt 1—2 Stunden den Essig einwirken. Der rote Saft tritt aus, er enthält fast allen Zucker der Rüben. Etwa 50 g herausgefischte Scheiben enthalten so wenig Zucker, daß sie als Kohlenhydratträger nicht in Betracht kommen und im Rahmen der Speisen von Tab. I verwendet werden können. Der Saft wird nicht mit verzehrt (fettfrei).

51. Rote-Rüben-Salat mit Apfelzusatz.

Die roten Rüben werden gekocht, geschält und blättrig oder stiftelig geschnitten. Danach werden sie mit kochendem Wasser übergossen und 15 Minuten stehengelassen. Das rote Wasser wird abgegossen (S. 49). Einige gekochte Selleriescheiben (Kochwasser abgießen, S. 48, 49) und roher Apfel werden auch würfelig oder stiftelig geschnitten, zu den roten Rüben gemischt und alles mit gekochtem Essig, in dem Kümmel mitgekocht ist, übergossen. Nach Geschmack kann man mit Saccharin oder Sionon süßen.

Zu einer Portion braucht man 150 g rote Rüben, 50 g Sellerie und 20 g Äpfel (fettlos und salzlos).

52. Selleriesalat.

Der Sellerieknollen wird in dicke Scheiben geschnitten, dann in Wasser halbgar gekocht; sodann mit wenig Wasser nochmals 20 Minuten lang gedämpft. Dabei geben sie so viel Kohlenhydrat ab, daß 200 g der herausgefischten und mit Essig, sehr wenig Ö usw. als Salat angerichteten Scheiben höchstens den Kohlenhydratwert von 10 g Weißbrötchen haben. Hiervon sollte man reichlich Gebrauch machen. — 50—70 g Selleriesalatscheiben sind, von ganz vereinzelten Diätformen abgesehen, stets erlaubt (vgl. S. 49). Selleriesalat vermag sehr viel Öl aufzunehmen, wovon bei freigestelltem Fettverzehr Gebrauch gemacht werden kann (sonst fettarm; nach Belieben gesalzen oder ungesalzen).

53. Wirsingkohlsalat.

Junger Wirsingkohl wird nudelig geschnitten, mit kochendem Wasser überbrüht, wenn geschmacklich nötig noch ein zweites Mal. Äpfel werden geschält, kleinwürfelig geschnitten, Nüsse gerieben, alles zu dem Wirsingkohl gegeben, der mit gekochtem Essig, Salz und Öl übergossen wird (mittelfett).

Zu einer Portion braucht man 200 g Wirsingkohl, 30 g Apfel, 5—10 Walnüsse, 2 Eßlöffel Essig und 1 Mokkalöffel Öl. Dieser Salat ist auch ohne Salz und Öl schmackhaft.

Falls zulässig, kann er auch mit reichlich Öl versetzt werden (dann fett).

54. Krautsalat mit Speck.

Weiß- oder Rotkohl (Kraut) wird fein gehobelt in kochendes Salzwasser gebracht; nach 2 Minuten wird der Kohl aus dem Wasser genommen und abgeseiht. 2—3 Eßlöffel Essig, mit Dill oder Kümmel aufgekocht, werden dazugefügt.

Geräucherter Speck, kleinwürfelig geschnitten, dann stark erhitzt, werden darüber gegeben.

Zu einer Portion braucht man 300 g Kraut, 2—3 Eßlöffel Essig und 10 g Speck (mittelfett).

55. Frische Salatgurken.

Salatgurken, bis etwa 12 cm Länge und 4—5 cm Dicke, werden nach Abwaschen in reichlich kaltes Wasser 24 bis 36 Stunden eingelegt, dann herausgenommen und abgetrocknet. Dann bringt man sie zusammen mit beliebigen Würzkräutern (Dill, Esdragon oder anderes) in einen irdenen Topf, übergießt sie mit gekochtem heißem Weinessig normaler Konzentration. Nach 24 Stunden wird unter Beigabe von etwas weiterem Essig der Essig nochmals aufgekocht und über die Gurken gegeben. Dies wird nach weiteren 24 Stunden wiederholt. Am nächsten Tage sind die Gurken genußfertig und ausgezeichneten Wohlgeschmackes. Zufügen von Kochsalz ist unnötig, beeinträchtigt sogar die Schmackhaftigkeit.

Die genußfertigen Gurken halten sich unter dem Essig 2—3 Tage lang gut. Es empfiehlt sich, in der Gurkenzeit nur kleinere Mengen zuzubereiten und, bei Gefallen an diesem Beigericht, dasselbe wöchentlich zweimal frisch zu bereiten (salzfrei, fettfrei).

In gleicher Weise läßt sich junger roher Blumenkohl, in etwa taubeneigroße Stücke zerpflückt, zubereiten. Dabei genügt zweimaliges Ansetzen mit Essig (salzfrei, fettfrei).

56. Beispiel für Rohkostsalat.

30 g Spinat, fein geschnitten, 30 g geriebener Blumenkohl (Karfiol), 30 g geriebene rote Rüben, 2 frische Tomaten werden als Rohkostplatte angerichtet, Mayonnaise von 1 Dotter, Citrone, Senf, wenig Öl und Schnittlauch ohne Salz angerührt und darüber gegeben (mittelfett).

Zahlreiche andere Beispiele finden sich in den vielen kleinen Büchern über Rohkost. Man wird sich an die in Tab. I erwähnten Gemüse halten (S. 6ff.).

57. Spargelsalat und ähnliches.

Spargel werden geschnitten, gekocht, nach dem Erkalten mit Essig, Öl, Salz und Petersilie angemacht. Für eine Portion:

200 g Spargel, 1 Eßlöffel Essig, 1 Mokkalöffel Öl. — Ebenso werden Hopfensprößlinge behandelt (mager).

58. Bohnensalat.

Hierzu eignen sich: Junge grüne Bohnen (grüne Fisolen), junge Salatbohnen, Schnittbohnen und Wachsbohnen (Spargelbohnen). Die Bohnen werden gekocht. Aus Essig, Salz, Öl und Pfeffer (nach Wunsch unter Zusatz feingehackter Zwiebeln) wird eine Tunke gemacht und darüber gegeben. Zu einer Portion nimmt man: 200 g Bohnen, 1 Eßlöffel Essig, 1 Teelöffel Öl (mager).

D. Gemüsegerichte.

59. Gefüllter Kohl oder Kraut (3 Port.).

Ein großer oder 2 kleine Kohl- oder Krautköpfe werden in Salzwasser halbweich gekocht. Dann löst man die Blätter vom Stamm, beschickt sie mit nachstehenden Füllseln, gibt sie in eine befettete Pfanne, brät sie ihm Rohr hellbraun, übergießt sie mit nachstehender Tunke und läßt sie im Rohr weiterdünsten bis sie genügend erweicht sind.

60. Füllsel und Tunken für gefüllte Gemüse.

a) Fleischfüllsel: 200 g Rindfleisch und 200 g mageres rohes Schweinefleisch werden feingehackt, mit 1 Ei, Salz, Pfeffer und Majoran vermengt. Masse für 4—5 Personen.

Tunke: Zwiebel 50 g, Sellerie und Petersilienwurzel werden klein geschnitten in 20 g Fett angeröstet, mit Suppe aufgegossen, weichgekocht und passiert. Dann setzt man dem Wurzelbrei entweder 2 Eßlöffel sauern Rahm oder Tomatenmark zu (fett).

b) Einfaches Füllsel: Fleischreste durch die Maschine treiben, ebenso etwas gekochten Wirsing oder Sauerkraut. Beide Teile gut mit Eidotter und kleinen Speckwürfeln mischen und dann einfüllen. Das Ganze, je nach Material, dämpfen oder in der Pfanne braten (fett).

c) Einfaches Füllsel (andere Art): Feingehackte Zwiebel läßt man in Fett anbräunen, fügt Petersilie, feingewiegte Champignons hinzu und gibt dies nach dem Anrösten zu feingewiegtem Fleisch. Dann mengt man noch Ei, Salz und Pfeffer hinzu. Statt rohem Fleisch kann man auch Bratenreste (am besten Schweinefleisch) verwenden (h a l b - f e t t bis f e t t).

d) F ü l l s e l f e i n e r e r A r t: 150 g zartes, mageres Ochsenfleisch, 2 Geflügellebern, 50 g frisches gepökeltes Schweinefleisch, 15 g Nierenfett, einige Champignons, Zwiebel, Schnittlauch, Thymian, Kerbel, 3 frische geschälte Tomaten.

Alles sehr feinhacken und mischen, Salz, Pfeffer, etwas Öl, 1 Glas Madeira, 3 Luftbrötchen, Knochenmark hinzu, langsam $^3/_4$ Stunden kochen (f e t t).

61. Gefüllte Gurken, Sellerie, Tomaten, Paprika.

a) Von frischen G u r k e n ungefähr 2 cm dicke Scheiben schneiden, einen Teil der Kerne entfernen. In eine mit Speck ausgelegte oder in gebutterte Form einsetzen, vorher mit Füllsel (Nr. 60) beschicken, mit Käse bestreuen, mit wenig Fleischbrühe oder Bratensaft begießen, im Ofen langsam backen.

b) S e l l e r i e k n o l l e schälen, in 3 oder 4 dicke Scheiben schneiden, diese halbgar kochen (Nr. 52), dann in der Mitte aushöhlen, füllen wie Tomaten oder Gurken, in Bratensaft weich dünsten. Mit Bratensaft oder Tomatentunke vorsetzen.

c) Man höhlt T o m a t e n aus und streicht das herausgeschabte Mark durch ein Sieb. Hierauf treibt man Fleischreste durch die Maschine oder nimmt Bratwurstfüllsel und gibt mehrere Eigelb, Salz, Pfeffer und so viel von dem Tomatenmark daran, als die Masse erfordert, röstet diese in etwas Butter, füllt sie in die Tomaten und schmort sie etwa $^1/_2$ Stunde mit gesalzener Butter im Backofen.

d) P a p r i k a, rote, gelbe oder grüne Schoten lege man nach Entfernen der Kerne auf eine Bratpfanne, öle sie leicht, setze sie auf lebhaftes Feuer und erhitze unter öfterem Wenden, bis sie mäßig erweicht sind. Dann werden sie mit Füllsel beschickt. Man läßt die gefüllten Schoten in einer Bratpfanne mit Öl noch einige Minuten braten. Nach Geschmack (eine Geschmacksverirrung!) die Pfanne mit Knoblauch ausreiben. Alle diese Gerichte (a—d) munden nur, wenn f e t t.

62. Gebackener Blumenkohl I.

Blumenkohl wird geputzt, in Salzwasser nicht zu weich gekocht und in eine mit sehr wenig Butter bestrichene Form gesetzt. Dann verrührt man Eigelb, sauren Rahm und geriebenen Käse zu einem dicken Brei, gießt diesen über den Blumenkohl und bäckt ihn im Backofen gelbbraun.

Um vollste Schmackhaftigkeit zu sichern, bedarf das Gericht Oberhitze (fett).

63. Gebackener Blumenkohl II.

Blumenkohl, mittlerer Größe, in kleinen Stücken nicht zu weich kochen. Eiweiß von 2 Eiern schlagen, Salz, etwas Plasmon oder geriebenen Käse, 2 Eigelb leicht darunter mengen. In diesem Teig die Blumenkohlstücke wälzen, in heißem Fett schwimmend backen. Auf Papier abtrocknen lassen. Tomatentunke oder Remouladentunke dazu vorsetzen. (Für 1—2 Personen.)

Ebenso können Sellerie, Tomaten (vorher abziehen), Artischockenböden und Spargel zubereitet werden (fett).

64. Gebackene Spargel.

In gebutterter irdener Backform eine Lage Spargel legen, mit warmer Butter beträufeln, mit Käse bestreuen. Dies dreimal wiederholen, im Ofen backen (fett).

65. Gebackene Spargel mit Rahmtunke.

Spargel gut kochen und ablaufen lassen, auf längliche Schüssel legen, reichlich dicken Rahm darüber gießen, so daß die Spargel bedeckt sind. Zerpflückte Butter, etwas Salz und Brösel aus Luftbrot darüber streuen. Dann $\frac{1}{2}$ Stunde in nicht zu heißem Backofen backen lassen, bis sich die Tunke dickt und oben eine gelbe Haut und am Schlüsselrand eine bräunliche Kruste sich gebildet hat (fett).

66. Fettarmes Spargelgericht.

Spargel, rein gewaschen, ungeschält, möglichst alle von etwa gleicher Dicke, werden auf dem Sieb eines Dampfkochtopfes (S. 40) gar gedämpft. Sie werden dann durch und durch weich und fast bis zum hinteren Ende genießbar; die hintere Hälfte wird ausgelutscht. Sie bleiben so aromareich, daß sie beim Verzehr nur ganz wenig frischer Butter bedürfen (etwa 3—4 g für 1 Pfund). Statt dessen auch starke, abgefettete Fleischbrühe oder Tomatentunke Nr. 46.

Noch schmackhafter bleiben die Spargel, wenn sie in Düte im Sanogres-Apparate (S. 41) ohne jeglichen Zusatz zur Gare gebracht werden (fettarm, kann auch ganz kochsalzfrei hergestellt werden).

67. Spinatkrusteln.

Abgewellte Spinatblätter grob hacken, in Butter leicht andämpfen, 1 Eigelb, etwas Plasmon, Parmesan, Würfel von hartem Ei, etwas Rahm darunter mengen und erkalten lassen. Davon kleine Schnitzel formen, mit Plasmon leicht bestreuen, in heißem Fett beiderseitig backen, in Butter nachbraten (fett).

68. Florentiner Spinat.

Abgewellte Spinatblätter grob gehackt mit 1 Eigelb, etwas Rahm und Gewürz vermischt in feuerfeste Form füllen, mit Käse bestreuen. mit Butter beträufeln, $^1/_2$ gebratene Tomate in die Mitte setzen. im Ofen backen. Beim Anrichten links und rechts je 1 Häufchen Rührei auf die Schüssel geben (mittelfett).

69. Spinatroulade.

2 Eiweiß mit Salz zu festem Schnee schlagen. 2 Dotter, etwas Plasmon und geriebenen Parmesan darunter mengen, diese Masse auf gebuttertes Papier oder Blech streichen; langsam backen.

Spinatmus mit Butter ausschwitzen, 1 Eigelb, etwas fein gewiegten Schinken beifügen. Dieses schnell auf die noch warme Platte verteilen. rollen und heiß stellen. In Scheiben geschnitten anrichten (fett). — Tunke nach Belieben; vgl. Rez. 19—48. Fettgehalt stark von Tunke abhängig!

70. Spinatpudding I.

Spinat wird abgebrüht, durch die Maschine passiert und mit Butter und etwas feingehackter Zwiebel gedünstet. Dann fügt man Muskat hinzu, gibt einige Eigelb und das zu Schnee geschlagene Weiße daran, füllt die Masse in eine mit Butter bestrichene Puddingform, die mit Luftbrotbrösel oder mit feingehacktem kaltem Kalbfleisch bestreut ist, und kocht sie 1 Stunde im Wasserbade (fett).

71. Spinatpudding II.

Etwa 200 g gekochter Spinat, passiert gewogen, 40 g Butter und 2 Dotter schaumig rühren. Etwas angeröstete feingehackte Zwiebel, Pfeffer, Muskatnuß darunterrühren, dann den Spinat und den festgeschlagenen Schnee dazumischen und in einer mit Butter ausgestrichenen Form im Wasserbad 25 Minuten kochen (für 2—3 Personen) (fett).

72. Gemüsepudding.

2 Eidotter mit 20 g Butter flaumig gerührt, 2 Löffel dicker Rahm, 1 gehäufter Löffel weichgedünstetes, feingeschnittenes Gemüse (aus Tabelle I), Salz werden innig verrührt und in einem mit Butter ausgeschmierten Metallgefäß $1/_2$ Stunde langsam im Wasserbad gekocht. Als Gemüse eignen sich besonders Spinat, Kochsalat, Blumenkohl, Champignons, junge grüne Bohnen, Spargelspitzen. Man kann dem Gemüse feingehacktes Hirn, Kalbsbries oder gekochten Schinken beimischen. Beim Anrichten gibt man wenig zerlassene Butter darüber und bestreut dieselbe mit geriebenem Käse (fett).

73. Gemischtes Gemüse.

200 g grüne Bohnen, 100 g Sellerie und 100 g frische Tomaten. Grüne Bohnen werden geputzt, geschnitten und gekocht, Sellerie wird nudelig geschnitten und in einer mit Fett ausgepinselten Pfanne gedünstet. Dann beides vermengt, mit den geschnittenen Tomaten weitergedünstet, gesalzen und mit 6 g Fett aufgekocht (mittelfett).

74. Weißkraut- oder Wirsingauflauf.

Das Gemüse in Salzwasser weichgekocht; wenn gewiegt, mit feingeschnittenem Speck oder Mettwurst dünsten. Wenn erkaltet, gibt man 1 Ei, etwas Rahm und Eierschnee von 1 Ei dazu, vermischt alles gut. Dann streicht man eine feuerfeste Form gut mit Butter aus, füllt die Form mit der Masse und bäckt das Ganze im Ofen ungefähr $3/_4$ Stunde. Man kann eine Kapern- oder Tomatentunke dazu geben (fett).

75. Sauerkrautauflauf.

Sauerkraut wird am Tage vorher gekocht. Bis zum nächsten Tage ruhe es auf einem Sieb, damit es abtropft. Dann wird

eine Auflaufform ausgebuttert, eine Lage Sauerkraut hinein-
gelegt, darauf eine Lage Bratwurstfüllsel, dann eine Lage
Sauerkraut, hierauf eine Lage gebratene Speckscheiben, oben-
auf eine Lage Sauerkraut. Man kann auch nur Speckscheiben
verwenden. Zwischen die einzelnen Schichten gießt man
immer einige Löffel folgender Mischung; ganze Eier, Rahm,
etwas Salz, Muskat (oder Pfeffer) gut geschlagen. Auf die
Oberfläche gießt man von dieser Mischung und bäckt dann
den Auflauf im Backofen (fett).

76. Gemüsegallerte.

In einer Abkochung von Kalbsfüßen (3—4 Stunden lang
kochen) löst man Gelatine (15—20 Blatt). Man klärt sie mit
Eierklarschnee, zu dem man die Flüssigkeit löffelweise zu-
mischt. Um vollständig zu klären, bedarf man 4—5 Eierklar
auf 1 Liter. Dem Eierklar setzt man vor dem Schlagen $^2/_{10}$ l
kaltes Wasser zu, damit der Schnee nicht zu steif wird und
beim Erhitzen nicht so leicht gerinnt. Nach völligem Vermischen wird auf dem Feuer weiter geschlagen; es darf nicht
bis zum Sieden erhitzt werden. Dann stellt man die Masse
auf dem Herd beiseite und läßt noch $^1/_2$ Stunde ziehen. Dann
durch ein feines Leintuch seihen, etwas Sherry, Portwein oder
Madeira und Citronensaft nach Geschmack hinzufügen.

Mit dieser Flüssigkeit wird der Boden einer großen oder
6—8 kleinerer Formen ausgegossen; diese sodann auf Eis
stellen. Nach dem Erstarren den Boden mit Stückchen oder
Scheiben harter Eier und Essiggurken bedecken. Wieder
etwas Flüssigkeit nachgießen und erstarren lassen. Dann
füllt man die Form mit einem Gemisch verschiedener Gemüse
(aus Tabelle I), namentlich Spargelspitzen, jungen grünen
Bohnenschoten, Blumenkohl, zerhackten Pilzen und Morcheln,
einigen jungen Erbsenkernen und einigen dünnen Scheiben
Karotten und gießt zwischendurch immer wieder von der
Flüssigkeit nach, die alle Lücken ausfüllen und namentlich
die Wände und schließlich die Oberfläche decken soll. Die
Gemüse sind vorher einzeln oder zusammen abgekocht und
nach dem Erkalten mit Essig, Salz, Pfeffer und wenig Öl zu
einem Gemüsesalat angemengt worden (sehr fettarm).

Nach Füllung der Formen werden dieselben zum Erstarren
der Masse auf Eis gestellt. Als Beiguß wird tatarische oder

Remouladen- oder kalte Kräutertunke benutzt (Rezepte Nr. 21, 25, 32). Bei Magerkost wird nur Citronensaft auf den Teller der Gallerte beigegeben.

Die hier angegebene Menge liefert 6—8 Portionen. (Sehr beliebte Vorspeise, auch für Gesunde.)

77. Gurkengemüse.

Man schält frische Gurken, schabt die Kerne heraus, schneidet das Gurkenfleisch in große Würfel und dämpft es mit Salz, Pfeffer und Butter weich. Vor dem Anrichten gibt man feingehackte Sellerieblätter und geröstete Petersilienblätter, dann Eigelb mit Rahm verkleppert hinzu und läßt das Gericht nur noch kurz ziehen. Statt Gurken auch Kürbis. In dieser Form mittelfett bis fett. — Bei Ersatz von Rahm durch geriebenen Hartkäse und bei Verwendung von wenig Butter mittelfett bis mager.

78. Lauchgemüse (Porree); Cichorien, Fenchel.

Von 3—4 Lauch die unteren Stücke etwa 10—12 cm abschneiden, die Knolle im Kreuz einschneiden, gut waschen, in ein oberflächlich gefettetes Geschirr legen, mit etwas Bratentunke und starker Fleischbrühe übergießen, zudecken und langsam im Ofen schmoren lassen (fettarm).

In gleicher Weise lassen sich Cichorien und Fenchel bereiten.

79. Gedämpfter Wirsing.

Ganze Kohlköpfe, denen man den Strunk ausgebohrt hat, abwellen. Nach dem Erkalten vierteilen, in einer flachen Pfanne (wie Sellerie, Nr. 52, 80) dämpfen. Vor dem Anrichten geröstete Speckwürfel darüber geben (fett).

Bei Verzicht auf die Speckwürfel fettarm.

80. Gedämpfter Sellerie.

Kochen, in dünne Scheiben schneiden, in flacher Pfanne auslegen, mit Fleischbrühe begießen, mit gebuttertem Papier bedecken, im Ofen dämpfen. Von diesem Gerichte lassen wir ohne weiteres nur 50 g zu. Wird reichlicherer Verzehr gewünscht, so muß der Sellerie nach S. 46 oder besser nach Rez. Nr. 52 vorbehandelt werden (fettarm).

Dieses Gericht kann durch Beigabe von dickem, saurem Rahm und geschmolzenem Käse auch fettreich gestaltet werden.

In gleicher Art läßt sich auch Stengel-(Bleich-)Sellerie behandeln.

E. Kleine Eier-, Käse-, Fleisch-, Fischgerichte.

81. Omelette mit Füllung von feinen Kräutern u. a.

2 Eier mit etwas zerlassener Butter verquirlen. In einer Pfanne läßt man etwas Butter heiß werden, fügt die verquirlten Eier hinzu. Unter beständigem leichten Schütteln der Pfanne die Eier backen; doch muß die obere Schicht weich bleiben. In der Mitte mit feinen Kräutern füllen und von beiden Seiten zusammenschlagen (mittelfett).

Feine Kräuter: Feingehackte Zwiebel wird in Butter angeröstet. Hierauf mengt man feingehackte Petersilie, Bertram und Kerbelkraut und feingehackte Champignon dazu, läßt dieses auch etwas anrösten, gießt etwas Wasser oder Fleischbrühe dazu, läßt das Ganze einkochen. Natürlich kann man, nach Geschmack, auch andere gewiegte Kräuter wählen, vor allem Schnittlauch.

Andere Füllungen, berechnet auf 1 Portion: Durch die Zugabe von Füllung a, b, c wird das Gesamtgericht fettreich; bei Zugabe von Füllung d bleibt es mittelfett.

a) In 5 g Butter wird feingehackte Petersilie angeröstet. 50 g Pilze (Champignons oder Steinpilze) werden feingeschnitten dazugegeben, gesalzten und weich gedünstet.

b) Feingehackte Zwiebeln werden in 5 g Butter angeröstet, 2—3 frische Tomaten würfelig geschnitten dazugegeben und kurz gedünstet.

c) Zwiebel in 5 g Fett angeröstet werden mit 2—3 Hühnerlebern weich gedünstet, gesalzen und gepfeffert.

d) Frische Muscheln werden in Salzwasser gargekocht, enthülst und als Füllsel verwendet.

82. Eierkrusteln.

2 hartgekochte Eier, einige Champignon oder Steinpilze in kleine Würfel schneiden, in Butter mit reichlich gehackter Petersilie anschwitzen, erkalten lassen, mit 1—2 Löffel Rahm

oder holländischer Tunke und 2 Blatt aufgelöster Gelatine, etwas Plasmon vermengen, auf Butterpapier dick aufstreichen, fest werden lassen. Dann Krusteln formen, in Plasmon drehen, in heißem Schmalz schnell backen (mittelfett bis fett).

83. Rahmeier, Buttereier, Toasteier.

Rahmeier: In eine Gratinierschüssel gibt man Rahm, schlägt vorsichtig Eier hinein und läßt sie im Ofen etwas fest werden. Man belegt die Speise mit Sardellenstreifen und feingehackter Petersilie, stellt sie in den Backofen und richtet sie an, sobald die Kruste braun ist (fett).

Buttereier: Hartgekochte Eier der Länge nach halbieren und unmittelbar vor dem Anrichten, noch heiß, mit reichlich zerlassener, gebräunter Butter in heißer Gratinierschüssel übergießen. Statt einfacher Butter auch Anchovisbutter (fett).

Toasteier: Luftbrotscheiben werden gut gebuttert, dann geröstet. Auf die noch heißen Scheiben ein Spiegelei setzen, dieses mit kreuzweise gelegten Sardellen und mit Kapern decken. In heißer Form vorsetzen (fett).

84. Verlorene Eier mit holländischer Tunke.

Die Eier nach Zerbrechen der Schale vorsichtig in siedendes Essigwasser geben; etwa 3 Minuten sieden lassen, dann ins kalte Wasser bringen. Holländische oder Tomatentunke darübergeben, wozu die Rezepte 19, 37, 46 dienen können (mittelfett bis fett).

85. Schinkenfleckerl.

Von 2 Eiern werden mit etwas Salz dünne Pfannkuchen gebacken, die in Fleckerl geschnitten werden. 6 g Butter, $1/_2$ Dotter und 5 g Weichkäse werden gut abgerührt, dazu 40 g fein gehackter Schinken, $1/_2$ Eßlöffel saurer Rahm, Salz, Pfeffer, etwas geriebenen Hartkäse, die geschnittenen Fleckerln und zuletzt der Schnee von $1/_2$ Eiweiß gegeben. Die Masse wird in einer befetteten Auflaufform gebacken (fett).

86. Jüseier 1.

Jüseierform ausbuttern, das ganze Ei hineinschlagen, darauf 1 Eßlöffel dicke süße Sahne, darauf Petersilie, Kapern oder Champignons, darauf geriebener Käse. In den Ofen, bis es sich steift, nicht zu lang (fett).

87. Jüseier 2.

In eine Jüsform füllt man eine heiße kräftige Jüs, die zu gelatinieren neigt, bis die Form $^3/_4$ gefüllt ist, fügt dazu ein rohes Eigelb (fettarm bis mittelfett). Sehr beliebt!
Kräftige Kalbsbratentunke eignet sich auch dazu.

88. Käse-Eierkuchen.

2 Eierkuchen backen. 50 g geriebenen Käse mit zerlassener Butter, Salz und 1 Ei schaumig rühren. Damit die Eierkuchen füllen, diese in eine geschmierte Pfanne geben. 1 Ei mit etwas Salz sprudeln, darüber geben, das Ganze im Backofen backen (fett).

89. Käsepudding.

50 g Weichkäse, 10 g geriebener Hartkäse, 1 Dotter und Schnee von einem Eiweiß, Salz. Weichkäse und Dotter werden gut verrührt, Hartkäse daruntergemischt und zuletzt der Schnee eingerührt. Die Masse wird in eine befettete Puddingform gefüllt und im Dunst gekocht (mittelfett).

90. Käsetoast.

a) Luftbrotschnitten werden mit etwa 1 cm dicken Chesterkäsescheiben belegt, in ein heißes Rohr gegeben und nach Zerfließen und leichtem Anbräunen des Käses heiß angerichtet (mittelfett).

b) Dasselbe zur Einlage in Suppen: Geriebener Hartkäse, am besten zweierlei Art (z. B. alter Käse nach Emmentaler und nach Parmesanart) wird mit Butter und sehr viel Paprika innig verrührt. Auf 1 cm dicke Luftbrotscheiben 1 cm dick aufstreichen, in leicht gefetteter Pfanne im Backofen bei mäßiger Hitze knusprig backen. In Quadrate von etwa 2 cm Seitenlänge schneiden. In heißer Schüssel zur Suppe anbieten. Übliche Menge etwa 6—8 Quadrate (fett).

91. Mark-Toast.

Luftbrötchen werden mit dünnem scharfem Messer in dicke Scheiben geschnitten, dann geröstet, dann mit wenig weicher Butter bestrichen nochmals in einer Pfanne erhitzt. Die heißen

Scheiben werden mit gekochten Knochenmarkscheiben belegt. Heiß auf den Tisch bringen. Nach Wunsch mit Salz und Pfeffer bestreuen (fett).

92. Streichbare feine Fleischpastete (Potted meat).

Diese feine Pastete von Pomadekonsistenz eignet sich nicht nur für Kranke, sondern ist auch ein sehr schmackhafter Brotbestrich für Gesunde. Zuckerkranke tragen sie auf Luftbrotschnitten auf.

750 g mageres zartes Rindfleisch in kleine Stücke geschnitten, werden in einen irdenen Topf gebracht; dazu ein Markknochen, 1—2 Stück Nelken, eine geröstete Zwiebel mittlerer Größe, $^1/_{10}$ l Wasser. Der Topf wird gut verschlossen 2—3 Stunden im Backofen erhitzt, so daß die Masse durch und durch gar wird. Dann treibt man das Fleisch zweimal durch die Wurstmaschine und fügt ihm die abgeseihte Brühe zu. Dem so entstandenen Fleischbreie mengt man 200—250 g Butter bei, ferner Salz nach Wunsch; auch ein wenig Worcestertunke, Anchovisbutter und andere Würzen, je nach Geschmack. Die ganze Masse wird dann mit einem Holzlöffel gut durchgeknetet, bis sie geschmeidig und wie Butter streichbar ist. Man preßt sie dann in kleine Töpfe und gießt erhitzte Butter zum Luftabschluß darüber.

Zugabe von etwas Kalbs- oder Gänseleber zum Fleisch erhöht den Wohlgeschmack. Betreffs Auswahl und Menge der Würzstoffe richtet man sich natürlich nach dem Zweck. Statt Rindfleisch läßt sich auch jede andere Fleischart einsetzen, z. B. von Reh, Hase, zahmem oder wildem Geflügel, so daß breite Abwechslung möglich ist.

Die kleinen Töpfe halten sich gut gekühlt 6—7 Tage. In Weckgläser oder dgl. gefüllt und dann sterilisiert wird die Pastete zur Dauerware. In diesem Falle deckt man mit Speckscheiben statt mit Butter. — Das Herstellen dieser schmackhaften Pastete (S. 30) erfordert sehr sorgsame Küchentechnik; sonst mißrät sie (fett).

93. Irish stew (irischer Schmortopf).

Weißkraut oder Wirsing wird geputzt und gewaschen. Hammelfleisch von Brust und Schulter wird in Stücke geschnitten. Ein Dampfkochtopf wird mit einer Lage der Blätter belegt, dann kommt eine Lage Fleischstücke, Salz, Pfeffer, und in Scheiben geschnittene Zwiebeln darauf. Dann wieder Kohl usw.; den Abschluß bildet eine Lage Kraut. Über das Ganze gießt man etwas Wasser oder Fleischbrühe und schraubt den Deckel auf den Dampfkochtopf. Kochdauer etwa $2^{1}/_{2}$ Stunden. Zwischendurch muß einmal vorsichtig nachgesehen werden, ob noch genügend Brühe an dem Gerichte ist (fett).

Statt Hammelfleisch (fett) kann auch mageres zartes Ochsenfleisch, ebenso auch Kalbfleisch mit Hühnerbrust und Kalbsmilcher gemischt genommen werden. Reh, ältere Fasanen und Rebhühner gleichfalls geeignet. Man erhält dann ein fettarmes Gericht.

94. Fleischpudding (für 2—3 Personen).

200 g Kalbfleisch braten und durch die Maschine geben. 40 g Butter schaumig rühren, 2 Dotter, den Fleischbrei, Salz und den geschlagenen Schnee dazu, in gut geschmierter Puddingform im Wasserbad 20—25 Minuten kochen (halbfett bis fett).

95. Kalbsbries-Ragout.

Ein kleines Kalbsbries kochen, dann abhäuten, dann in kleinere Stücke schneiden. 1 Eßlöffel Butter zergehen lassen, darin kleine, zerriebene Zwiebel anrösten lassen. (Statt dessen auch Zwiebel mit kräftiger Fleischbrühe gekocht und dann im Mörser fein verteilt.) Dahinein das Bries. Salz, Pfeffer oder Paprika zugeben und das Ganze 20 Minuten dünsten lassen. Dann gibt man gekochte Pilze, Spargelspitzen, Kapern, Oliven, etwas Citronensaft dazu und läßt die Masse nochmals kurz dünsten. Kurz vor dem Anrichten verrührt man einen Eidotter mit dickem Rahm und 1 Eßlöffel Apfelwein (oder trockenem Sherry), vermischt dies mit der Brühe und erhitzt das Ganze nochmals unter leichtem Rühren bis vors Kochen (fett).

Bei Weglassen von Butter und Rahm und Ersatz derselben durch zerriebenen Hartkäse entsteht ein mittelfettes Gericht.

Verteilt, kann man die Speise auf Muschelschalen reichen.

96. Gebackene Fleisch- und Fischspeisen (Wiener Schnitzel, Wiener Backhähndl, Hirn, Bries, Leber und Backfisch).

Zum Panieren (S. 12, 69) wird das Fleisch- oder Fischstück usw. leicht in Plasmon, in Ei und schließlich in Luftbrotbrösel gewälzt, dann in heißem (sog. schwimmendem) Fett gebacken (fett).

Dabei ist zu beachten, daß das panierte Fleisch unverzüglich in das bereitstehende heiße Fett gegeben werden muß.

Wird normales Paniermehl verwendet, soll das saftig gebliebene Fleisch usw. aus der Kruste geschält (S. 12) und dann nach Beträufeln mit Citronensaft angerichtet werden. (Bei Verwendung mageren Fleisches usw. fettarm.)

97. Fischreste-Ragout.

Das gekochte Fischfleisch in eine kleine Steingutform bringen, dazu 3 Eßlöffel dicken Rahm (süß oder sauer), Salz und Pfeffer, 1 Eßlöffel zerpflückte Butter. Darüber Parmesankäse oder anderen geriebenen Käse. Das Ganze im Backofen 15—20 Minuten backen lassen. Hierzu eignen sich alle fleischreichen Fische, besonders gut Schellfisch (fett).

98. Sülze (10—12 Portionen).

1 kg Schweinefuß, 1 kg Kalbfleisch (Bruststück), $1^1/_2$ l Wasser, Salz, Gewürzkörner und 3 Eßlöffel Essig. Die Zutaten werden im Wasser bis zum Weichwerden des Fleisches gekocht, das Fleisch der Brühe entnommen und kleinwürfelig geschnitten. Die Brühe wird durch ein Sieb gegeben und mit den Fleischwürfeln nochmals aufgekocht, dann in kalt ausgespülten Formen zum Sulzigwerden kaltgestellt (fett).

99. Leberpudding (2 Portionen).

5 Hühnerlebern oder Kalbsleber mit Zwiebel rösten, dazu Salz, Pfeffer, Muskatnuß geben. Dann passieren. 40 g Butter schaumig rühren, 2 Dotter und 2 Eierklarschnee darunter mischen, das Ganze vorsichtig untereinander rühren, in mit Butter ausgeschmierter Form im Wasserbad kochen (fett).

F. Süßspeisen[1]), praktisch genommen kohlenhydratfrei.

100. Schneebälle (Schneenockerl).

Für 1 Portion wird 1 Eierklar mit wenig Saccharin oder Sionon versetzt und zu steifem Schnee geschlagen. In siedendes Wasser wird diese Masse löffelweise eingebracht und nach völligem Ersteifen (einige Minuten) auf ein Sieb zum abtropfen gelegt. Beim Anrichten mit Tunke nach nächstfolgendem Rezept übergießen (mager).

101. Vanilletunke.

1 Eidotter wird mit einer Spur Saccharin oder 1 Löffel Sionon, Vanille und 2 Eßlöffel Milch über dem Feuer dick geschlagen (mager).

102. Schaum-Omelette.

1 Eidotter wird mit einer Spur Saccharin oder 1 Teelöffel Sionon schaumig gerührt, der Schnee von 1 Eiklar dazugegeben und die Masse auf einer befetteten Pfanne im heißen Rohr gebacken.

Anmerkung: Als Füllsel eignet sich Diabetikermarmelade (mager).

103. Schichttorte (12—14 Portionen).

7 Eierklar zu Schnee geschlagen, 200 g geriebene Nüsse, Saccharin oder 120 g Sionon. In den festen Schnee werden die geriebenen Nüsse und das aufgelöste Saccharin (oder trockenes Sionon) eingerührt. Aus dieser Masse werden 4—5 Tortenblätter gebacken (mager).

Diese Blätter werden mit Tortenfülle (folgende 2 Rezepte) zusammengeklebt. Bei Verwendung von Rezept 104 entsteht ein fettes, von Rezept 105 ein mittelfettes Gericht.

104. Tortenfülle (fette).

$^1\!/_4$ l Milch wird mit 2 Dotter und 3 Eßlöffel Sionon am Feuer dickgeschlagen, 2 Blatt Gelatine aufgelöst darunter-

---

[1]) Wo im folgenden Sionon und Saccharin angegeben wird, sind beide Stoffe gleichwertig zu verwenden. (Preisunterschied!) Wird dagegen nur Sionon angegeben, so ist anderweitiger Ersatz nicht möglich, da mit der körpergebenden Eigenschaft des Sionons usw. gerechnet wird.

gerührt und die Masse kalt geschlagen. 200 g Butter werden
mit 3 Eßlöffel Sionon oder Saccharin und 3 Eßlöffel Cacao
flaumiggerührt, die obige Masse langsam dazugerührt (fett).
Berechnung auf Gesamtmasse wie bei Nr. 103.

105. Tortenfülle (mager).

$^1/_2$ l Vollmilch wird mit Vanille, Citrone oder Cacao, 120 g
Sionon zum Kochen gebracht, mit 7 Eigelb legiert, 8 Blatt
aufgelöste Gelatine zugegeben und kalt gestellt. Die Masse wird
zu Beginn des Stockens vom Eis genommen, Schnee von
7 Eiweiß und $^1/_4$ l fester Schlagrahm daruntergemischt (mager).
Berechnung auf Gesamtmasse wie bei Nr. 103.

106. Schaumgericht mit Citrone.

1 Ei, 10 g Sionon, Citronensaft und Schale von $^1/_2$ Citrone.
Das Eidotter wird mit Sionon, Citronensaft und abgeriebener
Citronenschale am Feuer dick geschlagen; nach dem Kalt-
schlagen wird der Schnee daruntergezogen (mager).

107. Schaumgericht mit Vanille.

1 Ei, 10 g Sionon, Vanille und 2 Eßlöffel Milch. Das Eidotter wird mit der Milch, Sionon und Vanille am Feuer
dick geschlagen; nach dem Kaltschlagen wird der Schnee
daruntergezogen (mittelfett).

108. Windbäckerei.

Eiweiß zu festem Schnee schlagen, davon mit dem Spritz-
sack Formen in Windbeutelgröße auf ein ungeschmiertes
Blech spritzen und bei ganz geringer Hitze im Rohr hell
backen und dann noch austrocknen lassen (fettfrei).

Die Bäckerei kann man aufschneiden, mit Schlagsahne,
Creme oder Fruchtgallerte füllen.

Fruchtgallerten macht man aus Natur-Himbeer-, -Jo-
hannisbeer- oder -Sauerkirschensaft, den man ganz leicht mit
Agar gelatiniert. Die in den benötigten kleinen Saftmengen
enthaltenen Kohlenhydrate sind belanglos. Den Saft vorher
nach Geschmack mit Saccharin süßen (fettfrei).

109. Weinschaum (Chaudeau).

1 Eidotter, Sionon oder Saccharin und $^1/_{10}$ l Weiß- oder
Rotwein werden über dem Feuer bis zum Dickwerden geschlagen; nicht kochen! (Fettarm.)

110. Eierschnaps.

Zu 2 Dottern rührt man 2 Eßlöffel Schlagsahne und 1 (bis 2) Eßlöffel Kirschengeist nebst Sionon oder Saccharin. Eierklar wird zu festem Schnee geschlagen und mit der übrigen Masse vermischt. Das Ganze in ein Glas geben und auf Eis stellen (fett).

111. Gefüllter Teekuchen.

Schnee von 1 Eierklar steif schlagen, dann ein Gemenge von 1 Dotter und 6 g Sionon locker dazumischen; die Masse auf befettetem Papier hellgelb backen und noch warm mit Diabetikermarmelade bestreichen und rollen (mager).

112. Vorbemerkungen zu Gerichten aus Mandeln und Nüssen.

Mandeln und Nüsse sind nicht frei von Stärke- und Zuckerstoffen, was häufig fälschlich angenommen wird. Daher können die daraus hergestellten Gebäcke und sonstigen Gerichte auch nicht frei davon sein. Aber der Gehalt ist nicht bedeutend; am geringsten bei Hasel- und Paranüssen (S. 22). Da nun aber zu allen Mandel- und Nußgerichten reichliche andere Zusätze kommen (Eier, Butter u. a.), sinkt der Gehalt an Stärke- und Zusatzstoffen bei genußfertigen Trockengebäcken auf 3—4%, bei feuchten Gebäcken und anderen Gerichten auf 3—1% ab. Da wegen des starken Sättigungswertes dieser Gerichte und mit Rücksicht auf den Magen immer nur kleinere Gewichtsmengen des genußfertigen Gerichtes auf einmal verzehrt werden, geben wir in der Regel, mindestens in leichteren Fällen, meist auch in schwereren Fällen, gewisse Mengen der Mandel- und Nußgerichte zum Genusse frei.

Wo auch die kleinen Mengen von Mehl- und Zuckerstoffen der gewöhnlichen Mandel- und Nußgerichte vermieden werden sollen, oder wo reichlicher Verzehr gewünscht wird, bedient man sich besser des Auswaschverfahrens von J. Seegen (Nr. 113).

Zahlreiche Rezepte für Mandel- und Nußgerichte sind für eine größere Anzahl von Personen berechnet und eignen sich besonders für Krankenanstalten. Für Einzelkranke sind jene Gerichte schwer und nur auf Kosten der Schmackhaftigkeit herstellbar.

In der Regel ist immer nur eine einzige Portion Mandelgericht ohne Anrechnung auf Kohlenhydrat am Tage gestattet, nicht etwa je eine aus verschiedenen Gerichten. Jede Abweichung davon bedarf besonderer Erlaubnis.

113. J. Seegen's Auswaschverfahren für Mandeln und Nüsse.

Die nach dem Seegen'schen Verfahren entstehende mehlartige Substanz ist fast völlig kohlenhydratfrei und kann in gleichen Gewichtsmengen wie zerriebene gewöhnliche Mandeln zum Herstellen der Gerichte Nr. 114—117, 119—123 verwendet werden. Da aber das Aroma Einbuße erlitten hat, ist in der Regel stärkeres Würzen mit Zimt, Nelken, Vanille, Kalmus, natürlicher Ingwerwurzel, Essenzen, bzw. bei nicht süßem Gebäck mit Salz, Kümmel u. dgl. erforderlich.

Man gebe 125 fein geriebene Mandeln oder Nüsse in einen feinmaschigen Leinwandbeutel, hänge diesen 15 Minuten lang in siedendes Wasser, dem einige Tropfen Essigsäure beigemischt sind. Die Masse wird darauf im Leinwandbeutel oder zwischen Tüchern gut abgepreßt und wie geriebene Vollmandel verwendet.

Das Seegen'sche Mandelbrot erhält man daraus auf folgende Weise: Die Masse wird innig mit 100 g Butter und 2 rohen Eiern verrührt; später setzt man noch 3 Eidotter und etwas Salz oder Saccharin zu. Nach längerem Rühren wird noch ein feiner steifer Schnee von 3 Eierklar untergezogen. Der Teig wird in einer mit geschmolzener Butter bestrichenen Papierform bei gelindem Feuer gebacken. Bei einiger Übung erhält man auf diese Weise lockere, wohlschmeckende und fast kohlenhydratfreie Gebäcke. Die mit Salz versehene Masse eignet sich besser für Brot, die mit Saccharin gesüßte Masse besser für Trockengebäcke (Ausstreichen in flache Scheiben von etwa 1 cm Dicke, in beliebige Formen schneiden, backen auf einer mit angefettetem Papier bedeckten Platte).

Will man das ausgewaschene Mandelmehl nicht sofort verwenden, so läßt man es nach schärfstem Abpressen bei gelinder Wärme trocknen und zerpulvert es dann im Mörser.

Wir erwähnen das Seegen'sche Verfahren mehr aus historischem Interesse. Es wird kaum noch angewendet.

114. Mandelbäckerei I (12 kleine Plätzchen).

40 g Sionon, 25 g Butter, 60 g geschälte Mandeln, $^1/_2$ Dotter roh, 1 Dotter hartgekocht, passiert, wenig Plasmon. Sämtliche Zutaten werden auf einem Brett verarbeitet (Butter wird sehr

kalt und klein zerpflückt), mit etwas Plasmon geknetet, mit Plasmon gestaubt und ausgewalkt. Formen ausgestochen und auf unbefettetem Blech gebacken. — 3 Stück ohne Anrechnung auf Kohlenhydrat erlaubt. (Je 1 Stück = etwa 5 g Fett.)

115. Mandelbäckerei II (12 kleine „Mandelbusserln").

1 Eiweiß, 100 g Mandeln, 50 g Sionon, Citronensaft und Schale, Zimt. Der feste Schnee wird mit den geriebenen geschälten Mandeln, Citronensaft, Schale und Zimt und Sionon gut verrührt. Daraus werden kleine Kugeln geformt, die mit Mandeln belegt hell gebacken werden. (In 1 Stück = etwa 4 g Fett.)

116. Mandelringe.

2 Eiweiß, $^1/_2$ Ei, 150 g Mandeln, 130 g Sionon, Citronensaft und Schale. Das Eiweiß, Ei, geschälte geriebene Mandeln Sionon und Citronensaft und Schale werden schaumig gerührt, daraus Ringe gespritzt und gebacken. (Die gesamte Masse enthält etwa 80 g Fett.)

117. „Sacherschnitten" (2 Port.).

17 g Sionon, 17 g geriebene Mandeln, $^1/_2$ Dotter, $^1/_2$ Eierklar, $^1/_2$ Ei, 6 g Kakao und Luftbrotbrösel. Sionon, Dotter, Mandeln und das ganze Ei werden sehr schaumig gerührt. Nach Zugabe des Kakaos wird Schnee mit einer Spur Luftbrotbrösel daruntergezogen, die Masse auf befettetem Papier gebacken, in zwei Streifen geschnitten, mit Diabetikermarmelade zusammengesetzt und mit Schokoladeglasur (Nr. 118) überzogen. (Mittelfett; — die gesamte Masse enthält etwa 16 g Fett.)

118. Schokoladeglasur.

20 g ungesüßte „Kakaomasse", 10 g Sionon. Kakaomasse wird im Wasserbad langsam erweicht. Sionon wird (wie Zucker) nach Wasserzusatz gesponnen und langsam in die erweichte Kakaomasse (fetthaltig, S. 18, 87) eingerührt (mittelfett; die gesamte Masse enthält je nach Fettreichtum der „Kakaomasse" 8—10 g Fett.

119. Dauergebäck aus Mandeln I.

Je 30 g geriebene Mandeln und Haselnüsse (oder Kokosflocken) mit 1 hart gekochten, feinst gewiegten Ei, etwas rohem Eigelb, Vanille, Süßstoff, 15 g kalter frischer Butter, auf dem Brett mit der Hand vermengen. Ausrollen. mit Plasmon stäuben, in Formen ausstechen. auf leicht gebuttertem Blech backen (die gesamte Masse enthält etwa 32—36 g Fett).

120. Dauergebäck aus Mandeln II.

2 Eiweiß zu festem Schnee schlagen, 2 Dotter, Süßstoff, Vanille oder Citrone, 40 g geriebene Nüsse oder Mandeln leicht darunter mengen. Mit Kaffeelöffel kleine Häufchen auf Backblech setzen und langsam backen (die gesamte Masse enthält etwa 30 g Fett).

121. Mandeltorte (8 Port.).

200 g feingeriebene Mandeln, 6 Eidotter, etwas Saccharin, 3 Eßlöffel Essig, steifer Schnee von 4 Eierklar werden gemischt. Die Masse wird auf angefettetem Papier dünn aufgestrichen und bei mäßiger Hitze gebacken. Dann schneidet man die Torte in Scheiben und weicht die Hälfte davon in folgender Flüssigkeit ein: Gemisch von je 3 gleichen Teilen Rum, Kognak und dickem Rahm.

Füllung hierzu: 20 g Butter flaumig rühren; dann 2 Eßlöffel geriebene Mandeln oder Nüsse, 3 Eßlöffel Schlagrahm und etwas Saccharin damit verrühren.

Man häuft zu unterst nicht geweichte Torte, darauf eine Schicht Füllsel, dann eine Schicht geweichte Torte. Darüber gibt man etwas geschlagenen Rahm, stellt das Ganze eiskalt. Vor dem Anrichten werden die kleinen Torten nochmals mit geschlagenem Rahm bespritzt. Die ganze Masse enthält etwa 150 g Fett (fettes Gericht).

122. Mandelkuchen.

12 Eidotter, 125 g frische Butter 10 Minuten lang innig verrühren; $^1/_4$ kg süße Mandeln (geschält) oder Nüsse oder Pistazien feingewiegt und etwas Saccharin, nach Geschmack auch ein wenig Salz dazumischen und wieder $^1/_2$ Stunde lang rühren. Schließlich den steifen Schnee von 7 Eierklar der Masse beimengen.

In einer reich mit Butter ausgestrichenen Brotform in nicht zu heißem Ofen 30—45 Minuten backen (12—15 Portionen).

Die Masse kann nach Belieben auch mit Vanille, Citronen- oder Pomeranzenschale, Kalmus oder ein wenig Pfeffer gewürzt werden. Die ganze Masse enthält etwa 280 g Fett (fettes Gericht).

123. Makronenartiges Gebäck mit Sionon.

100 g Mandeln oder Nüsse und Kokosflocken zu gleichen Teilen, geschält und gerieben, 30 g kalte Butter, 60 g Sionon, 2 harte sehr fein gehackte Eier und sehr wenig Plasmon auf einem Brett zu einem Teig verarbeiten, ausrollen und Formen ausstechen. Bei mäßigem Feuer etwa 20 Minuten backen. Das Gebäck hält sich 4—5 Tage lang, wenn in geschlossener Dose aufbewahrt; offen liegend wird es alsbald hart. Die ganze Masse enthält etwa 85 g Fett. Sie reicht aus für 15 Makronen mittlerer Größe. — 3 Stück ohne Anrechnung auf Kohlenhydrat erlaubt (fett).

124. Salzmandeln.

1 Pfund geschälte Mandeln abziehen, abwellen, in eine Pfanne werfen und 1 Minute in einen sehr heißen Ofen stellen, damit sie schnell trocknen. Die Pfanne herausnehmen, 30 g frische Butter über die Mandeln streichen. Wieder einige Minuten in den Ofen schieben, bis die Butter zergangen ist, die Pfanne öfters schütteln. In kurzen Zwischenräumen 3 Teelöffel feines Salz über die Mandeln streuen, sehr oft schütteln. Das Verfahren von der Butter bis zum letzten Salzen darf 8 Minuten dauern, dann läßt man sie noch im Ofen, bis sie dunkelgelb geworden sind. Die ganze Masse — etwa 120 Mandeln — enthält 275 g Fett. 10 Salzmandeln ohne Anrechnung auf Kohlenhydrat erlaubt (fett, salzreich).

125. Mandelbrot I.

Man nehme 100 g geschälte Mandeln oder Nüsse, vermische sie mit 40 g Butter, 2 ganzen Eiern, 3 Dottern und Salz. Hierauf nehme man etwas mehlfreies Backpulver und rühre die Masse $^1/_2$ Stunde. Zum Schluß gibt man den Schnee von 3 Eierklar darunter, bringt den Teig in eine Form und lasse ihn bei gelindem Feuer 1 Stunde backen. Einige Tage haltbar. Die ganze Masse enthält etwa 110 g Fett. Sie ergibt 6 Portionen (fett).

126. Mandelbrot II.

80 g Mandeln oder Nüsse werden heiß überbrüht, geschält und für kurze Zeit in kaltes Wasser gelegt, dann gut abtrocknen und zerreiben. 120 g Butter gut flaumig rühren, wozu man nach und nach 5 Dotter, etwas Salz und Saccharin gibt. Dann rühre man die geriebenen Mandeln oder Nüsse und zum Schluß den Schnee von 5 Eierklar dazu. Die Masse wird in eine gefettete Biskuitform gegeben und bei mäßiger Hitze $^3/_4$—1 Stunde gebacken. Die ganze Masse enthält 165 g Fett. Sie liefert 5 Einzelportionen (fett).

127. Nuß-Rollkuchen.

Von 3 Eiweiß festen Schnee schlagen; damit die 3 Dotter und 60 g geriebene Nüsse leicht verrühren, mit Saccharin süßen, diese Masse auf ein mit Butter bestrichenes Blech geben, in mittelmäßiger Hitze backen. Wenn sie aus dem Backofen kommt, mit einem Messer ablösen und mit folgendem füllen: $^1/_{16}$ l (= 60 g) Schlagsahne zu sehr festem Schnee schlagen, 60 g geriebene Nüsse und feingeschnittene Citronenschale dazugeben, mit Saccharin süßen. Wenn diese Füllung aufgestrichen, den Teig einrollen und den Kuchen in Scheiben schneiden. Die ganze Masse enthält etwa 95 g Fett. Sie ergibt 3—4 Einzelportionen (fett, salzfrei).

128. Nußtorte.

40 g Butter werden mit 40 g frischem Siebkäse (Quark) und etwas Saccharin innig verrührt. Nach und nach werden 4 Eidotter eingerührt, dann 70 g feingeriebene Nüsse und zuletzt der steif geschlagene Schnee von 4 Eierklar. In kleiner, gut ausgeschmierter Tortenform backen. Die Masse ist einige Tage haltbar. Die ganze Masse enthält etwa 90 g Fett. Sie ergibt 4 Einzelportionen (fett, salzfrei).

129. Haselnußtorte.

12 Eidotter gut verrühren, dann mit $^3/_8$ kg Haselnüssen, die mit der Haut fein vermahlen sind, mengen. Dazu 2 Eßlöffel Rum (Kirschwasser oder dgl.) und Saccharin geben und dann den steifen Schnee der 12 Eierklar vorsichtig mit der Masse mischen. Die Masse wird in eine mit Butter aus-

gestrichene Form gefüllt und bei mäßiger Hitze eine Stunde lang gebacken. Die ganze Masse enthält etwa 250 g Fett. Sie ergibt 8—10 Einzelportionen (fett, salzfrei).

130. Marzipan.

125 g Mandeln, 4 g bittere Mandeln, 100 g Sionon, 1—2 Eßlöffel Rosenwasser. Die geschälten, trockenen Mandeln werden zweimal, das Sionon (um etwaige Klumpen zu verpulvern) einmal durch die Maschine getrieben, dann beides vermischt und mit Rosenwasser zu einem Teig geknetet. Handgeformte Plätzchen werden kurz unter starker Oberhitze angebacken. Die gesamte Masse enthält etwa 65 g Fett. Sie ergibt 20 Marzipanplätzchen. Einzelportion für den Tag 4—5 Stück. Sehr schmackhaftes Gericht (fett, salzfrei).

131. Haselnußwürfel.

20 g Sionon, 17 g Butter, 30 g geriebene Haselnüsse, $^1\!/_2$ Dotter, Citronenschale, Zimt, Nelken. Sämtliche Zutaten werden auf einem Brett verarbeitet. Butter wird sehr kalt und klein zerpflückt, mit etwas Plasmon geknetet, mit Plasmon gestaubt und ausgewalkt. Aus der Masse werden Streifen geschnitten, auf unbefettetem Blech gebacken. Je zwei Streifen werden mit Crememasse (Rezept Nr. 133) zusammengefügt, mit weißer Glasur (Rezept Nr. 132) überzogen und in Würfel geschnitten. Sehr schmackhaft. Die ganze Masse enthält etwa 30 g Fett; sie ergibt 2 Einzelportionen (fett, salzfrei).

132. Weiße Glasur.

30 g Sionon, $^1\!/_2$ Eierklar, 1 Eßlöffel Citronensaft. Das Eiweiß wird mit Sionon und Citronensaft zusammen gut gerührt (fettfrei, salzfrei).

133. Creme-Masse mit Sionon.

20 g Sionon, 20 g Butter, 10 g Kakao, $^1\!/_2$ Dotter. Butter wird sehr schaumig gerührt, die anderen Zutaten werden unter dauerndem Rühren dazugegeben (fett).

134. Biskuit. Rollkuchen oder -Schnitten.

30 g Sionon, 20 g geriebene Nüsse, 1 Ei. Dotter und Sionon werden schaumig gerührt, fester Eierklarschnee und

Nüsse leicht darunter gezogen und auf gut gefettetem Papier
hell gebacken. Die Masse wird warm vom Papier gelöst und
in Schnitten geteilt, die mit Creme (Rezept Nr. 133) zusammengesetzt werden. Der Teig kann auch noch warm mit
Diabetikermarmelade oder Creme bestrichen und zu Roll-
kuchen gestaltet werden. Die ganze Masse enthält etwa
18—20 g Fett. Sie ergibt 2 Einzelportionen (mittelfett).

135. Nußbrot.

40 g Sionon, 10 g Luftbrösel, 50 g Haselnüsse, 2 Dotter,
Schnee von 2 Eierklar. Dotter und Sionon gut abrühren,
die feingeschnittenen Nüsse dazu geben. Dann Schnee und
Luftbrotbrösel (S. 78) darunter ziehen und langsam backen.
Die ganze Masse enthält etwa 36 g Fett. Sie ergibt 2—3 Einzel-
portionen (fett, salzfrei).

136. Linzerschnitten.

3 Eierklarschnee, 150 g Haselnüsse, 80 g Sionon, 1 Messer-
spitze Zimt. — 2 Eiweißschnee werden sorgfältigst mit dem
Sionon lange gerührt, dann nach und nach die geriebenen
Nüsse, Zimt und zuletzt der Schnee von 1 Eiweiß darunter
gerührt. $^3/_4$ der Masse wird auf ein befettetes Blech gestrichen,
mit Diabetikermarmelade bestrichen und aus dem Rest der
Masse wird ein Gitter darüber gespritzt. Langsam backen.
Die ganze Masse enthält etwa 80 g Fett (aus den Nüssen).
Sie ergibt 2—3 Einzelportionen (fett, salzfrei).

137. Kaffee-Eis und anderes Rahmgefrorenes.

Vorbemerkungen zu Gefrorenem: Im Haushalt verfügt man selten über eine zu Einzelportionen geeignete
Gefriermaschine. Man bringt die fertig gemischte zum Gefrieren bestimmte Masse in einen kleinen Schneekessel oder
silbernen bzw. plattierten Becher, setzt denselben in ein
größeres Gefäß, umgibt den Becher mit reichlich zerstoßenem
und mit Viehsalz durchmischtem Eis, rührt den Inhalt des
Bechers oder dreht den Becher solange herum, bis der Inhalt
den gewünschten Härtegrad erreicht hat.

Die hier aufgeführten Gerichte von Gefrorenem sind
praktisch genommen, kohlenhydratfrei, soweit nicht anderes

ausdrücklich vermerkt ist. Weitere Gerichte werden in Abschnitt G ausgeführt (S. 237 ff.).

150 g dicken Rahm mit 2—3 Eidottern, 2 Eßlöffel stark konzentriertem Kaffee und Saccharin am Feuer dick schlagen (nicht kochen); die Masse nach dem Erkalten in die Gefrierbüchse stellen. Statt Kaffee kann man als Geschmacksträger auch Vanille, Rum, Kirschwasser, geriebene Nüsse oder Diabetiker-Kakaopulver (S. 86), Diabetiker-Schokolade (S. 87) nehmen (fett).

Falls man Diabetiker-Fruchtmark mit nicht mehr als 6 proz. Zuckergehalte (S. 59, 63) als Geschmacksträger und körpergebend nimmt — 100 g genügen für 1 Portion — erhält das Gericht den Kohlenhydratwert einer halben WBE.

138. Citroneneis mit Sionon.

1 Citrone (oder $^1/_2$ Grapefruit), 25 g Sionon, 2 Eßlöffel Wasser. — Das Sionon wird nach Zusatz von geriebener Citronenschale mit Wasser gesponnen, der Citronen- bzw. Grapefruitsaft dazugegeben, die Flüssigkeit durch ein Tuch geseiht und zum Gefrieren gebracht (kohlenhydratfrei, fettfrei).

139. Weingallerte.

$^1/_8$ l Wasser, 3 Eidotter, $^1/_2$ Citrone schlage man gut, bringe die Masse bis vors Kochen. Nach geringem Abkühlen möglichst konzentrierte Lösung von 2 Blatt Gelatine, 1 Weinglas zuckerfreien Sherry oder 2 Eßlöffel Kirschwasser (bzw. Weinbrand, Slibowitz, Rum, Arrak) hinzugeben; man süße mit Saccharin, schlage das Ganze noch einige Minuten und kühle es auf Eis (fettfrei, kohlenhydratfrei).

140. Agar-Weingallerte.

10 g Agar-Agar werden $^1/_2$ Stunde in kaltem Wasser geweicht und ausgewaschen, dann fest ausgedrückt, mit der Schere in kleine Stücke zerschnitten; dann mit $^3/_{10}$ l Wasser im siedenden Wasserbade erhitzen, bis es völlig zergangen ist. Nachdem man die Lösung sich etwa 10 Minuten hat abkühlen lassen, wird sie durch ein Sieb in eine Glasschale entleert und mit 1 Weinglas zuckerarmem Sherry oder mit 2—3 Eßlöffel Weinbrand (oder Rum) vermischt und auf Eis gekühlt, bis sie erstarrt ist.

Man kann die flüssige Masse nach dem Kochen mit etwas Saccharin süßen. Wenn die Gallerte steifer oder lockerer gewünscht wird, kann man 15 bezw. 5 g statt 10 g Agar-Agar verwenden (fettfrei, kohlenhydratfrei).

141. Rhabarberkompott.

Die geschälten und in Stücke von 5—6 cm geschnittenen Stengel werden im Wasserbad mit wenig Wasser und 20 g Sionon gedünstet, bis sie weich geworden. Recht kalt anrichten (fettfrei, kohlenhydratfrei).

142. Rhabarber-Gallerte mit Sionon.

Das im Wasserbad hergestellte Rhabarberkompott (Rezept Nr. 141) wird durch ein Sieb gestrichen. 20—25 g Gelatine werden in wenig warmem Wasser gelöst, durch ein feines Sieb oder Leintuch geseiht, dann mit steif geschlagenem Schnee aus 3—4 Eierklar innig gemischt und nach dem Abkühlen in einer Form eiskalt gestellt; vgl. Rezept Nr. 165.

Die Masse ergibt 2 Einzelportionen (fettfrei, kohlenhydratfrei).

Statt Gelatine kann man auch 2—2$^1/_2$ g Agar-Agar nehmen (kohlenhydratfrei).

143. Preiselbeerengallerte.

Preiselbeeren werden wie beim Einmachen im Wasserbade gut weich gekocht (Rezept Nr. 173). Dann wird der Saft ausgepreßt und einem Viertel Liter desselben werden 12—15 g Gelatine und etwas Saccharin zugegeben. Man seiht den noch warmen Saft am besten nochmals durch ein Leintuch. Nach dem Abkühlen wird die Masse eiskalt gestellt, bis sie erstarrt ist. Die Masse ergibt 2 Portionen (fettfrei, kohlenhydratfrei).

Die Einzelportion wird angerichtet mit wenig Schlagsahne oder Vanillecreme (Rezept Nr. 101) oder — sehr schmackhaft — mit Eierschnaps (Nr. 110).

144. Weingallerte.

1 Flasche Weißwein (oder schmackhafter guter Apfelwein), $^1/_4$ l starken Tee, den Saft einer Citrone und 3 Eßlöffel ungezuckerten Himbeersaft, ein Stückchen Zimt, etwas Saccha-

rin mischen und bei leichter Hitze lauwarm werden lassen.
25 g weiße und 25 g rote Gelatine werden in heißem Wasser
gelöst, durchgeseiht und mit der übrigen Masse vermischt.
Das Ganze wird nochmals durch ein Leinentuch gesiebt, in
Glasschalen gefüllt und sehr kalt gestellt. Die Masse ergibt
5—6 Einzelportionen (fettfrei, kohlenhydratfrei).

145. Trierer Punsch.

4 Eßlöffel Teeblätter und die abgeriebene Schale von
4 Zitronen werden mit $1/_2$ l siedendem Wasser aufgegossen;
$1/_4$ Stunde ziehen lassen. — 6 Flaschen leichter Weißwein
oder guter Apfelwein (oder beides halb und halb), der Saft
der 4 Zitronen, Saccharin, 2 l kochendes Wasser werden bis
vor dem Kochen rasch erhitzt. Hierzu gießt man den heißen
Tee (durch ein Sieb) und dann $3/_4$ l Arrac. Die Masse wird
in gut gereinigte Flaschen gefüllt und fest verkorkt. Man
lagert sie in kühlem Keller, verwendet sie aber frühestens
nach $1/_2$ Jahr. — Besser ist es, das Saccharin erst unmittelbar vor dem Gebrauche zuzufügen (fettfrei, kohlenhydratfrei).

Schmackhafter ist das Süßen mit Sionon. Auf je 1 l der
ganzen Masse rechne man 25 g Sionon; dasselbe wird mit dem
Wasser verkocht.

146. Kakaogetränk.

8 g Kakao (von „Diabetiker-Kakao“, S. 86, dürfen es
15 g sein), 100 ccm Milch, 100 ccm Wasser. Der Kakao
wird mit wenig Milch kalt angerührt und in die kochende
Milchwasser-Mischung eingerührt. Anmerkung: Bei dieser
Zubereitung darf das Getränk den mit Milch versetzten Früh-
stücks- oder Vesperkaffee vertreten (S. 5, 82) (mittelfett).

G. Gerichte mit Kohlenhydratberechnung.

Man vergleiche hierzu die Berechnungsart mehlstoff-
haltiger Gerichte nach Tabelle IV und IVa (S. 15—27) nach
WBE, woraus sich ergibt, daß zahlreiche Gerichte der Normal-
küche unter Berücksichtigung der zugebilligten Weißbrotwerte für den Zuckerkranken in kleinen Mengen zulässig
sind. Auch in dem Abschnitt „Ergänzungen und Erläuterungen“ (S. 27 ff.) finden sich darüber zahlreiche Hinweise. Be-

sonders sei auf die wichtigen Obstgerichte aufmerksam gemacht (S. 51—63).

Hier folgt eine Anzahl von Rezepten, die gleichfalls nach
WBE (S. 16) berechnet sind, und für die besondere Herstel-
lungsweisen ausgeprobt sind.

Des weiteren sind auch Gerichte verzeichnet, die küchentechnisch nicht ohne nachteilige Auswirkung auf die Schmackhaftigkeit in kleinen Mengen hergestellt werden können. Es
wird dann angegeben, wieviel Eßlöffel des fertigen Gerichtes
(ein immerhin unsicheres Verfahren) bzw. der wievielte Teil
der genußfertigen Gesamtmasse 1 oder 2 WBE einspricht
(das sichere Verfahren). — Vgl. Rezepte Nr. 147.

Bei manchen Gerichten, namentlich für Einzelportionen, ist die Menge
des zuckerbildenden Materials etwas reichlicher bemessen, als den Tabellen
entspricht, weil erfahrungsgemäß nicht die ganze Masse zum Verzehr
kommt, sondern ein kleiner Teil in den Gefäßen hängenbleibt.

Bei manchen Gerichten ist die auf 1 WBE entfallende
Masse so klein, daß es sich kaum lohnt, davon Gebrauch
zu machen, während die doppelte Masse (= 2 WBE) immerhin schon eine beachtenswerte und willkommene Menge darstellt. Man wird dies ausnützen können, wenn der Verzehr
von 2 WBE Mehlspeise im Rahmen einer Einzelmahlzeit
zulässig ist. Hierüber entscheidet der Arzt. Am besten eignen
sich solche Gerichte für die Abendmahlzeit.

147. Hausmacher-Nudeln.

a) Normale häusliche Zubereitung (s. auch S. 26).

Bei Verwendung folgender Materialmengen: 240 g Mehl
(normales Haushaltsmehl), 2 Eier, 1 Eischale voll Wasser sind
nach üblicher Zubereitung (dünn auswalken und geschnitten)
$1\frac{1}{2}$ gehäufte Eßlöffel = 1 WBE.

b) Zubereitung aus gestrecktem Mehl (S. 68 ff.).

Bei Verwendung folgender Materialmengen: 160 g Mehl
(normales Haushaltsmehl), 80 g Klopfer's Lecithin-Eiweiß
(Streckmaterial), 2 Eier, 2 Eischalen voll Wasser sind nach
üblicher Zubereitung $2\frac{1}{2}$ gehäufte Eßlöffel = 1 WBE. —
Dieses Gericht eignet sich auch für Nicht-Zuckerkranke.

148. Semmelknödel.

Die Masse ist berechnet für 5 Einzelportionen. Bei kleinerer Menge des Ausgangsmaterials ist das Gericht küchen-

technisch schwer herstellbar. Es ist auch für Nicht-Zuckerkranke gut brauchbar.

200 g Weißbrot oder Semmel, 25 g Normalmehl, 25 g Butter, 1 Ei, $^1/_{10}$ l Milch, Petersilie, Salz. Kleinwürfelig geschnittenes Weißbrot oder Semmel werden in Butter angeröstet. In Milch verquirltes Ei wird über das Brot gegossen; man läßt $^1/_2$ Stunde ziehen. Dann werden Salz und leicht angeröstete Petersilie eingerührt, aus der Masse 10 Knödel geformt, die 10—15 Minuten in Salzwasser kochen.

Es entspricht 1 Knödel = 1 WBE (mittelfett).

149. Käufliche Nudeln, Makkaroni, Spaghetti.

Um schmackhafte Gerichte nach italienischer Art herzustellen, bedarf man mindestens 100 g des käuflichen Materials. Unter Vermeidung sonstiger mehlhaltiger Zusätze lassen sich aus 100 g nach den Vorschriften üblicher allgemeiner Kochbücher Gerichte verschiedensten Geschmackes herstellen (Butter, Öl, Parmesankäse, kleine Schinken- oder Fleischstückchen, Pilze, Tomatenstücke und- mus, Gewürze usw. Die genußfertige Gesamtmasse hat ein Gewicht zwischen 250 und 350 g. Ein Drittel der Gesamtmasse entspricht 2 WBE. — In der Regel fett- und salzreich.

150. Italienisches Reisgericht (Risotto).

Als Ausgangsmaterial dienen 120 g Kochreis. Zusätze und Bereitung nach Kochbüchern und ohne weitere Beigabe mehlhaltigen Materials (wie bei Nr. 149). Das fertige Gericht hat ein Gewicht von 300—400 g. Ein Viertel der Gesamtmasse = 2 WBE. — Meist fett- und salzreich.

151. Spätzle nach Württemberger Art.

Ausgangsmaterial: 120 g Normalmehl mit den üblichen mehlfreien Zutaten. Das fertige Gericht hat ein Gewicht von 250—300 g. Ein Drittel der Gesamtmasse = 2 WBE. — Fettreich und salzreich.

152. Kartoffelspeisen.

Kartoffelbrei normal gekocht oder nach dem Kochen überbacken; Bratkartoffeln nach Deutscher oder Französischer Art; Kartoffelscheiben oder -stücke als „Bouillonkartoffeln"; Kartoffelscheiben als Salat.

Mit Rücksicht auf Schmackhaftigkeit werden die Gerichte aus 250 g geschälter Kartoffeln nach üblichem Verfahren bereitet. Die Hälfte des Gesamtgerichtes = etwa 2 WBE. — Meist fettreich und salzreich.

153. Germknödel (Hefeknödel).

Ein kirschgroßes Stück Bäckerhefe wird mit Sionon und 3 Eßlöffel Milch innig vermischt und 20 Minuten lang warm gestellt. Sionon wird mit $^1/_2$ Eidotter verrührt, dann mit der hefehaltigen Masse vermengt. Die ganze Masse wird dann zum Gären angesetzt. Topfen wird mit Sionon und $^1/_2$ Dotter inzwischen innig gemengt, und nach dem Ausstechen des vergorenen, aufgegangenen Teiges wird dieser damit gefüllt. Statt dessen kann man auch 25 g Diabetikermarmelade (S. 59) zum Füllen benützen. Das gefüllte Gericht wird in schwach gesalztem Wasser 8—10 Minuten gekocht. Vor dem Anrichten wird der Knödel in etwas zerlassener Butter gewälzt und kann dann noch mit Mohn oder geriebenen Nüssen bestreut werden. Gesamtmenge des zur Verwendung kommenden Sionons 10—12 g. — Das ganze Gericht entspricht = 2 WBE. Fettarm; schwach salzhaltig.

154. Topfenknödel.

80 g Topfen (Quark), $^1/_2$ Ei, 1 Eßlöffel Milch, 6 g Grieß, 5 g Normalmehl, 6 g Brösel (normales Paniermehl), 3 g Brösel zum Einwälzen der Knödel. Die Zutaten werden gut verrührt, gesalzen, $^1/_2$ Stunde rasten gelassen. Aus der Masse werden zwei Knödel geformt. Die Einwälzbrösel werden in geringster Fettmenge angeröstet und die Knödel darin gewälzt.

Die ganze Portion (2 Knödel) entspricht = $1^1/_2$ WBE (mager).

155. Topfenstrudel.

Strudel: 250 g Mehl, 1 Ei, 5 g Butter, Wasser, Essig; Füllsel: 400 g Topfen (Quark), 70 g Butter, 2 Eier. Zubereitung wie üblich als gefüllter Strudel. Die genußfertige Masse ist wasserreich.

Von dem fertigen Strudel entsprechen 120 g = 2 WBE (fett).

156. Kartoffelpuffer.

Von den geschälten Kartoffeln werden 400 g abgewogen, wie üblich gerieben und sehr sorgfältig und fest ausgepreßt. Das Preßwasser wird weggegossen, der Rückstand wiegt etwa 140 g. 140 g geriebene, gut ausgepreßte Kartoffeln (s. oben), $1/_2$ Ei, 2 Eßlöffel saurer Rahm, Salz. Aus den gut verrührten Zutaten werden 4 Kartoffelpuffer in heißem Fett ausgebacken.

1 Kartoffelpuffer entspricht 1 WBE (fett).

157. Haferpfannkuchen.

20 g Haferflocken oder Hafergrütze, Salz, Wasser, Plasmon zum Stäuben. Die Haferflocken werden in $1//1$ Wasser zu einem dicken Brei gekocht, gesalzen und abgekühlt. Aus dem Brei wird ein Pfannkuchen geformt, mit wenig Plasmon gestaubt und in möglichst wenig Fett ausgebraten. Kann auch salzlos bereitet werden.

Der Pfannkuchen entspricht = 1 WBE (mager).

Anmerkung: Nach ärztlicher Verordnung können auch bei gleicher Zubereitung größere Hafermengen jeweils verwandt werden (s. Hafertag: dort z. B. 30—35 g, S. 161).

158. Haferporridge (schottische Hafergrütze).

20 g Hafergrütze oder Haferflocken, Salz, Wasser. Die über Nacht in Wasser geweichte Hafergrütze (besser als Flocken) wird am Morgen dann am Herdrand langsam oder im Wasserbad $1/_2$ Stunde gekocht, dann nach Wunsch gesalzen. Kann auch salzlos bereitet werden.

Diese Menge entspricht = 1 WBE (mager).

Anmerkung: s. Rezept Nr. 157.

159. Hafersuppe.

20 g Haferflocken (Hafergrütze), Wasser oder Fleischbrühe, Salz. Die in $1/_2$ l Wasser oder Fleischbrühe weichgekochten Haferflocken können je nach Wunsch passiert oder unverändert genommen werden.

Die Menge entspricht = 1 WBE (mager).

Anmerkung: s. bei Rezept Nr. 157.

160. Kalter Reis.

15 g Reis mit wenig Wasser andünsten, dann mit 100 ccm Milch fertig dünsten, erkalten lassen und 2—3 Eßlöffel ge-

schlagener Sahne unterziehen. In kalt ausgespülter Form auf Eis stellen und stürzen. Mit 100 g Diabetiker-Früchten garnieren. Sehr beliebt. Gesamtmasse = $1^1/_2$ WBE.

Statt Schlagsahne wird bei Magerkost schaumig geschlagenes Eierklar untergezogen.

161. Pfannkuchen (Palatschinken).

30 g Mehl, 80 ccm Milch, 10 g Sionon, 1 Ei. Aus den Zutaten wird ein dünner Pfannkuchenteig gerührt und 2—3 kleine Pfannkuchen gebacken, die mit 2 Eßlöffel Diabetiker-Marmelade gefüllt werden können.

Die ganze Masse entspricht etwa = 2 WBE (mager).

162. Vanille-Auflauf.

Von 10 g Butter, 20 g Mehl, 100 ccm Milch wird ein Brandteig gemacht. Die Milch wird mit der Butter aufgekocht, das Mehl dazu gegeben und bei mäßigem Feuer gut abgerührt. Süßstoff und Vanille dazu gegeben.

Wenn erkaltet kommen 2 Eigelb und der steife Schnee von 2 Eiweiß dazu, und dann kommt die Masse in eine gut ausgestrichene Auflaufform und wird im Rohr gebacken. Sehr beliebt. Gesamtmasse = $1^1/_2$ WBE.

163. Reisauflauf.

18 g Reis, 100 ccm Milch, 5 g Butter, 10 g Sionon, $^1/_2$ Ei. Der in Wasser angedünstete Reis wird mit Milch weich gekocht und ausgekühlt. Butter, Sionon und Dotter werden gut abgerührt, der erkaltete Reis dazugegeben, mit dem Schnee unterzogen und in befetteter Auflaufform im Rohr gebacken.

Der Auflauf entspricht = $1^1/_2$ WBE (halbfett).

164. Biskuit.

2 Eier, 1 Eßlöffel Wasser, 50 g Sionon, 80 g feines Weizenmehl. Eier, Wasser und Sionon werden sehr schaumig gerührt, Mehl wird langsam und vorsichtig darunter gerührt und die Masse in befetteter und bestaubter Biskuitform gebacken.

Der fünfte Teil der genußfertigen Masse entspricht = 1WB (mager).

165. Rhabarber-Gallerte mit Rahm.

Die geschälten und in Stücke von 5—6 cm geschnittenen Stengel werden im Wasserbad gar gedünstet. Nachdem die Masse etwas abgekühlt, wird sie durch ein Sieb gestrichen. 20 g Gelatine werden in wenig Wasser gelöst, durch ein Sieb oder Leinentuch geseiht, dann mit $^2/_{10}$ l heißem und mit Saccharin gesüßtem dicken Rahm vermischt. Das Rhabarbermus und das Gelatine-Rahmgemenge werden gemengt und nach dem Abkühlen eiskalt gestellt. Man kann den Rahm auch schlagen und als Schlagsahne dem Rhabarber zumischen. Das Gesamtgericht hat den Wert von $^1/_2$ WBE (fett). Vgl. Nr. 142.

In der Regel genügt die Hälfte der Gesamtmenge mit nur $^1/_4$ WBE; dann braucht der Kohlenhydratgehalt nicht in Anschlag gebracht zu werden.

166. Apfelspalten.

1 mittelgroßer Apfel (200 g), 2 Eier, 15 g Sionon. Dotter und Sionon werden gut verrührt, seitfgeschlagener Schnee darunter gezogen. Rund geschnittene Apfelscheiben werden eingetaucht, mit einem Löffel herausgefischt und in siedendem Fett gar gebacken.

Ganze Menge = 1 WBE (fett).

167. Kleine Apfel-Mandel-Kuchen.

1 mittelgroßer Apfel (200 g), 1 Ei, 1 Eßlöffel Rahm, Vanille, Citrone, 10—15 g geriebene Mandeln. Der klein geschnittene Apfel wird in Butter gedünstet, nach dem Erkalten vermischt mit dem schaumig geschlagenen Eierklar, dem Dotter, Saccharin, Vanille, abgeriebener Citronenschale und Rahm. Dann werden die geriebenen Mandeln eingerührt und die Masse in einer Törtchenform 8—10 Minuten lang gebacken.

Ganze Masse: 1 WBE (mittelfett bis fett).

168. Gefrorenes mit Sionon (S. 98).

1. Erdbeer-Rahm-Eis. 200 g Erdbeeren durch ein Sieb streichen. 30 g Sionon mit 1 Eßlöffel Wasser kurz aufkochen lassen, zu dem Erdbeerbrei geben und halb gefrieren lassen. Benötigte Menge fettreichen Rahms = 30 g. — Gesamtmasse = 1 Einzelportion = 1 WBE. — Statt Erd-

beeren auch gleiche Mengen Himbeeren und vollreifes Pfirsichfleisch (fett).

2. Erdbeer-Eierschnee-Eis. Gleiche Mengen und
Zubereitung wie oben. Nur 2 Eßlöffel steifen Eierschnees
statt Schlagsahne. Gleicher Wert (= 1 WBE) (fettfrei).

3. Erdbeer-Wasser-Eis (Sorbet). 200 g Erdbeeren
durch ein Sieb streichen, 40 g Sionon mit 1 Eßlöffel Wasser
aufkochen lassen, zu dem Erdbeermus geben. Gefrieren
lassen. Masse = 1 WBE (fettfrei).

169. Gekühlte Früchte mit Sionon.

200 g Erdbeeren, Himbeeren oder Pfirsichfleisch (einzeln
oder gemischt) werden mit Wasser benetzt. 30 g Sionon
mit 2 Eßlöffel Wasser kurz aufkochen, 1 Eßlöffel Rum,
Arrak oder Kirschwasser zugeben. Früchte und Sionon-
lösung in eine kleine Aluminiumkasserolle oder in eine
Glasschale geben, die Früchte mehrmals mit Löffel vorsichtig umschichten. Das Ganze in ein Gefäß mit Eis zum
Kühlen setzen. Gesamtmasse = 1 WBE (fettfrei).

Ein kleiner Teil der genannten Früchte (etwa 40 g) können
durch Bananenscheiben ersetzt werden, was den Geschmack
hebt, ohne den WBE wesentlich zu ändern.

170. Haselnußeis.

a) mit Sionon. 30 g Haselnüsse, 100 ccm Milch, 3 Eßlöffel dicker Rahm, 3 Eßlöffel Schlagrahm, 2 Eidotter, 25 g
Sionon. — Milch, Rahm, Dotter und Sionon werden am Feuer
dick geschlagen, kalt weiter geschlagen und nach Zusatz der
gebrannten geriebenen Haselnüsse halb gefroren, dann der
feste Schlagrahm zugegeben und fertig gefroren. — Wert
= $^1/_2$ WBE (fett).

b) mit Saccharin. 30 g Haselnüsse, $^1/_{10}$ l Milch, 3 Eßlöffel dicker Rahm, 2 Dotter, 3 Eßlöffel Schlagrahm, 3 Tabletten Saccharin. Zubereitung wie oben. Saccharin, in wenig
Wasser gelöst, wird erst mit den Nüssen zugesetzt. Wert
= $^1/_2$ WBE (fett).

171. Orangeneis mit Sionon.

1 Orange, $^1/_2$ Citrone, 20 g Sionon, 2 Eßlöffel Wasser.
Sionon wird nach Zusatz geriebener Citronenschale mit Wasser
gesponnen, der Saft 1 Orange und $^1/_2$ Citrone dazugegeben, die

Flüssigkeit durch ein Tuch geseiht und zum Gefrieren gebracht. — Masse = $\frac{1}{2}$ WBE (fettfrei).

172. Gefrorenes aus Diabetikerfruchtmark mit Sionon.

Wenn zum Herstellen des Gefrorenen das käufliche, aus verschiedensten Früchten hergestellte Fruchtmark für Diabetiker benutzt und an Stelle des durch ein Sieb gestrichenen Fruchtmuses nach Rezept Nr. 168 verarbeitet wird, läßt sich geschmacklich breiteste Abwechslung schaffen. Für Einzelgerichte dürfen, wie bei Erdbeeren, 200 g verwendet werden, vorausgesetzt, daß das Fruchtmark garantiert (S. 62, 63) nicht mehr als 6% zuckerlösende Substanz enthält. Wert des Gerichtes = 1 WBE.

Es wird geschmacklich immer gut sein, das Fruchtmark mit etwas Citronensaft oder Citronensäure anzusäuern.

173. Im Haushalt eingemachtes Obst.

Die sämtlichen folgenden Vorschriften rechnen mit Süßen durch Saccharin oder Sionon. Daß letzteres geschmacklich weit vorzuziehen ist, ward bemerkt (S. 98 ff.); nur wird der höhere Preis es oft ausschließen.

Bei Saccharin beschränke man sich auf das Minimum angenehmer Süße. Man koche das Saccharin nicht mit, setze es vielmehr vor dem Gebrauch dem ausgetretenen Saft zu, vermischt den Saft dann wieder mit den Früchten, läßt die Masse einige Stunden stehen, damit das Saccharin die Früchte gleichmäßig durchzieht.

Bei Sionon rechne man im allgemeinen, wo nichts anderes vermerkt ist, bei Früchten 10—15% auf das in die Gläser gelangende Einmachgut (Minimum = 8%, Maximum = 20%). Das Sionon wird mit den Früchten zusammengekocht.

Es ist ganz allgemein zu empfehlen, dem Einmachgut so viel benzoesaures Natron zuzusetzen, daß es davon 1 g auf 1 Liter Masse enthält. Benzoesäure, eine auch in zahlreichen Früchten natürlich vorkommende Substanz, ist in diesen Mengen völlig unschädlich und schützt vor Verderben des Eingemachten.

1. Das Einmachen sehr zuckerarmer Früchte.

a) Kürbiskonserve. Geschälter ausgehöhlter Kürbis wird, würfelig geschnitten, 24 Stunden in rohen Essig eingelegt;

der Kürbis wird dann sorgfältig abgetropft, mit in Wasser gesponnenen Sionon und $\frac{1}{2}$ g benzoesaurem Natron zusammengekocht, bis er glasig wird. Für $\frac{1}{2}$ kg Kürbis rechne man etwa 200 g Sionon. Das fertige Kompott ruht über Nacht und wird dann in Gläser abgefüllt.

Anmerkung: Als Geschmackszusatz kann dem Kompott beim Kochen Citronenschale, Nelken oder Vanille beigegeben werden.

Dem Kürbis wird durch den Essig so viel Zucker entzogen, daß etwa 200 g des genußfertigen Gerichtes praktisch genommen kohlenhydratfrei sind. Erst auf je 400 g wäre, wenn dies nötig erscheint, $\frac{1}{2}$ WBE anzurechnen.

b) Preiselbeeren-Konserve. Ein Kochtopf mit reifen, gut verlesenen Preiselbeeren wird in ein kaltes Wasserbad gesetzt. Das Wasser wird zum Kochen gebracht, bis die Früchte erweicht und mit ausgetretenem Safte bedeckt sind. Dann füllt man sie in ausgekochte kleine Weckgläser und sterilisiert wie üblich $\frac{3}{4}$—1 Stunde lang.

Beim Genuß werde der Saft nicht mit verzehrt; nach Ablaufen des Saftes (Schaumlöffel!) sind etwa 150 g der Masse, praktisch genommen, als k o h l e n h y d r a t f r e i zu betrachten. Erst auf je 300 g Masse wäre $\frac{1}{2}$ WBE anzurechnen.

c) Stachelbeeren-Konserve. Man benutzt die unreifen Stachelbeeren, braucht aber den Saft nicht zu entfernen und verfährt im übrigen wie bei Preiselbeeren (so gut wie z u c k e r f r e i !).

d) Rhabarber-Konserve. Die Rhabarberstengel werden geschält, in Stücke geschnitten und dann wie Stachelbeeren behandelt. So gut wie zuckerfrei! S. 7, 141.

2. D a s   E i n m a c h e n   z u c k e r r e i c h e r e r   F r ü c h t e
n a c h   t e i l w e i s e r   E n t z u c k e r u n g.

Daß hierbei, bestem Willen und Glauben zum Trotze, wegen Ungleichmäßigkeit des Rohmaterials und wegen ungleichmäßiger Eindickung das genußfertige Gericht bei häuslich üblichem Einmachen unberechenbare Verschiedenheiten des Zuckerwertes darbieten kann, ward berichtet (S. 55, 56). Diese Unsicherheit auszuschalten, ist äußerst wichtig. Es ist nicht schwer beim Innehalten folgender Vorschriften:

Die bestgeeigneten Früchte sind: weiß-, gelb- und rotfleischige Spätpfirsiche, nicht ganz ausgereifte Aprikosen (Marillen) und Reineclauden, echte Sauerkirschen, Erdbeeren, Himbeeren, Brombeeren, Heidelbeeren, rote Johannisbeeren (Ribisel), reife Stachelbeeren. Das Steinobst wird vor dem Einmachen entsteint. Pflaumen (Zwetschgen), Süßkirschen raten wir zu meiden (S. 52, 56).

Auf je 1 kg Früchte gibt man 600 ccm Wasser in das Kochgefäß. Die Masse wird zum Sieden erhitzt, nach längstens 5 Minuten Sieden vom großen Feuer entfernt und noch $^1/_2$ Stunde abseits desselben auf dem Herde heiß gehalten. Nach mäßigem Abkühlen wird reichlich die Hälfte (am besten zwei Drittel) des Saftes abgegossen oder abgeschöpft; er wird zu anderen Zwecken im Haushalt verwendet. Der übrigbleibenden Menge des Einmachegutes wird Sionon und benzoesaures Natron zugesetzt (Menge s. oben). Nach vorsichtigem Verrühren wird, zur besseren Verteilung dieser Zusätze in der Masse, noch einmal das Ganze auf starkem Feuer zum Aufwallen gebracht. Dann bleibt die Masse zugedeckelt zum mäßigen Abkühlen einige Zeit stehen und wird darauf in ausgekochte Weckgläser eingefüllt und, wie üblich, nach Verschluß der Gläser $^1/_2$—$^3/_4$ Stunden lang im kochenden Wasserbade sterilisiert. Es ist ratsam, nicht zu große Weckgläser zu benutzen; am geeignetsten sind Gläser mit 500 ccm Rauminhalt. Wenn sie bis zu vier Fünftel ihrer Höhe mit der eingemachten Masse gefüllt werden, wie es ja beim Weckverfahren Vorschrift ist, enthält das Glas genau zwei Einzelportionen. Man kann sicher sein, daß die Einzelportion (200 g) nicht höheren Zuckerwert hat als 1 **WBE**; bei manchen Früchten etwas weniger, bei keiner der oben empfohlenen Früchte mehr.

Die derartig eingemachten Früchte behalten nahezu ihr volles Aroma. Immerhin ist es manchen erwünscht, wenn dem Einmachegut beim letzten Erhitzen der Gesamtmasse, zugleich mit dem Sionon, etwas Zimt, Nelken, Anis, Ingwer, Kalmus oder Fruchtessenz zugefügt wird (S. 54).

IX. Bezugsquellen für Diabetiker-Nahrungsmittel.

Mit dieser Aufstellung soll kein Werturteil abgegeben werden. Wir können hier nur solche Präparate und deren Bezugsquellen angeben, die wir selbst kennen oder von denen in der Literatur von zuverlässiger Seite berichtet ist. Der Bezeichnung „für Diabetiker" u. dgl. gegenüber ist Vorsicht am Platze. Denn vieles, was — großenteils aus Unkenntnis und in gutem Glauben — unter solchem Namen angeboten wird, verdient ihn in Wahrheit nicht. Im allgemeinen genügt für den einzelnen Arzt und den einzelnen Patienten eine sehr kleine Auswahl zuverlässiger Spezialwaren: ein gutes Luftbrot; einige gut und gleichmäßig zubereitete Dauergebäcke, die höchstens halb so viel Stärke enthalten wie ähnliche Waren des allgemeinen Handels; ein gutes Mehl für Backzwecke u. dgl., das gleichfalls höchstens halb so viel Stärke wie gewöhnliches Mehl enthalten darf; zuckerarme Einmachfrüchte; zuckerarme Weine, Kakao. Wir selbst halten uns auch, dementsprechend, nur an wenige bestimmte, von uns erprobte und oft kontrollierte Waren, da es sich als ganz unmöglich erwies, sich über alles, was angeboten wurde, dauernd mit den sehr notwendigen Kontrollanalysen auf dem laufenden zu halten. Wenn wir im Texte dieses Buches über einzelne derselben berichteten, so geschah das nur, weil wir darüber Erfahrung besitzen, und nicht in der Annahme, daß andere gleichwertige Ware nicht existiert. Bezugsquellen, welche wir für die angegebenen Waren ständig benutzen, sind mit einem * bezeichnet. Daß wir uns womöglich an Wiener und Frankfurter Firmen halten, ist verständlich, weil uns dadurch Verständigung und Kontrolle wesentlich erleichtert werden.

*Berner Alpen - Milch - Genossenschaft in Stalden (Emmenthal): Steriler Rahm in Büchsen (Bärenmarke); dasselbe (Bärenmarke) aus Deutscher Zweigfabrik „Alpursa" in Bissenhofen (Allgäu). Vgl. S. 85.

*Bosch & Co., Natura-Milch-Exportgesellschaft in Waren (Mecklenburg): Steriler Rahm in Büchsen (S. 85).

Bresin, Bäckerei in Berlin, Zoppoterstr. 15: Verschiedene Gebäcke, besonders „Bresinbrot" und Grahambrot; vgl. S. 20, 73.

Callard & Co. in London, 74 Regentstreet: Zahlreiche stärkearme Dauergebäcke; vgl. S. 71 (in New York bei Th. Leeming and Co., 99 Chambers Street).

*Deutscher Schaumwein aus rheinischen Weintrauben, so gut wie zuckerfrei (amtliche Analyse nur 0,1% Zucker), mit Sionon angenehm gesüßt. Firma Dr.-Ing. Rich. Mummendey, Oberwinter am Rhein (S. 90).

Diätei. Berlin C 2. Probststr. 14—16: Luftbrötchen, Schokolade.

*Durlacher, Sociedad Vinicola, Hamburg 29: Cadiz-Sherry, speziell für Diabetiker; a) ganz trocken = $1^1/_2$ %, b) trocken (vorzüglich) = 3 % reduzierende Substanz. Bei ersterer Marke ist der Kohlenhydratgehalt völlig zu vernachlässigen (S. 89). — Restorvin (S. 90).

*Fritz, G., Bäckerei in Wien, Naglergasse 13: Luftbrötchen, Litonbrot, Diabetiker-Weiß- und -Schwarzbrot, Konfekt, Fruchtkonserven und sonstige Waren für Zuckerkranke; vgl. S. 68, 74, 77.

Fromm & Co., Conglutin-Nährmittelwerke in Kötzschenbroda: Luftbrötchen, Litonbrot. Conglutin-Weizenmehl-Gebäcke. Vgl. S. 73.

Gericke, R., Zwiebackfabrik in Potsdam: Sifarbrot, Porterbrot, verschiedene Gebäcke, sehr kohlenhydratarmes Ultramehl (küchentechnisch schwer verwendbar).

Gewürzkräuter zu Suppen, Tunken, Gemüsen, Salaten usw. (trockene Dauerware) aus der Nährmittelfabrik Hermann Seitz in Langen bei Frankfurt a. M.

Goetting, G., Königsberg i. Pr., Henschestr. 15. Spezialgeschäft für Marzipan, Konfekt und Teegebäck mit Sionon.

Gumpert, F. W., Konditorei, Berlin C, Königstraße 22—24: Verschiedene Brote und Zwiebäcke mit verhältnismäßig geringem Stärkegehalt (S. 73, 74).

*Heller, G. u. W., Wien X/1, Belgradplatz: Konfekt, Teegebäck, Schokolade, Obstkonserven verschiedener Art mit sehr geringem garantierten Kohlenhydratgehalt. Mit Sionon gesüßt (S. 63).

*Hirschapotheke, Diätetische Abteilung (Dr. E. Fresenius), Frankfurt a. M., Zeil 111: Zentrale für die meisten wohlbewährten Sondernahrungsmittel, Nährpräparate, Medikamente des In- und Auslandes für Zuckerkranke. Versand aller Waren der Dr. Theinhardt'schen Nährmittelwerke (s. unten). Alle Waren unter Garantie des angegebenen Zuckerwertes.

Huntley and Palmers, Reading in England: Akoll Biscuits (S. 71); in New York bei A. Hazard and Co. 29, Broadway.

*Meinl, Julius, A. G., in Wien und zahlreichen anderen Orten: Konfekt, Schokoladen, Teegebäcke und Obstkonserven verschiedener Art. Mit garantierter Wertangabe. Süßung mit Sionon (S. 63).

*Nemogen-Werke: Nährpräparate für Zuckerkranke (Wien XVIII/1, Währinger Gürtel 25). Zahlreiche Dauerbackwaren, Kakao-, Schokoladen-, Fruchtpräparate mit garantierter Wertangabe. Süßung mit Sionon (S. 63).

Dr. Klopfer, G. m. b. H., Chemisches Werk Dresden-A. 20: Lezithin-Eiweiß (Glidine, S. 4, 72); Materna (S. 70, 72), Vitaminose, ein kalt gepreßter Spinatsaft mit kolloid-löslichem Chlorophyll; Basika, ein basisches Mineralgemisch.

Pektinpräparate zum Gelatinieren von Marmeladen, Obstfrüchten, Gelees u. a. an Stelle von Agar-Agar und Gelatine, die neuen Handelsmarken Opekta (G. m. b. H., Köln-Braunsfeld) oder Pomosin (Pomosin-Werke, Frankfurt a. M.).

*Primärbrötchen in Wien: A. v. Waldheim-Apotheke, Wien I, Himmel-
    pfortgasse 14: Eine Semmel etwa = $^3/_4$ WBE; vgl. S. 74.
Sanogres-Brat- und Kochapparat neuer Konstruktion für Fleisch,
    Gemüse u. a.; bei Magerkost fast unentbehrlich: Carl Lampert,
    Fasanenstraße 10, Frankfurt a. M. (S. 12, 31).
Singer, Ch., Bäckerei in Basel: Biskuits, Zwieback, Brot (vgl. S. 74).
*Dr. Theinhardt's Nährmittel-Gesellschaft A.-G., Diätetische Abteilung,
    Stuttgart-Cannstatt: Luftbrot-Briketts (S. 77); Soyapan-Teegebäck,
    Makronen (S. 74); Diabetikermehl (S. 69); zuckerarme Fruchtkon-
    serven und verschiedene Marmeladen (S. 57); Kakao, Schokolade,
    Bitter-Schokolade für Zuckerkranke (S. 86, 101). Süßungsbedürftige
    Waren mit Sionon gesüßt. Weine verschiedener Art. Im übrigen fast
    sämtliche Sonderwaren für Zuckerkranke. Garantierte Angaben über
    Stärke- und Zuckergehalt (S. 63).

Sachverzeichnis.